国家科学技术学术著作出版基金资助出版

循证中医药学理论与实践

主　　审　王永炎　李幼平
名誉主编　黄璐琦
主　　编　商洪才　赵　晨

人民卫生出版社
·北　京·

图书在版编目（CIP）数据

循证中医药学理论与实践 / 商洪才，赵晨主编 . 北京 ： 人民卫生出版社，2025. 3. -- ISBN 978-7-117-37525-2

Ⅰ. R2

中国国家版本馆 CIP 数据核字第 2025D90E92 号

人卫智网	www.ipmph.com	医学教育、学术、考试、健康， 购书智慧智能综合服务平台
人卫官网	www.pmph.com	人卫官方资讯发布平台

循证中医药学理论与实践

Xunzheng Zhongyiyaoxue Lilun yu Shijian

主　　编：商洪才　赵　晨
出版发行：人民卫生出版社（中继线 010-59780011）
地　　址：北京市朝阳区潘家园南里 19 号
邮　　编：100021
E - mail：pmph @ pmph.com
购书热线：010-59787592　010-59787584　010-65264830
印　　刷：三河市潮河印业有限公司
经　　销：新华书店
开　　本：787 × 1092　1/16　　印张：13
字　　数：324 千字
版　　次：2025 年 3 月第 1 版
印　　次：2025 年 3 月第 1 次印刷
标准书号：ISBN 978-7-117-37525-2
定　　价：65.00 元
打击盗版举报电话：010-59787491　E-mail：WQ @ pmph.com
质量问题联系电话：010-59787234　E-mail：zhiliang @ pmph.com
数字融合服务电话：4001118166　E-mail：zengzhi @ pmph.com

《循证中医药学理论与实践》编委会

主　　审　王永炎　李幼平

名誉主编　黄璐琦

主　　编　商洪才　赵　晨

副 主 编　王燕平　靳英辉　邱瑞瑾　史楠楠　张晓雨　陈晓凡

编　　委（按姓氏笔画排序）

万思琦（中国中医科学院中医临床基础医学研究所）
王　杨（中南大学湘雅医院）
王　萍（北京中医药大学）
王家莹（无锡市人民医院）
王燕平（中国中医科学院中医临床基础医学研究所）
尤良震（北京中医药大学东直门医院）
孔一帆（北京中医药大学东直门医院）
石兆峰（上海中医药大学附属曙光医院）
史楠楠（中国中医科学院中医临床基础医学研究所）
付　静（贵州中医药大学）
代倩倩（北京中医药大学东直门医院）
兰真真（河南中医药大学第一附属医院）
刘　岩（北京中医药大学东直门医院）
刘文静（滨州医学院）
刘姝伶（北京中医药大学东直门医院）
刘艳梅（四川大学华西医院）
刘浩飞（河南中医药大学第一附属医院）
关　晶（天津医科大学总医院）
关之玥（北京中医药大学东直门医院）
关曼柯（北京中医药大学东直门医院）
许倩倩（中国中医科学院中医基础理论研究所）
孙　杨（北京中医药大学东直门医院）
牟　玮（天津中医药大学第二附属医院）
李　玲（四川大学华西医院）
李　敏（北京中医药大学第三附属医院）
李　博（首都医科大学附属北京中医医院）

李心怡（清华大学）
李承羽（北京中医药大学东直门医院）
李晋玉（北京中医药大学东直门医院）
杨欣宇（北京中医药大学房山医院）
邱瑞瑾（北京中医药大学东直门医院）
何天麦（北京中医药大学东直门医院）
张　伟（湖南中医药大学）
张心怡（北京中医药大学东直门医院）
张凯歌（北京中医药大学东直门医院）
张学成（中日友好医院）
张晓雨（中国中医科学院中医临床基础医学研究所）
张晓维（湖南中医药大学）
陈　昭（中国中医科学院中医临床基础医学研究所）
陈诗琪（北京大学第三医院）
陈晓凡（江西中医药大学）
陈耀龙（兰州大学）
林宏远（湖南中医药大学）
周　旭（江西中医药大学）
郑　蕊（北京中医药大学东直门医院）
赵　晨（中国中医科学院中医临床基础医学研究所）
赵梦竹（北京中医药大学东直门医院）
荀杨芹（兰州大学）
胡　晶（北京中医药大学东直门医院）
胡明智（中国中医科学院中医临床基础医学研究所）
胡嘉元（首都医科大学附属北京中医医院）
徐　雪（武汉科技大学）
康　婧（北京中医药大学东直门医院）
商洪才（北京中医药大学东方医院）
蒋　寅（中国中医科学院中医临床基础医学研究所）
韩松洁（北京中医药大学东直门医院）
靳英辉（武汉大学中南医院）
翟　优（河南中医药大学）
翟静波（天津中医药大学）
熊　俊（江西中医药大学）
魏旭煦（北京中医药大学东直门医院）

秘　　书　胡嘉元　代倩倩（兼）

黄璐琦院士序

中医药学历史源远流长，是中国古代科学的瑰宝，也是打开中华文明宝库的钥匙。新时代，中医药事业迎来天时、地利、人和的大好时机，习近平总书记在中国中医科学院建院 60 周年贺信中殷切嘱托“切实把中医药这一祖先留给我们的宝贵财富继承好、发展好、利用好”，全国中医药大会上明确要求“做大做强中国中医科学院”。中国中医科学院秉承“创新、协调、绿色、开放、共享”发展理念，发挥中医药行业“国家队”引领和示范作用。

中国中医科学院成立以来，成果丰硕，名医名家名师辈出，创新人才、优秀骨干桃李芬芳。我们坚持“传承精华，守正创新”，努力将人才培养和团队建设熔铸到中医药科研、教育和医疗的核心中来。以高起点定位、高标准规划、高质量建设为目标，筹建培养高层次、复合型、创新型、国际化中医药人才的中国中医科学院大学，推动中医药人才培养模式改革，为做大做强提供坚实的人才支撑。

中国中医科学院研究生高层次人才培养工作始于 1978 年，至今已走过 40 余年的辉煌历程。作为国家级培育高层次中医药人才的重要基地，积累了丰厚的教学经验和教学资源，成为中医药人才传承培养的宝贵财富，也为我国传统学科的人才培养做出了示范和突出贡献。当前，我院研究生教育迎来了快速发展阶段，全院导师数、在校研究生数双创历史新高；九年制本科直博“屠呦呦班”开创了中医科学院本科招生的新纪元；中国中医药联合研究生院创新了学科交叉人才培养新范式。

“将升岱岳，非径奚为。”教材是教学的根本，是培养创新型人才的基础。教材建设直接关系到研究生的培养质量。中国中医科学院研究生教材立足于新时代中医药高层次人才培养的目标和需求，深入发掘 40 余年研究生培养的成功经验，紧扣中医药重点领域、优势学科、传统方法、高精技术、前沿热点，面向全国，整合资源。在两院院士、国医大师等国内外权威专家领衔策划与指导下，既注重基础知识、基本方法和基本技能的培养，又密切吸纳前沿学科最新的科研方法和成果。教材建设，做到传承与创新相结合，普及与提高相结合，实用与实效相结合，教育与启发相结合，从而实现为高层次人才的素质培养与能力提升扬帆助力。

征途漫漫，惟有奋斗。我们要以习近平总书记对研究生教育工作作出的重要指示为根本遵循和行动指南，坚持“四为”方针，加快培养德才兼备的高层次人才。

本套教材是我院研究生教育阶段性成果凝练与转化，同时也是我院科研、医疗、教育协同发展的成果展现。其编研出版必将对探索中医药学术传承模式与高层次人才培养机制起到重要的示范和积极的推动作用。同时也希望兄弟院校的同道专家和广大学子在应用过程中提出宝贵建议，以利于这一持续性工作的不断传承创新。

中国工程院院士
中国中医科学院院长 黄璐琦
2024 年 3 月 20 日

王永炎院士序

21 世纪，人工智能和区块链的发展带来了人类生存系统的巨变，信息智能的两化融合开启了一个新时代。中医中药学界立足大科学大卫生高概念的时代需求，在当代数学与计算机的介入下，如何利用中医药学的原创思维优势维护健康、疗愈疾病，如何重构基础理论指导临床诊疗水平的提升，落实到共识疗效的推广应用，这是未来循证中医药学的发展方向。

循证医学自提出以来，已越来越被世界医学界所重视。我国于 20 世纪 90 年代开始重视卫生技术评估工作，各地相继成立了医学技术评估中心与循证医学中心，开展了一系列有关中医药临床研究与评价工作，为循证医学理念在中医中药学界的应用奠定了基础。受国家中医药管理局委托，中国中医科学院于 2019 年 3 月 12 日成立了首个中国中医药循证医学中心，全面布局中医药国内外循证医学领域的研究与合作，积极推进中医药国际化进程。

循证医学的核心是任何有关疾病防治的整体策略和具体措施的制定，都应建立在现有最严谨的基于临床疗效的科学证据之上。循证医学方法可以促进中医药学发展、中医临床决策科学化以及对中医药临床疗效作出客观科学系统的评价。应用循证医学的方法开展中医药学临床疗效评价的目的，主要是寻找有效的中医临床治疗的药物、方法、技术、措施等，促进更合理、更有效地分配和利用中医药资源，科学系统地评价中医药新产品、新技术和新疗法的临床疗效。同时，也应该清楚地认识到，由于中医自身规律，循证医学的方法应用到中医学疗效评价方面，尚需解决中医证候疗效评价方法以及探讨建立中医药临床研究评价方法、评价指标体系和相关标准。

循证中医药的发展要始终重视标准化建设。标准化是一门学科成熟的标志。中医学以临床医学为核心，疗效体现学科生命力。当今全球化背景下，世界对中医药的需求日益凸显，传统中医、中药要想被世界认可并走向科学前沿，融入文明互鉴的医学体系，必须走标准规范之路。这既体现了国家需求，也是循证中医药发展的必经之路。个别中医学者认为辨证论治注重个体化的思维可能成为标准规范的障碍，然中医辨证是在整体宏观实践前提下的个性化医学。中医学强调病证结合，据病言证。依中华哲学思维，“尚一尚同”。因此，中医学的规范化、标准化要在遵循中医学自身规律基础上，探寻诊疗标准及疗效评价的技术、方法，建立象思维与逻辑思维结合的方法学体系。中医学要始终体现原创思维和原创优势，肯定疗效、规范标准、发现机理，推动中医药循证研究。

医学是“人学”，具备科学与人文融合的双重属性。中医药学是生物科学和人文哲学的深度结合。最佳研究证据、医师个人经验的积淀与重建，以及患者价值观和意愿是循证临床决策的三大基本要素。关注患者的价值观和意愿，这是循证医学的人文内容，然循证医学仍然沿着科学求真的路径发展。中医学彰显着“以人为本”“生命至上”的医学人文思想，医者仁心、医乃仁术、至诚至仁的从医理念和准则不仅丰富了医学人文，也规范了从医素养和行医准则。叙事医学在这样的背景下诞生，其独特的故事性思维方式展现出临床应用的优势及可行性。这样的叙事医学或将弥补循证医学在如何考虑患者价值观和意愿上的不足，从而为循证医学注入更多的人文关怀。科学求真，人文求善，循证中医药学应是科学与人文的深度融合，并走出一条追求真与善的坦途。

正确体认循证医学，面对伦理与逻辑学的挑战，改进“循”的方法学，驱动多元化、多学科循证科学发展，以充足证据结合人文关怀朝着真实世界努力。将中医临床医学优势融入循证医学，观象论病，以证统病。

中医学人要坚守科技创新、哲学思辨和人文精神，我始终以一句话作为我的座右铭——我愿意像蜡炬一样，永远为中医药的事业奉献光和热。我也始终鼓励中医药青年学人，秉承“独立之精神，自由之思想”，传承和创新中医药事业。让大科学大健康行动落实在中华大地，福泽人民群众，相信浩瀚宇宙将共奏天籁之音，荡荡悠长致远。

二十余年来，现任北京中医药大学中医内科学教育部重点实验室主任的商洪才研究员带领团队在循证中医药学理论构建与科学实践中创新进取、奋勇争先，取得了突出成绩。欣闻其已将相关成果撰成书稿，行将交付，为其近年来在中医药学界的开拓精神点赞，谨志数语，乐观厥成。

中国工程院院士
中央文史研究馆馆员
王永炎
2023 年 7 月

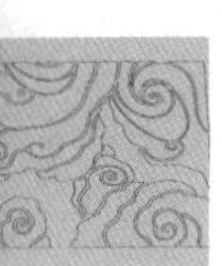

李幼平教授序

对临床决策依据的探索永无止境

人类始终在叩问：医疗决策的依据究竟是什么？时至今日，我们仍不敢妄言完全解决了这个问题。不断地寻找更坚实的依据，建立起制定依据的方法学，确保临床诊疗更加安全有效和规范，构成了医学发展的主线。历史上，我们依靠过自然现象、宗教、经验，直至开启实验医学时代，人类才开始有能力洞察和治疗疾病。100 年前的人类很难想象，在登上实验医学的认知高峰后，还会有何种天外有天的临床决策依据能超越微观世界的眼见为实？

约 80 年前，在第二次世界大战的一座战俘营中，Archie Cochrane 先生作为一名军医，在极度艰难的医疗环境中发现许多与临床经验、实验结论不相符的治疗结局，这使他陷入了深深的思考。如何确定医疗措施是否有效——这一问题使他毕生求索，也使更多人意识到，既往的临床经验、局部的实验结果，并不能充分支持医疗措施的有效性。在他的呼吁下，以人群为受试对象的随机对照试验方法得到了足够重视，与系统评价方法一起逐渐成为确定疗效的金标准。

直到 1992 年，Gordon Guyatt 等人在国际知名医学期刊 *JAMA* 撰文，首次提出“循证医学”。次年，致力于制作与传播高质量系统评价证据的国际 Cochrane 协作网在英国成立，带领医学领域进入了一个崭新的时代——临床诊疗决策从此不再囿于模糊各异的医师经验、一成不变的书本知识，而是提倡遵循质量规范、不断更新的临床研究证据。在循证医学发展的 32 年中，这种理念和相应的方法学体系经过多次优化，构建了最佳证据、医师经验、患者意愿“三结合”的临床诊疗决策框架，形成了覆盖全面、重视平衡的证据质量评价方法，建立了日益合理的证据等级与推荐度确定方法，使我们可以持续完善支撑临床决策的证据链条，让诊疗愈加规范，臻于至善。

在循证医学的全球发展赛道上，我国学者密切跟进。1995 年，中国学者从牛津大学带回了循证医学的理念和方法，受到高度重视；两年后，原华西医科大学在卫生部批准下开始筹建中国循证医学中心；1999 年，国际 Cochrane 协作网批准中国 Cochrane 中心正式注册为其第 13 个国家中心。教育部批准我们在学科、平台、梯队、知名度“四位一体”的创新发展模式下，建设了循证医学教育部网上合作研究中心及其分中心、中英文循证医学杂志、亚太地区循证医学研讨会等内容丰富、质量上乘的交流推广平台，引领中国循证医学走上了快速发展的道路。

1999 年，中医药领域迅速展开广泛而积极的论证工作，开始逐步接纳循证医学的理念和方法，用于中医药疗效评价的规范化研究。经过 25 年持之以恒的努力，北京、上海、天津、江西等地的中医药高等院校和科研院所陆续建立起循证医学研究机构，使循证理念逐渐深入人心；越来越多的中医药临床试验、系统评价研究工作得以开展并发表，其中不乏高质量

研究登上 *JAMA*、*BMJ* 等国际医学顶级期刊，增强了中医药疗效的国际学术影响力；方法学不断创新涌现，以适应特征更加细致的中医临床诊疗，评价传统辨证论治的疗效。2020 年，本书主编商洪才研究员团队的研究成果“中医药循证研究‘四证’方法学体系创建及应用”获得国家科学技术进步奖二等奖，充分展示了循证医学为中医药高质量发展带来的价值。

循证中医药学是循证医学的继承与创新，继承的是循证医学的规范方法，创新的是中医药特征元素与现代科学评价方法的融合，使其和而不同，经世致用。

2003 年，我们曾经提出“广义循证观”，是期望循证医学中提倡的科学决策理念能够突破学科界限，形成支持更广泛实践的“循证科学”。令我们欣慰的是，循证中医药的创新式发展已成为循证科学发展的先遣军。循证中医药既有医学的基本特征，能运用循证方法科学规范地验证干预措施的疗效；又体现出与现代医学不同的一面，在证据生产与使用中以创新方法兼容个体化的诊疗实践需求与服务，确保用药施治更精准。其发展不仅诠释了科学知识的归纳和演绎原理，又丰富了循证决策的启发式内涵，更为循证理念在多学科领域示范了一条因地制宜的发展路径。在这个时代，依靠积淀常新的循证医学体系，着眼循证中医药学的成功实践，描绘宏伟的循证科学蓝图，让当代医学乃至更广泛学科领域的学者们，能够继续深入地探索决策依据，确保这项工作精益求精、止于至善。

书将付梓，邀我作序，念往昔峥嵘以励后进，欣而为之。

中国循证医学中心创建主任
中国 Cochrane 中心创建主任
李幼平　教授
2024 年 3 月 6 日于成都

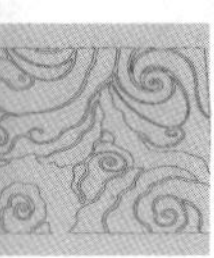

前　　言

不畏浮云遮望眼

疗效是中医药存续和发展的根本。近现代以来，中医药一直积极地在多元自然科学领域寻求新方法，将自身的疗效表达清楚，以期获得更广泛的国际认可，造福人类健康。伴随着循证医学的理念和方法进入我国，循证中医药的发展紧随其后，在中医药领域广泛推行临床研究与系统评价方法，使疗效证据、试验质量的理念深入人心。

而在 1991 年循证医学概念正式提出之前，临床流行病学已然在 20 世纪 60 年代发展成熟。各类对照性试验方法被使用于临床，在统计学的支持下以验证各种治疗措施的有效性。其中，随机对照试验因其具有随机、盲法、均衡、多中心等设计原则支撑，能最大程度地降低人为干涉、心理作用带来的偏倚风险，提升样本代表性、组间可比性，被确立为验证疗效的“金标准”——时至今日，尚无其他方法能取代其对疗效的验证地位。那么，我们不禁要问，循证医学到底有怎样的魔力，使临床疗效的研究水平得以“更上一层楼”?

回答这个问题，不仅需要看到临床研究方法学的进步，还需要认识到在过去半个多世纪，医学领域在全行业信息化建设巨轮承载下所取得的进展。在计算机逐渐普及、信息电子化浪潮发展的推动下，常规的医学信息由纸质记录升级为电子数据，激活了海量数据可被分析的价值。既往临床试验研究方法采集数据、统计分析、发布结果的周期越来越短，医学研究结论生产的效率越来越高，临床疗效信息呈井喷式增长，打破了原本依靠教科书、个人经验、专家共识及少量研究结论等寡源信息进行诊疗决策的模式。拥有了更加丰富的信息资源后，更强有力的信息运作方法呼之欲出，以维护和提升与新信息资源相匹配的临床诊疗决策水平。

循证医学概念即提出于疗效研究信息爆炸之初。其逐步建成的系统性方法学，承担起了对海量临床疗效信息的运作任务，将信息高度集成后得到的更加准确、稳健的统一结论，清晰地用于指导临床决策。循证医学引入了系统评价 /Meta 分析方法，通过合并多个研究的效应值，得到稳健的疗效结果；依据设计方法划分证据等级，使研究信息参与决策逐渐进入有序化路径；建立方法学、报告学质量评价体系，考察研究质量与可信度；推行 GRADE 系统，在证据质量基础上融合实际应用要素确定决策中的推荐度。一系列方法不仅使证据的理念在临床领域深入人心，还在临床研究领域为设计方法学、成果报告、数据真实性树立了牢固的准则，从而又进一步促进了临床研究良性的繁荣发展。总之，循证医学有效地解决了决策信息繁多、信息冲突的问题，有序释放了证据的生产力，稳步提升了医疗信息化时代下的临床诊疗水平，被《柳叶刀》杂志誉为医学实践中的“人类基因组计划”，被美国《纽约时报》誉为“80 个震荡世界的伟大思想之一”。

世纪之交，循证医学的理念和方法进入中医药领域，为中医药打开了又一扇能与国际对话的大门。我们回望中医药循证医学发展的20余年，国家级、地域性中医药循证医学研究机构相继成立，循证中医药学科得以建立和发展，使循证医学的理念深入人心。以此为支撑，对外我们能看到的，是中药和针刺的多个高质量临床研究已登上国际医学顶级期刊，提升了中医药疗效的国际影响力；对内我们能感受到的，是循证医学严谨的质量评价带给中医药临床研究的理念变化——更加规范地设计、实施研究与处理数据。

循证医学从20余年前令我们好奇的新概念新方法，逐渐转变成为一项必须了解的常规方法。当下，研究者对于数据的把握水平逐渐提升，思维不断解放，使越来越多的新方法被引入中医药领域，获得了越来越多的交叉学科、智能化研究成果。这些研究在不断刷新我们的创新意识，同时也在叩问介入临床诊疗的可能性。此外，全行业信息化、智能化进程仍然奔腾不息，临床数据在创新软硬件的带动下已突破文字和数字形式，形成多元化、多模态的丰富可读信息，并在新式设备的支持下达到实时采集、存储、分享、分析的水平。这些新式数据资源以立体式、蕴含性的态势进一步扩容了临床诊疗信息，似乎也在印证着我们又将迎接一个新的信息运作时代。疑惑的是，如果我们要学习借鉴这些新方法，要从哪一类开始学起，追赶怎样的方法学热点前沿？循证医学对临床诊疗的指导作用过时了吗？本书成书于当下临床信息运作面向场景更加开放、种类更加包容、方法更加多元的过渡性时段，应在开篇尽可能地将这些问题阐述清楚，从而为读者梳理学习目标和认知脉络，以明确本书编写的意义。

一方面，循证医学的研究方法在目前仍是不可被取代的疗效验证方法，在临床诊疗指南的制定、新药申报的管理、临床疗效的判定方面发挥着举足轻重的作用，是中医药的国际化、现代化发展的一条成熟路径。

另一方面，规范、真实的信息永远是临床诊疗的基石。从明代李时珍“第其中舛缪差讹遗漏，不可枚数，乃敢奋编摩之志，僭纂述之权”，到20余年中医药循证研究对数据质量的不懈追求，一代代中医人夯实决策信息基础，追求更高水平的诊疗效果。循证医学在中医药领域的发展承接了经验医学时代的信息形式，创造了疗效证据信息生产方式，有序管理了不同来源、不同逻辑的信息种类，尤其是它能带着承前启后的历史性思维，充分地从不同角度展示信息从个体归纳为群体、从群体演绎为个体的结构与价值，使各类研究从设计到实施的过程更加贴近临床需求。信息为本，本立而道生。无论处理信息的方法在未来一段时间内如何发展，循证中医药始终是全面了解中医药临床诊疗信息形态的窗口。

因此，本书编写组重视循证医学在支撑医疗研究与实践中的作用，强调其对决策信息有效运作的方法。编写此书以期望读者能在临床科研数据与方法学的海洋中不畏纷繁复杂的方法变幻，坚守对数据的质量、结构、规范的认知。由于水平有限，不足之处在所难免，我们期待读者的反馈意见，在交流中不断升华提高。

编者

2024年9月15日

目　录

第一章　循证中医药学概述

传统中医药有其固有的疗效说理方法体系，但在以自然科学技术为主流的研究与教育体系中，说清楚、讲明白中医药的疗效、推动其现代化发展，仍需要对接科学的说理方法。自中医药领域引入循证医学相关理念与方法后，逐步发展形成了系统的认识观与方法论，建立了循证中医药学科，为中医药的有效性和安全性提供了大量证据。本章主要介绍循证医学的基本原理以及循证中医药发展的概况、目标与内容，有助于读者理解中医药发展对循证医学方法的需求，了解循证中医药学的证据积累以及方法学体系的发展概况。

第一节　循证医学概述

一、循证医学的认识论

证据，是支持某种观点或信念的依据，是解决问题和做出决策的理性基础。因此，循证医学对于"证据"的定义是宽泛的，任何对患者躯体症状或精神状态的经验性观察均构成潜在证据，包括临床试验和基础研究的结果，都可作为证据的来源。

然而，并非所有证据都同样可信，探求真理最好的方法是完整地审视证据，而不是选择性地支持某一特定观点的证据，这就意味着需要系统搜集证据并严格评价证据的可信度。据此，研究者们开发了一系列综合证据、评价证据质量与推荐强度的方法与工具。但在具体指导临床实践中，证据是必要条件而不是充分条件，还需要医生根据专业技能与临床经验，结合患者的价值观和偏好进行决策。以上为循证医学的核心认识，其目的在于寻找最佳证据并应用于临床实践。

二、循证医学的特点

循证医学的特点可以简要概括为"三要素""四原则"和"五步法"（图 1-1）。循证决策三要素包括：①当前可得最佳证据；②临床医生技能经验；③患者意愿和价值观。循证研究须遵循四个原则：①基于问题的研究；②遵循证据的决策；③关注实践的结果；④重视证据的更新。具体操作则须遵循五个步骤：①提出问题；②检索证据；③严格评价；④应用证据；⑤后效评价。

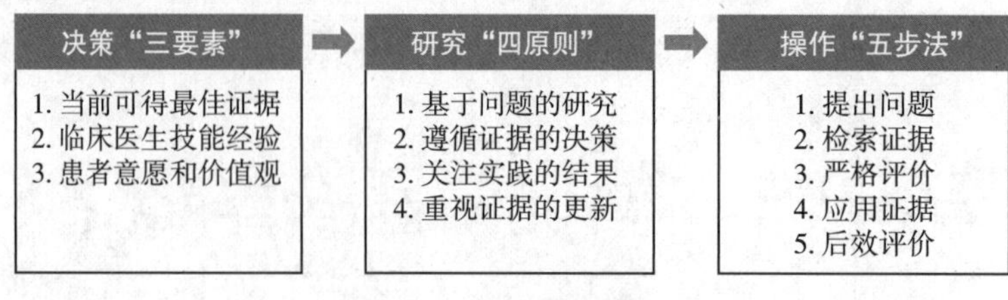

图 1-1　循证医学的特点

第二节　循证中医药学的定义与发展沿革

一、循证中医药学的概念与内涵

循证医学作为国际临床医学的一种新模式，强调以最佳证据作为临床决策的基础，改变了以往仅以经验为主的诊疗模式，在一定程度上规范、提高了临床实践决策的质量。中医药学是一门我国原创、历史悠久、经验性与实践性较强的学科，遵从由理论到实践再到经验的模式，受主观因素制约，理解与认识事物的能力有限，缺乏由经验到证据的升华，妨碍了中医药学在更大范围内的传播与应用。中医药的学科属性不仅使其优势难以通过科学方法更好地展现，而且不利于中医师临床水平的普遍提高，不利于医疗决策的制定与实施，不利于中医理论的扬弃与发展。因此，发展循证中医药学成为提高中医临床实践与研究水平的重要途径。

循证中医药学（evidence-based traditional Chinese medicine，EBTCM）是将循证医学的理念与方法应用于中医药临床研究与实践的学科。通过借鉴、应用现代医学理念与研究方法，结合中医药自身特点，寻求与问题相关的当前最佳证据并恰当运用，从而指导中医临床实践、科学决策和医学教育。

如何理解循证中医药学的循证内涵？①循证首先是一种理念，强调由实践有效的经验上升成为可重复推广应用的证据。如何判断这个中医疗法是有效的？什么情况下是有效的？要综合经得起实践检验的可靠证据，而非零散的个案或偶然性结果。证据得到后如何进行推荐与使用，后效评价如何？如何进一步积累、更新、完善证据？通过补充这些中医传统实践中少有的思考与追问，将会有利于中医自身效验疗法的继承与发展。②循证是有力的工具，通过利用客观、定量、统一、规范的方法评价中医药在临床应用中的有效性、安全性及适用性，可减少中医多环节模糊带来的不确定性，形成可靠证据，促进中医在更大范围内的交流传播。③循证是中西医对话的共同语言，疗效是中西医追求的共同目标。如何应用规范、合理、公认的方法和指标进行评价，是发挥中西医互补优势、共同解决临床实际问题的有效途径。

总之，循证中医药学植根于中医药学，它不仅是循证医学的分支，更是中医药学顺应时代发展的产物。因此，循证中医药学学科发展应以促进中医药学的发展为最终目标，努力继承、发扬中医药的特点与优势。

二、循证中医药学的发展沿革

（一）循证医学对传统医学的启示

20世纪90年代，用以指导现代医学实践的循证医学被David Sackett、Gordon Guyatt等学者正式提出，被最终定义为“慎重、准确和明智地应用当前可得最佳研究证据，同时结合临床医生个人的专业技能和长期临床经验，考虑患者的价值观和偏好，完美地将三者结合在一起，制订出具体的治疗方案”，该理念为生物医药行业带来革命性影响。

2002年，世界卫生组织（World Health Organization，WHO）发布传统医学发展策略，倡导以证据为基础评价传统医学，即循证的传统医学，为提高传统医学的安全性、有效性和质量控制提供了新的思路与方法。

（二）循证医学理念方法引入中医药

20世纪90年代后期，循证医学概念被引入我国。1999年起，循证医学逐渐得到原卫生部（现国家卫生健康委员会）、国家中医药管理局、国家药品监督管理局和教育部领导及中医药界高层专家的高度重视，先后在广州组织中医院校学术带头人的临床流行病学和循证医学培训，在成都中医药大学召开循证医学培训会。许多学者认为循证医学理念与中医诊疗模式、思维方法有相通之处，可作为中医药现代化、国际化的重要途径，形成了“一要学、二要用、三要知其局限性并创新中医药循证评价方法”的共识。一些研究骨干在中国循证医学中心、英国Cochrane中心、加拿大McMaster大学等国内外知名机构接受循证医学理念和方法的培训，建立了学术联系，培养了第一批循证中医药学的研究者与实践者，促进了循证医学在中医药界的有效传播。

（三）搭建平台，教育传播

国家非常重视中医药临床研究发展，“十一五”期间，在全国多地区建立起国家中医临床研究基地与研究中心，为开展大规模循证中医药学研究搭建了平台。北京、天津、成都、广州、南京、江西、上海、河南等地高校和科研院所相继成立了中医药循证医学研究中心，形成了覆盖全国的中医药循证研究专业平台，培养了中医药循证医学研究队伍。同时开设循证医学课程、编写教材，对中医从业人员进行循证医学教育。经过多年的努力，中医界普遍认识到了循证理念在中医药临床实践中的重要性，并纷纷在相关领域开展研究。

（四）探索建立循证中医药学学科体系

国内外学者对循证医学融入中医药学的适用性和可行性进行了深刻思考，对如何发展循证的中医药学展开了广泛讨论，并根据中医药学自身特点，创新发展了相关临床评价方法及证据质量控制体系。目前循证中医药学作为学科尚处于起步与探索阶段，虽然汲取了临床流行病学和循证医学的研究方法，但仍不能满足中医药学研究的实际需要，急需建立既符合中医药自身特点又能为国际社会认可的方法学体系。

在此背景下，中医药循证研究“四证”方法学体系得到创建。该体系遵循循证医学“产证”（生产证据）“用证”（使用证据）的基本信息流动环节，通过体现中医药特色的循证研究规范体系及先进技术，提升高质量证据产出及转化效率；同时将“辨证”论治特征融入中医临床研究，在诊疗中将证据链接至患者个体，优化中医临床决策并经后效“验证”。这是首个覆盖中医药证据研究和循证诊疗全程的方法学体系。对于循证中医药学来说，机遇与挑战并存，仍需更多的理念、方法和技术创新，为进一步提高循证中医药研究水平注入新鲜血液，为解决更复杂的临床实际问题提供借鉴。

第三节　循证中医药学的研究目的与研究内容

一、循证中医药学的研究目的

（一）获取可靠、适用的中医药高质量证据

中医药循证决策的前提是获得最佳证据。针对临床遇到的实际问题，系统查找与严格评价相关证据的可靠性；应用最佳证据指导实践并进行适用性评价；对于尚无最佳证据的问题，则进一步开展有针对性的高质量研究以填补证据的不足。在此过程中，需要建立中医药适宜循证规范、方法和技术保障，形成良性发展的证据生态链条，遵循螺旋式上升的认识过程，实现高质量证据的不断积累与更新。

（二）提高中医药临床决策水平

中医药循证研究的最终目的是为临床决策服务。中医长期以来的经验性决策模式，所得证据零散多元，缺少系统评价、整合与验证，不利于对有效经验的传承和规律认识的提高，限制了中医临床实践的进一步发展。而通过提高循证意识和循证能力，辅以现代信息技术手段，为提高中医药临床决策水平提供了重要途径。

二、循证中医药学的研究内容

（一）开展中医药证据评价

根据来源不同，证据可分为原始研究证据和二次研究证据。原始研究证据，是对原始事件的记录，在医疗卫生领域通常指单个研究，如聚焦某一临床需求的观察性研究或实验性研究。二次研究证据，来源于对原始研究证据的解释或分析，如系统评价、Meta 分析、系统评价再评价、概况综述、叙述性文献综述。在中医药证据体系中，对中医经典古籍和名老中医经验性证据的系统梳理也十分重要。

中医药证据评价不仅包括对研究结果、研究质量的评价，还包括对研究证据分布情况的评价。证据评价要点在于系统、全面地收集已公开或未公开的相关记录，寻找符合条件的研究，通过定性、定量合成或可视化展示，解答相应研究问题，比如评价哪种治疗方案对特定人群最有效，哪些领域还存在证据空白。为临床决策提供可靠依据，为试验设计提供改进建议，为进一步研究提出新的问题与方向，均是证据评价所能发挥的重要作用。

（二）规范中医药证据生产

为形成高质量证据，从方案设计与注册、研究实施到结果报告，均须遵循相应规范。在国内外学者的共同努力下，多项中医药临床研究报告国际规范陆续形成，构建出中医药临床研究报告规范体系。该体系已覆盖中医药干预性试验方案、中医药临床试验注册、中医药单病例随机对照试验、中医病案研究、中药系统评价与 Meta 分析、中医药临床实践指南等各类临床研究类型的报告规范，以及中药复方、针刺、灸法、拔罐、推拿等各中医临床领域的报告规范。这些规范体现了中医药特色，有助于提升中医药临床研究证据质量，提高中医药临床研究的国际认可度。

（三）推动中医药证据转化应用

建立在当前可得最佳证据基础上的临床实践指南、专家共识的制定是产证用证的重要转化阶段，可直接用于指导临床决策。主要内容包括：预先注册方案，以增加制定过程的透明性；多学科人员参与及利益冲突管理，以确保公正性；全面检索并严格评价相关证据，以确保结论的客观性和科学性；规范并充分报告核心、关键信息，以确保内容明晰可执行；评价指南质量并修改、完善、更新，以确保其对临床指导的实效性与适用性。值得注意的是，广泛利益相关者（多部门和多学科专业人员、患者及社会公众）的公平参与非常重要，有助于增加参与者的认同感，促进指南的高效传播与应用，更好地响应社会和政策需求，提高工作的整体可信度以及对健康和卫生公平的潜在影响。

（四）创新中医药循证研究方法与技术

当前的循证医学不仅提供了与各种临床问题相适应的原始研究方法、二次研究方法、证据转化方法，还在统计学的支撑下形成了各个环节数据处理的技术。然而中医药与西医药是两种不同的学科体系，直接套用循证医学方法标准可能存在一定问题，会导致临床中医药研究质量偏低，从设计和实施到报告不真实、不规范的问题依然严峻。比如证候诊断与疗效评价难以做到客观、定量，难以体现中医整体、个性与动态调整的特点。

针对中医复杂干预的特殊性，有待于在学习循证医学理念、方法后消化、吸收、再创新方法和标准，建立既能适合中医药特点，又能体现循证医学理念、方法和标准的循证实践与研究方法。数字化、智能化时代的到来，对中医药循证研究各环节效率提升将产生深刻影响，也必将更广泛地推动循证临床诊疗的质量提升。

（张晓雨　商洪才）

主要参考文献

[1] 戈登·盖亚特，莫琳·米德，德拉蒙德·伦尼，等．循证临床实践手册：医学文献使用者指南[M]．北京：中国协和医科大学出版社，2019.

[2] DJULBEGOVIC B, GUYATT GH. Progress in evidence-based medicine: a quarter century on[J]. Lancet, 2017, 390(10092): 415-423.

[3] 王永炎，黄璐琦．立足高远，建设中国中医药循证医学中心[J]．中国循证医学杂志，2019，19(10)：1131-1137.

[4] 张晓雨，陈诗琪，李承羽，等．循证中医药学理论研究与应用实践[J]．中国循证医学杂志，2018，18(1)：86-91.

[5] 陈耀龙，商洪才，杨克虎，等．临床实践指南的国际经验和中国道路[J]．协和医学杂志，2019，10(3)：289-292.

第二章　循证中医药学常用中英文数据库

系统全面的检索是循证医学的重要环节之一，电子数据库又是目前信息化时代证据储存收录的重要来源，因此学习运用电子数据库是系统检索中最主要的部分。本章将重点介绍循证中医药学常用的中文与英文数据库种类、收录范围、检索逻辑、检索方法等，为检索循证中医药原始研究证据和二次研究证据提供参考和示意。

第一节　循证中医药学常用中文数据库

一、中国知网（CNKI，https://www.cnki.net/）

国家知识基础设施（National Knowledge Infrastructure，NKI）的概念由世界银行《1998 年度世界发展报告》提出。1999 年 3 月，以全面打通知识生产、传播、扩散与利用各环节信息通道，打造支持全国各行业知识创新、学习和应用的交流合作平台为总目标，王明亮提出建设中国知识基础设施，即中国知网（China National Knowledge Infrastructure，CNKI）工程，并被列为清华大学重点项目。CNKI 是以实现全社会知识资源传播共享与增值利用为目标的信息化建设项目。由清华大学、清华同方发起，始建于 1999 年 6 月。CNKI 中有文献检索、知识元检索、引文检索，循证中医药学常用的是文献检索，见图 2-1。

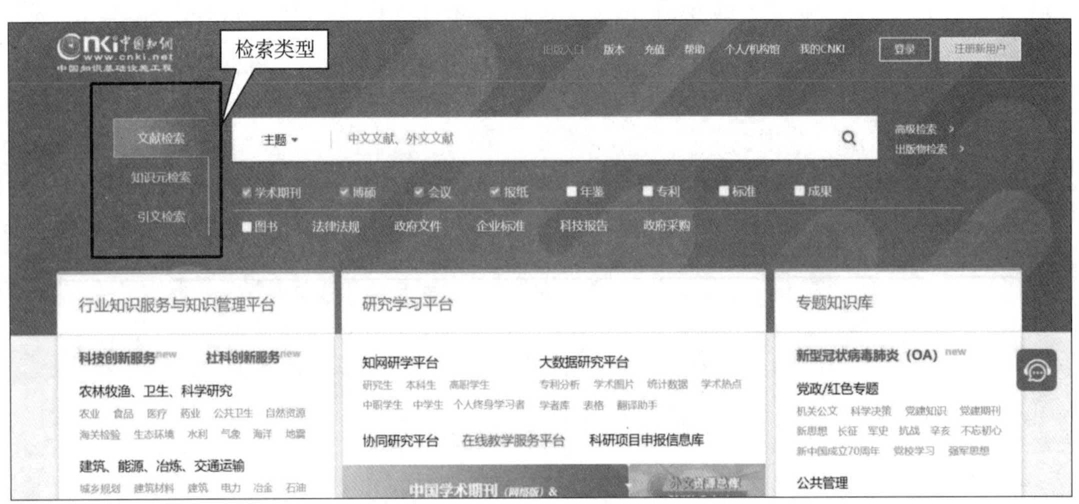

图 2-1　中国知网首页检索界面

（一）文献检索数据来源

CNKI 中文献检索数据有学术期刊库、学位数据库、会议论文库、中国重要报纸全文数据库、中国年鉴网络出版总库、专利库、标准数据总库、中国科技项目创新成果鉴定意见数据库（知网版）、图书、中国法律知识资源总库等。收录内容共分为十大专辑：基础科学、工程科技Ⅰ辑、工程科技Ⅱ辑、农业科技、医药卫生科技、哲学与人文科学、社会科学Ⅰ辑、社会科学Ⅱ辑、信息科技、经济与管理科学。在 CNKI 中，循证中医药学常用数据库为学术期刊库、学位数据库、会议论文库、中国重要报纸全文数据库，见图 2-2。学术期刊库实现中、外文期刊整合检索。其中，中文学术期刊 8 700 余种，含北大核心期刊 1 960 余种，网络首发期刊 1 890 余种，最早回溯至 1915 年，共计 5 690 余万篇全文文献；外文学术期刊包括来自 60 多个国家及地区 650 余家出版社的期刊 57 400 余种，覆盖美国科学情报研究所《期刊引文分析报告》（Journal Citation Reports，JCR）期刊的 94%，Scopus 期刊的 80%，最早回溯至 19 世纪，共计 1.0 余亿篇外文题录，可链接全文。学位论文库包括《中国博士学位论文全文数据库》和《中国优秀硕士学位论文全文数据库》，是目前国内资源完备、质量上乘、连续动态更新的中国博硕士学位论文全文数据库。本库收录 490 余家博士培养单位的博士学位论文 40 余万篇，770 余家硕士培养单位的硕士学位论文 430 余万篇，最早回溯至 1984 年，覆盖基础科学、工程技术、农业、医学、哲学、人文、社会科学等各个领域。会议论文库重点收录 1999 年以来，中国科协系统及国家二级以上的学会、协会，高校、科研院所，政府机关举办的重要会议以及在国内召开的国际会议上发表的文献，部分重点会议文献回溯至 1953 年，目前，已收录国内会议、国际会议论文集 3 万本，累计文献总量 340 余万篇。中国重要报纸全文数据库是以学术性、资料性报纸文献为出版内容的连续动态更新的报纸全文数据库。报纸库年均收录并持续更新各级重要党报、行业报及综合类报纸逾 650 余种，累计出版 2000 年以来报纸全文文献 1 900 余万篇。文献检索前，可使用单个数据库，也可使用多个数据库。

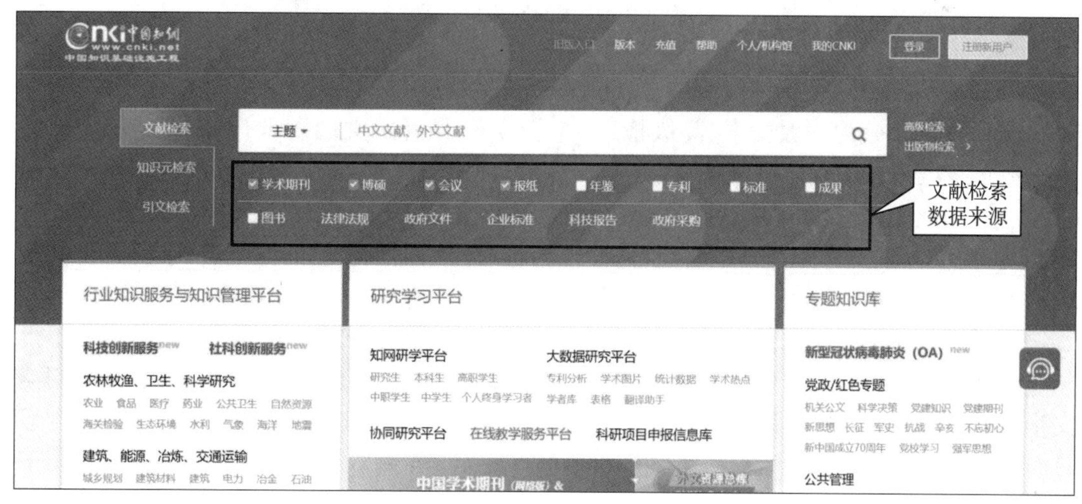

图 2-2　中国知网文献检索来源

（二）字段选择

CNKI 中不同数据库有不同的字段选择，见表 2-1。多个库联合使用时，字段选择为主题、篇关摘、关键词、篇名、全文、作者、第一作者、通讯作者、作者单位、基金、摘要、小标题、参考文献、分类号、文献来源、DOI 等，见图 2-3。

表 2-1　CNKI 中不同数据库的字段选择

数据库	相同的字段选择	不同的字段选择
学术期刊库	主题、关键词、篇名、全文、作者、作者单位、小标题、分类号	篇关摘、摘要、第一作者、通讯作者、第一单位、参考文献、基金、期刊名称、ISSN、CN、栏目信息
学位数据库		篇关摘、导师、第一导师、学位授予单位、基金、摘要、目录、参考文献、学科专业名称
会议论文库		篇关摘、第一作者、会议名称、主办单位、基金、摘要、论文集名称、参考文献
中国重要报纸全文数据库		第一作者、报纸名称、国内统一刊号

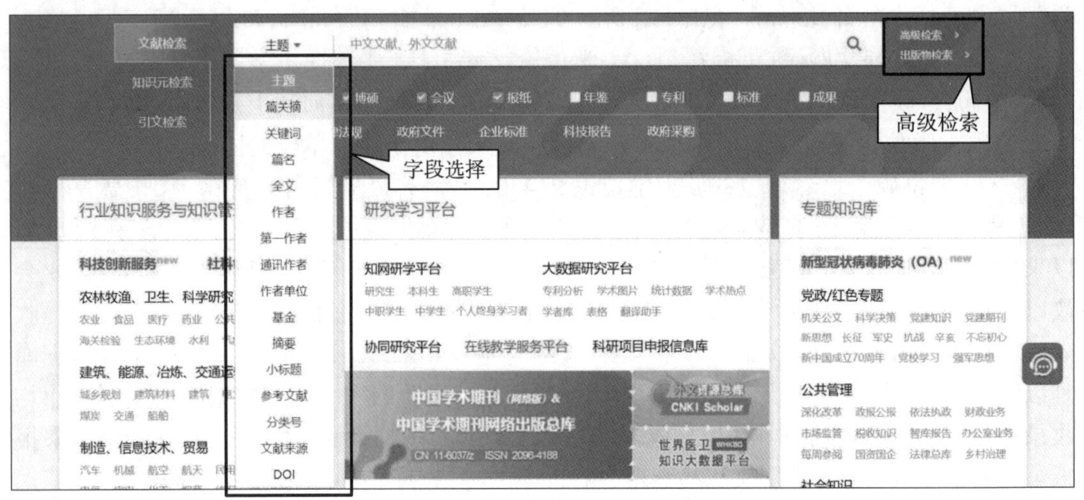

图 2-3　中国知网检索字段

（三）检索方式

文献检索又分为一般检索、高级检索、专业检索、作者发文检索、句子检索。一般检索根据所选字段进行检索。高级检索、专业检索、作者发文检索、句子检索可以通过检索控制（如发表时间、更新时间、网络首发、增强出版、基金文献等）等方法完成较复杂的检索，见图 2-4。高级检索支持多字段逻辑组合，并可通过选择精确或模糊的匹配方式，得到符合需求的检索结果。多字段组合检索的运算优先级，按从上到下的顺序依次进行。支持使用运算符 *、+、–、''、" "、( ) 进行同一检索项内多个检索词的组合运算，检索框内输入的内容不得超过 120 个字符。输入运算符 *（与）、+（或）、–（非）时，前后要空一个字节，优先级须用英文半角括号确定。若检索词本身含空格或 *、+、–、( )、/、%、= 等特殊符号，进行多词组合运算时，为避免歧义，须将检索词用英文半角单引号或英文半角双引号引起来。专业检索用于图书情报专业人员查新、信息分析等工作，使用运算符和检索词构造检索式进行检索。专业检索的一般流程：确定检索字段构造一般检索式，借助字段间关系运算符和检索值限定运算符可以构造复杂的检索式。专业检索表达式的一般式：< 字段 >< 匹配运算符 >< 检索值 >。在文献总库中提供以下可检索字段：SU= 主题，TI= 题名，KY= 关键词，AB= 摘要，FT= 全文，AU= 作者，FI= 第一责任人，RP= 通讯作者，AF= 机构，JN= 文献来源，RF= 参考文献，YE= 年，FU= 基金，CLC= 分类号，SN=ISSN，CN= 统一刊号，IB=ISBN，CF= 被引频次。匹配运算符有“=（精确检索）”“%（模糊检索）”“%=（精确或模糊检索）”，比较运算符有“>（大于）”“<（小于）”“>=（大于等于）”“<=（小于等于）”“BETWEEN（之间）”，逻辑运算符有“AND（与）”“OR（或）”“NOT（非）”。作者发文检索通过输入作者姓名及其单位信息，检索某作者发表的文献，功能及操作与高级检索基本相同。句子检索是通过输入的两个检索词，在全文范围内查找同时包含这两个词的句子，找到有关事实的问题答案。句子检索不支持空检，同句、同段检索时必须输入两个检索词。句子检索支持同句或同段的组合检索。一般检索、高级检索、专业检索、作者发文检索、句子检索都支持结果中检索，执行后在检索结果区上方显示检索条件，与之前的检索条件间用“AND”连接。

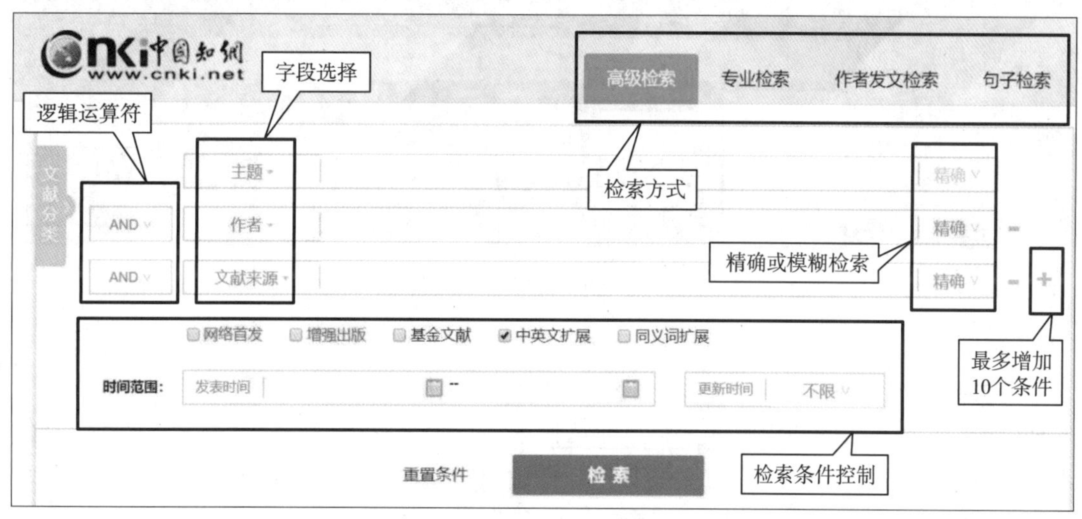

图 2-4　中国知网高级检索等检索方式

二、万方数据知识服务平台（http://www.wanfangdata.com.cn/index.html）

万方数据知识服务平台整合数亿条全球优质知识资源，集成期刊、学位、会议、科技报告、专利、标准、科技成果、法规、地方志、视频等十余种知识资源类型，覆盖自然科学、工程技术、医药卫生、农业科学、哲学政法、社会科学、科教文艺等全学科领域，实现海量学术文献统一发现及分析，支持多维度组合检索，适合不同用户群研究。

（一）文献检索数据来源

在万方数据知识服务平台中，循证中医药学常用的文献类型为期刊论文、学位论文、会议论文。期刊资源包括国内期刊和国外期刊，其中国内期刊共 8 000 余种，涵盖自然科学、工程技术、医药卫生、农业科学、哲学政法、社会科学、科教文艺等多个学科；国外期刊共包含 40 000 余种世界各国出版的重要学术期刊，主要来源于 NSTL 外文文献数据库、数十家著名学术出版机构，以及 DOAJ、PubMed 等知名开放获取平台。学位论文资源主要包括中文学位论文，学位论文收录始于 1980 年，年增 30 余万篇，涵盖基础科学、理学、工业技术、人文科学、社会科学、医药卫生、农业科学、交通运输、航空航天、环境科学等各学科领域，文献收录来源：经批准可以授予学位的高等学校或科学研究机构。会议资源包括中文会议和外文会议，中文会议收录始于 1982 年，年收集 3 000 多个重要学术会议，年增 20 万篇论文；外文会议主要来源于 NSTL 外文文献数据库，收录了 1985 年以来世界各主要学 / 协会、出版机构出版的学术会议论文全文共计 766 万篇（部分文献有少量回溯）。

（二）字段选择

万方数据知识服务平台中不同文献类型有不同的字段选择。期刊论文的字段为题名、作者、作者单位、关键词、摘要、刊名、基金、中图分类号。学位论文的字段为题名、作者、中图分类号、专业、关键词、摘要、导师、学位授予单位。会议论文的字段为题名、作者、作者单位、关键词、摘要、会议名称、主办单位、中图分类号。当数据库选择全部时，可选字段为题名、作者、作者单位、关键词、摘要，见图 2-5。

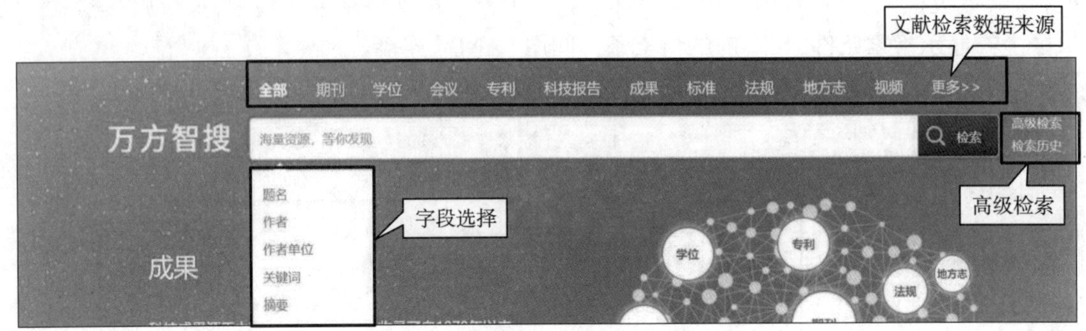

图 2-5　万方数据知识服务平台检索界面

（三）检索方式

万方数据知识平台检索方式又分为一般检索、高级检索、专业检索和作者发文检索。一般检索时，在万方数据知识服务平台只能选择单独一个文献类型或者全部文献类型；但在高级检索、专业检索及作者发文检索时，可以根据需要选择多个文献类型。高级检索和专业检索可选择的文献类型有期刊论文、学位论文、会议论文、科技报告、专利、中外标准、科技成果、法律法规、地方志；作者发文检索可选择的文献类型有期刊论文、学位论文、会议论文、专利、科技报告。高级检索、专业检索及作者发文检索默认的文献类型均为期刊论文、学位论文及会议论文，并可通过发表时间控制检索结果。由于检索功能优化，平台不再支持运算符（*/+/^）的检索，用大写或小写 “and（和）/or（或）/not（非）” 进行代替。高级检索支持多字段逻辑组合，并可通过选择精确或模糊的匹配方式，得到符合需求的检索结果。不同于 CNKI，万方数据知识服务平台专业检索的选择字段为全部、主题、题名或关键词、题名、第一作者、作者单位、作者、关键词、摘要、DOI，没有英文缩写。作者发文检索根据作者名字及作者单位进行精确或模糊检索，见图 2-6。

三、维普网（http://www.cqvip.com/）

维普网原名 “维普资讯网”，是重庆维普资讯有限公司所建立的网站，建立于 2000 年。维普网分为一般检索、高级检索及检索式检索。在一般检索中，又分为文献检索、期刊检索、学者检索、机构检索。文献检索通过标题 / 关键词、作者、机构、刊名进行检索，期刊检索通过期刊名、作者、CN 进行检索，学者检索通过学者名、学科、单位进行检索，机构检索通过机构名、地域、学科进行检索。高级检索的字段选择有任意字段、题目或关键词、题名、关键词、文摘、作者、第一作者、机构、刊名、分类号、参考文献、作者简介、基金资助、栏目信息，可进行精确或者模糊检索。根据时间限定及更新时间，进行检索限制。期刊范围有全部期刊、核心期刊、EI 来源期刊、SCI 来源期刊、CAS 来源期刊、CSCD 来源期刊、CSSCI 来源期刊，可选择一个期刊或者多个期刊。学科有医药卫生、农业科学、矿业工程等 35 个学科，可进行学科限定。检索式检索时间限定、期刊范围与学科限定同高级检索。其中，逻辑运算符为“AND（与）”“OR（或）”“NOT（非）”。字段标识符为：U= 任意字段、M= 题名或关键词、K= 关键词、A= 作者、C= 分类号、S= 机构、J= 刊名、F= 第一作者、T= 题名、R= 文摘。

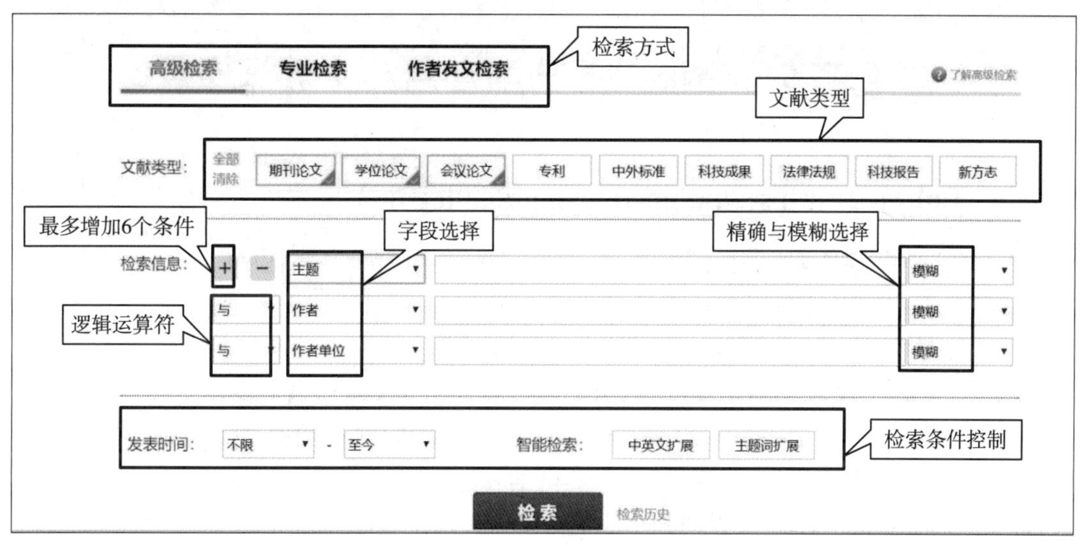

图 2-6　万方数据知识服务平台检索示意

四、中国生物医学文献数据库（http://www.sinomed.ac.cn/）

中国生物医学文献数据库（China Biology Medicine disc，CBMdisc）是由中国医学科学院医学信息研究所于 1994 年研制开发的综合性中文医学文献数据库，它收录了 1978 年以来 1 600 余种中国生物医学期刊，以及汇编、会议论文的文献记录，总计超过 400 万条记录，年增长量超过 35 万条。中国生物医学文献数据库可进行文献检索、引文检索、期刊检索、原文索取、数据服务。循证中医药学常用的是文献检索。文献检索还可选择文献类型，如跨库检索、中文文献、西文文献、博硕论文、科普文献等。文献检索有快速检索、高级检索、主题检索、分类检索四种检索方式。快速检索：默认在全部字段执行智能检索。智能检索实现检索词及其同义词（含主题词）的扩展检索。支持逻辑运算符“AND”“OR”和“NOT”检索，多个检索词之间的空格执行“AND”运算。如：心血管疾病 AND 治疗。支持单字通配符（?）和任意通配符（%）检索，通配符的位置可以置首、置中或置尾。检索词含有特殊符号“-”“（”时，需要用英文半角双引号标识检索词。高级检索构建表达式的字段有：常用字段、全部字段、核心字段、中文标题、英文标题、摘要、关键词、主题词、特征词、分类号、作者、第一作者、通讯作者、作者单位、第一作者单位、通讯作者单位、地区、刊名、出版年、期、ISSN、基金。常用字段是由中文标题、摘要、关键词、主题词四个检索项组成。核心字段是由中文标题、关键词、主题词三个检索项组成。高级检索还可对文献类型（综述、讲座、译文、病例报告、临床试验、Meta 分析等）、年龄组、性别、对象类型（人类、动物）、其他进行限定检索。美国国立医学图书馆《医学主题词表（MeSH）》中译本、《中国中医药学主题词表》是中国生物医学文献数据库进行主题标引和主题检索的依据。基于主题概念检索文献，利于提高查全率和查准率。支持多个主题词的同时检索，可使用逻辑运算符“AND”“OR”和“NOT”进行组配。《中国图书馆分类法 · 医学专业分类表》是中国生物医学文献数据库文献分类标引和检索的依据。分类检索单独使用或与其他检索方式组合使用，可发挥其族性检索的优势。支持多个类目的同时检索，可使用逻辑运算符“AND”“OR”和“NOT”进行组配。

第二节 循证中医药学常用英文数据库

一、PubMed（https://pubmed.ncbi.nlm.nih.gov/）

PubMed是由美国国立医学图书馆（National Library of Medicine，NLM）下属的国家生物技术信息中心（National Center for Biotechnology Information，NCBI）开发研制的，基于互联网的一个大型数据库系统。PubMed包含超过3 000万份来自MEDLINE、生命科学期刊和在线书籍的生物医学文献的引文和摘要，但不包括全文期刊文章。当从其他来源（如出版商网站或PubMed Central）获得全文链接时，可获得全文。PubMed的引文主要来自生物医学和健康领域，以及生命科学、行为科学、化学科学和生物工程等相关学科。2019年11月18日，最新版的PubMed上线，在界面和功能上做了很多改变。首页见图2-7。

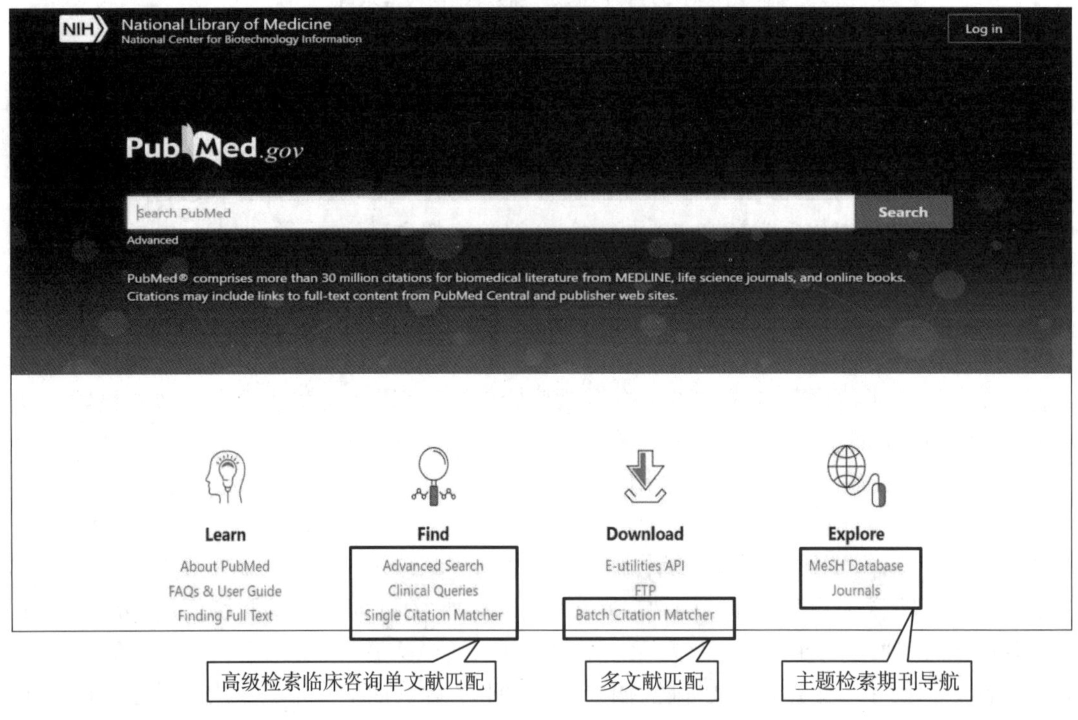

图2-7 PubMed首页检索界面

PubMed检索系统数据主要来自MEDLINE、PreMEDLINE及Record supplied by Publisher。MEDLINE是NLM生产的国际性综合生物医学信息书目数据库，是当前国际上最权威的生物医学文献数据库。MEDLINE收录了1966年至今5 200多种生物医药期刊的索引与摘要，以及该时期之前的部分文献报道，涉及40多种语言。MEDLINE内容包括美国“医学索引

（Index Medicus，IM）”的全部内容和“牙科文献索引（Index to Dental Literature，IDL）”“国际护理学索引（International Nursing Index，INI）”的部分内容，涉及基础医学、临床医学、环境医学、营养卫生、职业病学、卫生管理、医疗保健、微生物、药学、社会医学等领域。MEDLINE以题录和文摘形式进行报道，对于2010年或以后发表的引文，超过40%的文章是在美国发表的，约93%的文章是用英文发表的，而约85%的文章摘要是由作者撰写的。2019年，MEDLINE引文约含有956 390个。PreMEDLINE是一个临时的、用于存储没有标记MeSH词等深度信息的文本数据库，当工作人员对文档资料进行标记注释后，文档资料将从临时库中剔除，转移进MEDLINE数据库。Record supplied by Publisher为出版商提供而未被MEDLINE、PreMEDLINE收录的数据。

PubMed检索分为基本检索、高级检索、主题检索、期刊导航、临床咨询。其检索规则有：①布尔逻辑词。用于表达检索词与检索词之间的逻辑关系的运算符。常见的逻辑关系词有3个：AND、OR、NOT。检索运算符AND、NOT、OR必须大写，默认检索词之间的“空格”为“AND”检索，布尔运算是从左至右运行，可以通过括号来改变运算顺序。②截词符。截词检索是取检索词的一部分，加上截词符一起进行检索。这种方式解决检索词的单复数、词尾变化、同一词的拼法变异等问题。PubMed支持截词检索，常用的截词符为：* 代表零或一个以上字母；? 代表零或一个字母。截词检索只针对单个词，而对词组无效，如：cardio*，可以检出以cardio为词干的单词cardioprotective、cardiovascular等。截词符既可以放在检索词之前，也可以放在词语中间，或词语最后。③限定词。限定检索通过将检索词限定在一个或多个特定字段中，来减少搜索结果。常用的限定检索符号为：双引号""，其表示强制检索，这个跟谷歌、百度等搜索引擎中的强制检索是一样的。跟截词符不同，使用双引号进行强制检索可以应用于某个单词，也可以用于词组。所有的检索符号都必须是英文状态下输入。④检索字段标识符。可以在检索词后面加上字段标识符来指定检索词的含义，从而实现精确检索。常用的检索字段标识符有：AD-Affiliation（作者机构）、AU-Author（作者）、1AU-First Author（第一作者）、FAU-Full Author（作者全称）、CP-Publication Country（出版国家）、AB-Abstract（摘要）、DP-Publication Date（出版日期）、PT-Publication Type（文献类型）等。

基本检索是PubMed最常用的检索方式。基本检索的检索方法与旧版无任何差异，可以输入单个检索词、词组、短语或带有逻辑运算符（AND、OR、NOT）的检索式，以及带有通配符的词，或者字段限定检索。在结果界面左边可以选择筛选条件来精确检索，比如说精练文献类型、文献发表时间等，见图2-8。

基本检索只适用于一般的检索，如果需要详细地更复杂地检索某一方面的文献，可能需要高级检索。高级检索字段选择有Affiliation、All fields、Author、Title、Grand number等，见图2-9。高级检索举例：查询北京中医药大学2020年发表的英文期刊。首先，在Affiliation中检索北京中医药大学（Beijing University of Chinese Medicine或者BUCM），见图2-10。接着，在Date-Publication里确定时间为2020/01/01-2020/12/31，见图2-11。检索式表达为（（Beijing University of Chinese Medicine［Affiliation］）OR（BUCM［Affiliation］））AND（（"2020/01/01"［Date-Publication］："2020/12/31"［Date-Publication］）），符合检索条件的文献有1 272篇。点击MeSH Database打开主题检索界面，根据Medline数据主题标引的规范性，利用主题词进行研究。

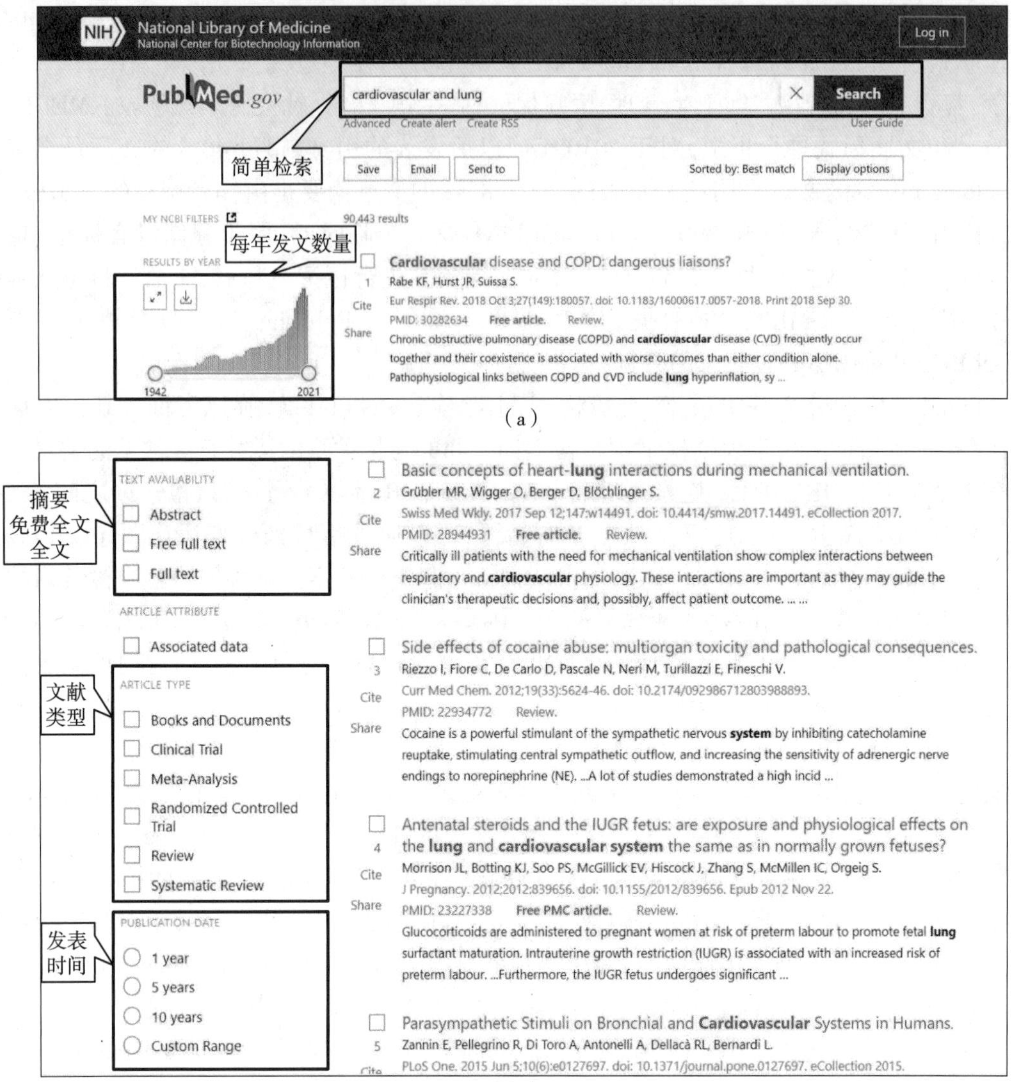

NIH National Library of Medicine
National Center for Biotechnology Information
Log in

PubMed.gov
cardiovascular and lung
Search
Advanced　Create alert　Create RSS　User Guide

简单检索

Save　Email　Send to　Sorted by: Best match　Display options

MY NCBI FILTERS
90,443 results

每年发文数量

RESULTS BY YEAR

1942　2021

Cardiovascular disease and COPD: dangerous liaisons?
1　Rabe KF, Hurst JR, Suissa S.
Cite　Eur Respir Rev. 2018 Oct 3;27(149):180057. doi: 10.1183/16000617.0057-2018. Print 2018 Sep 30.
Share　PMID: 30282634　Free article.　Review.
Chronic obstructive pulmonary disease (COPD) and **cardiovascular** disease (CVD) frequently occur together and their coexistence is associated with worse outcomes than either condition alone. Pathophysiological links between COPD and CVD include **lung** hyperinflation, sy ...

(a)

摘要
免费全文
全文

TEXT AVAILABILITY
Abstract
Free full text
Full text

ARTICLE ATTRIBUTE
Associated data

文献类型

ARTICLE TYPE
Books and Documents
Clinical Trial
Meta-Analysis
Randomized Controlled Trial
Review
Systematic Review

发表时间

PUBLICATION DATE
1 year
5 years
10 years
Custom Range

Basic concepts of heart-**lung** interactions during mechanical ventilation.
2　Grübler MR, Wigger O, Berger D, Blöchlinger S.
Cite　Swiss Med Wkly. 2017 Sep 12;147:w14491. doi: 10.4414/smw.2017.14491. eCollection 2017.
PMID: 28944931　Free article.　Review.
Share　Critically ill patients with the need for mechanical ventilation show complex interactions between respiratory and **cardiovascular** physiology. These interactions are important as they may guide the clinician's therapeutic decisions and, possibly, affect patient outcome. ... ...

Side effects of cocaine abuse: multiorgan toxicity and pathological consequences.
3　Riezzo I, Fiore C, De Carlo D, Pascale N, Neri M, Turillazzi E, Fineschi V.
Cite　Curr Med Chem. 2012;19(33):5624-46. doi: 10.2174/092986712803988893.
PMID: 22934772　Review.
Share　Cocaine is a powerful stimulant of the sympathetic nervous **system** by inhibiting catecholamine reuptake, stimulating central sympathetic outflow, and increasing the sensitivity of adrenergic nerve endings to norepinephrine (NE). ...A lot of studies demonstrated a high incid ...

Antenatal steroids and the IUGR fetus: are exposure and physiological effects on the **lung** and **cardiovascular system** the same as in normally grown fetuses?
4　Morrison JL, Botting KJ, Soo PS, McGillick EV, Hiscock J, Zhang S, McMillen IC, Orgeig S.
Cite　J Pregnancy. 2012;2012:839656. doi: 10.1155/2012/839656. Epub 2012 Nov 22.
Share　PMID: 23227338　Free PMC article.　Review.
Glucocorticoids are administered to pregnant women at risk of preterm labour to promote fetal **lung** surfactant maturation. Intrauterine growth restriction (IUGR) is associated with an increased risk of preterm labour. ...Furthermore, the IUGR fetus undergoes significant ...

Parasympathetic Stimuli on Bronchial and **Cardiovascular** Systems in Humans.
5　Zannin E, Pellegrino R, Di Toro A, Antonelli A, Dellacà RL, Bernardi L.
PLoS One. 2015 Jun 5;10(6):e0127697. doi: 10.1371/journal.pone.0127697. eCollection 2015.

(b)

图 2-8　PubMed 检索结果

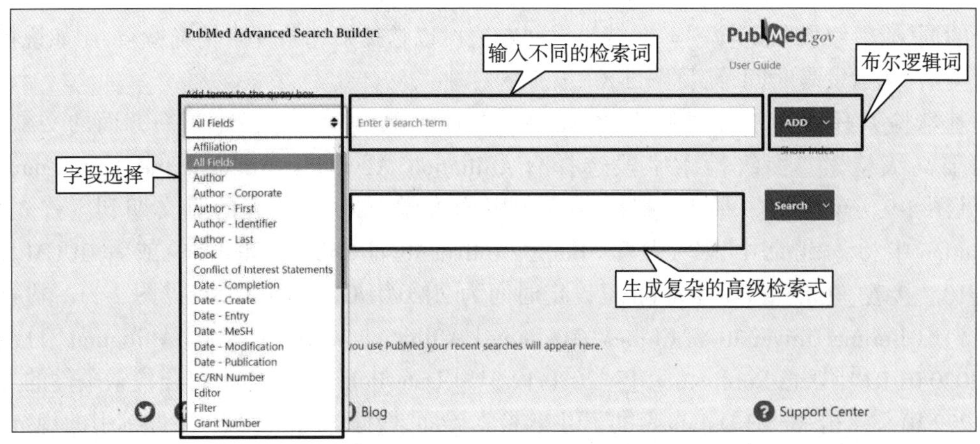

图 2-9　PubMed 高级检索字段

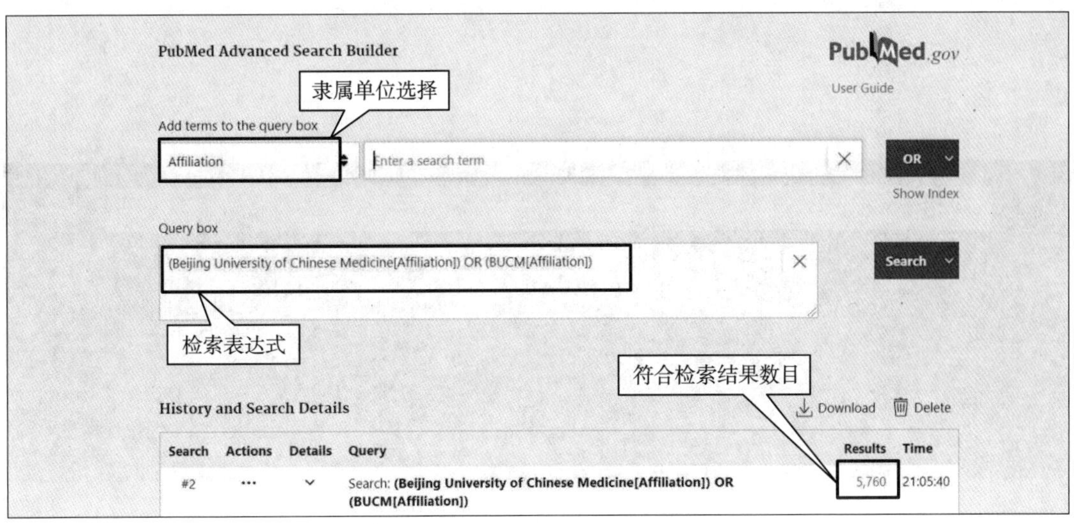

图 2-10　PubMed 高级检索举例 1

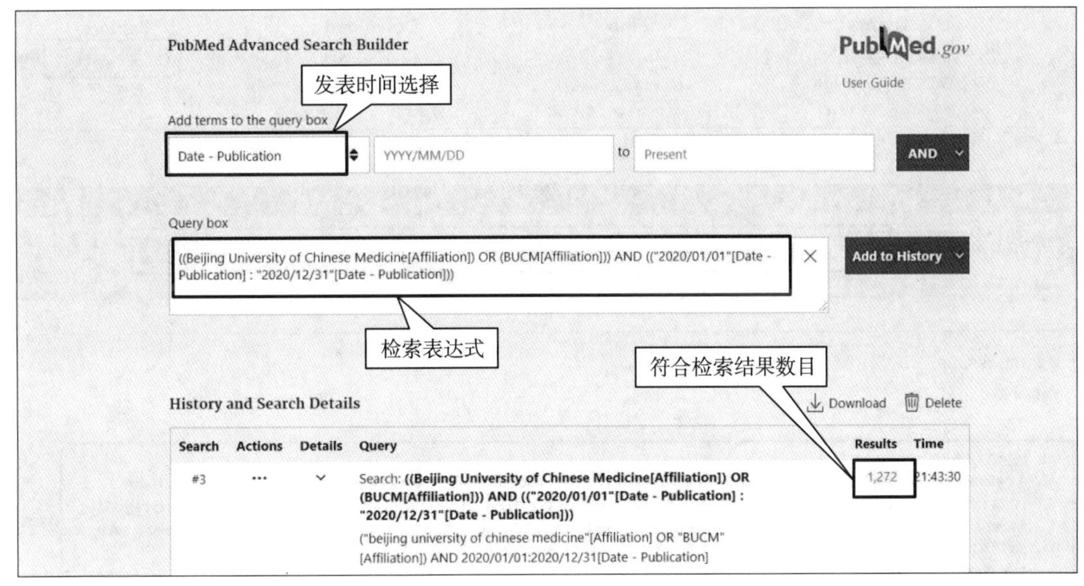

图 2-11　PubMed 高级检索举例 2

主题检索也是 PubMed 常用的检索方式。主题检索一般包括主题词和副主题词两部分。主题词是将文献研究的主要论点概括成一个或多个规范化的语词。副主题词是对主题词的某一特定方面的限定，具有专指性。在进行主题词检索时可以根据需要添加副主题词，可以添加多个，也可以不添加。主题词，英文是 Medical Subject Headings，简称 MeSH。MeSH 是美国国立医学图书馆编制的权威性主题词表，MeSH 检索实现了标引和检索的沟通，提高了检准率和检全率。例如，查找有关心力衰竭治疗的文献。在首页点击“MeSH Database”，进入 MeSH 检索，输入 heart failure，点击 Search。结果显示 Heart Failure、Heart Failure，Diastolic、Heart Failure，Systolic。点击 Heart Failure 后，进入主题词界面，在这个界面可以查看主题词释义、相关的副主题词以及该主题词上下主题词。选择与心力衰竭治疗相关的副主题词后，用布尔逻辑符 OR 连接，得到有关心力衰竭治疗的文献，见图 2-12。

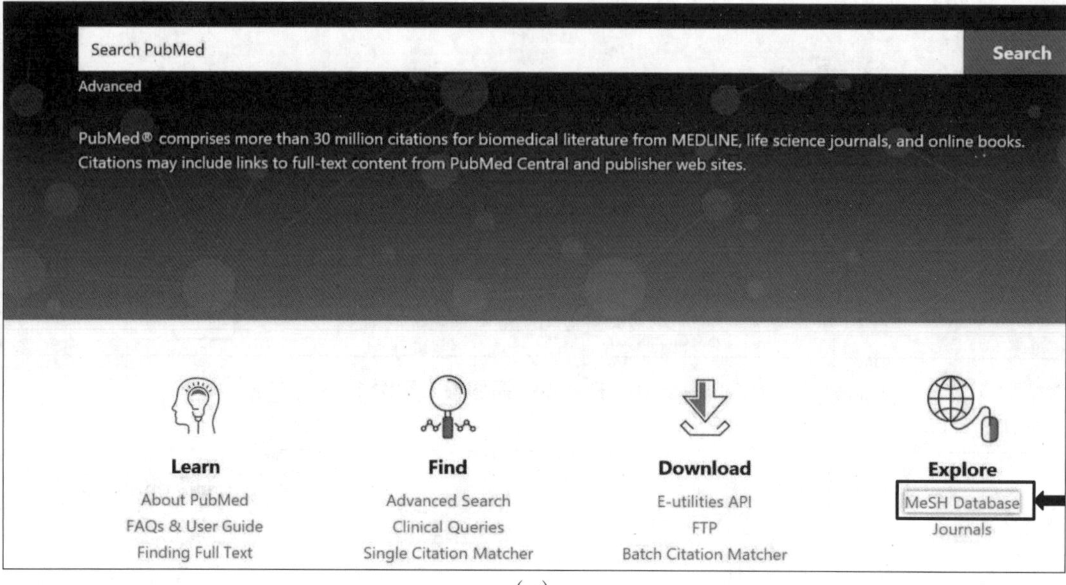
Search PubMed
Search
Advanced
PubMed® comprises more than 30 million citations for biomedical literature from MEDLINE, life science journals, and online books. Citations may include links to full-text content from PubMed Central and publisher web sites.
Learn
About PubMed
FAQs & User Guide
Finding Full Text
Find
Advanced Search
Clinical Queries
Single Citation Matcher
Download
E-utilities API
FTP
Batch Citation Matcher
Explore
MeSH Database
Journals

（a）

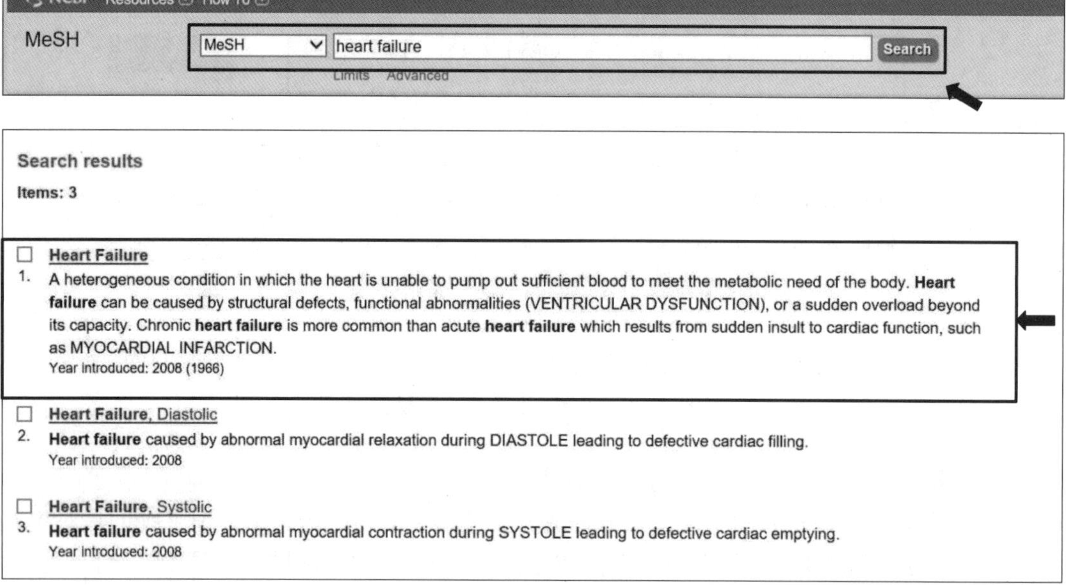
NCBI
Resources
How To
MeSH
MeSH
heart failure
Search
Limits
Advanced
Search results
Items: 3
Heart Failure
1.
A heterogeneous condition in which the heart is unable to pump out sufficient blood to meet the metabolic need of the body. Heart failure can be caused by structural defects, functional abnormalities (VENTRICULAR DYSFUNCTION), or a sudden overload beyond its capacity. Chronic heart failure is more common than acute heart failure which results from sudden insult to cardiac function, such as MYOCARDIAL INFARCTION.
Year introduced: 2008 (1966)
Heart Failure, Diastolic
2.
Heart failure caused by abnormal myocardial relaxation during DIASTOLE leading to defective cardiac filling.
Year introduced: 2008
Heart Failure, Systolic
3.
Heart failure caused by abnormal myocardial contraction during SYSTOLE leading to defective cardiac emptying.
Year introduced: 2008

（b）

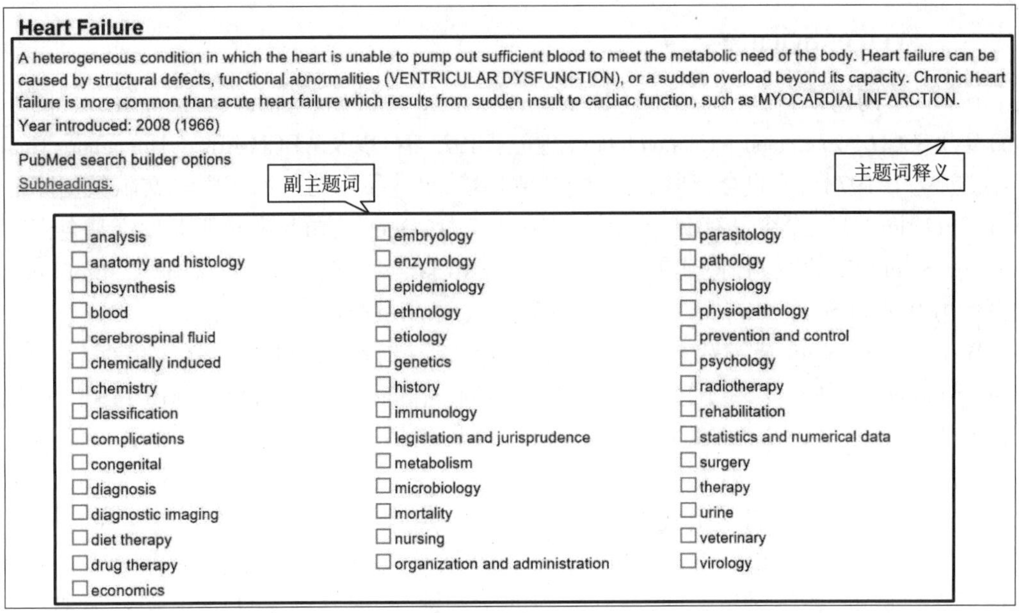

Heart Failure

A heterogeneous condition in which the heart is unable to pump out sufficient blood to meet the metabolic need of the body. Heart failure can be caused by structural defects, functional abnormalities (VENTRICULAR DYSFUNCTION), or a sudden overload beyond its capacity. Chronic heart failure is more common than acute heart failure which results from sudden insult to cardiac function, such as MYOCARDIAL INFARCTION.
Year introduced: 2008 (1966)

主题词释义

PubMed search builder options
Subheadings:

副主题词

☐analysis	☐embryology	☐parasitology
☐anatomy and histology	☐enzymology	☐pathology
☐biosynthesis	☐epidemiology	☐physiology
☐blood	☐ethnology	☐physiopathology
☐cerebrospinal fluid	☐etiology	☐prevention and control
☐chemically induced	☐genetics	☐psychology
☐chemistry	☐history	☐radiotherapy
☐classification	☐immunology	☐rehabilitation
☐complications	☐legislation and jurisprudence	☐statistics and numerical data
☐congenital	☐metabolism	☐surgery
☐diagnosis	☐microbiology	☐therapy
☐diagnostic imaging	☐mortality	☐urine
☐diet therapy	☐nursing	☐veterinary
☐drug therapy	☐organization and administration	☐virology
☐economics		

(c)

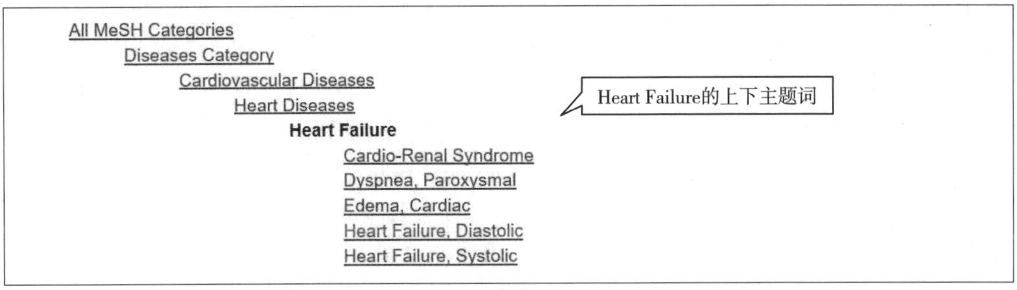

All MeSH Categories
  Diseases Category
    Cardiovascular Diseases
      Heart Diseases
        Heart Failure
          Cardio-Renal Syndrome
          Dyspnea, Paroxysmal
          Edema, Cardiac
          Heart Failure, Diastolic
          Heart Failure, Systolic

Heart Failure的上下主题词

(d)

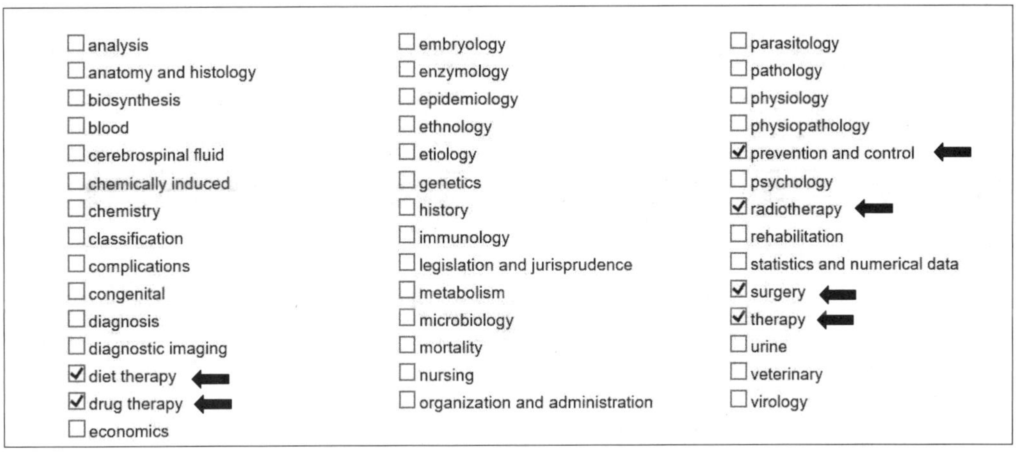

☐analysis	☐embryology	☐parasitology
☐anatomy and histology	☐enzymology	☐pathology
☐biosynthesis	☐epidemiology	☐physiology
☐blood	☐ethnology	☐physiopathology
☐cerebrospinal fluid	☐etiology	☑prevention and control ⬅
☐chemically induced	☐genetics	☐psychology
☐chemistry	☐history	☑radiotherapy ⬅
☐classification	☐immunology	☐rehabilitation
☐complications	☐legislation and jurisprudence	☐statistics and numerical data
☐congenital	☐metabolism	☑surgery ⬅
☐diagnosis	☐microbiology	☑therapy ⬅
☐diagnostic imaging	☐mortality	☐urine
☑diet therapy ⬅	☐nursing	☐veterinary
☑drug therapy ⬅	☐organization and administration	☐virology
☐economics		

(e)

图 2-12　PubMed 主题词检索

期刊导航从“检索入口”处输入期刊主题词、刊名全称或缩写，或者通过 ISSN 直接查找期刊。临床查询可以使用户方便快捷地检索到有关临床方面的文献，如临床疾病的诊断、治疗、病因和预后等，也可以用它来检索临床实践过程中遇到的一些具体问题，如系统性综述、临床试验、循证医学、实践指导以及有关遗传学方面等。

二、Web of Science

1997 年，汤姆森科技信息集团（Thomson Scientific）将 SCI（Science Citation Index，创立于 1963 年）、SSCI（Social Science Citation Index，创立于 1973 年）以及 AHCI（Arts & Humanities Citaion Index，创立于 1978 年）整合，利用互联网开放环境，创建了网络版的多学科文献数据库——Web of Science，成立至今已有 20 多年。2016 年 7 月，Onex 公司与霸菱亚洲投资基金完成对 Thomson Scientific 的收购，将其更名为科睿唯安（Clarivate Analytics）。而原 Web of Science 则更名为 Web of Science Core Collection，即 Web of Science 核心合集。

Web of Science 可查看数据库及期刊引文分析报告 JCR 和基本科学指标（Essential Science Indicators，ESI）。常用数据库主要有 Web of Science 核心合集、MEDLINE、SciELO Citation Index，见图 2-13。Web of Science 核心合集包括引文索引及化学索引两部分。引文索引：①全球最有影响力的三大引文数据库：科学引文索引（Science Citation Index Expanded，SCIE）；社会科学引文索引（Social Sciences Citation Index，SSCI）；艺术与人文引文索引（Arts & Humanities Citation Index，A&HCI）。以上三大引文数据库共收录了 12 000 多种世界权威的、各学科精选的、高影响力的学术期刊，内容涵盖自然科学、工程技术、生物医学、社会科学、艺术与人文等领域。②国际会议录引文数据库（Conference Proceedings Citation Index，CPCI），研究和分析了国际会议、专题研讨会、座谈会、代表会议等。该数据库包括两个子辑，分别是科学技术会议录索引（Conference Proceedings Citation Index-Science，CPCI-S）和社会与人文科学会议录索引（Conference Proceedings Citation Index-Social Science &Humanities，CPCI-SSH）。化学索引：①新化学反应（Current Chemical Reactions，CCR-EXPANDED）。②化合物索引（Index Chemicus，IC）。MEDLINE：收录 1950 年至今美国国立医学图书馆的主要生命科学数据库。SciELO Citation Index：提供拉丁美洲、葡萄牙、西班牙及南非等国在自然科学、社会科学、艺术和人文领域的前沿公开访问期刊中发表的权威学术文献，以西班牙语、葡萄牙语或英语检索为主。基本科学指标（ESI）：在汇集和分析 Web of Science 所收录的学术文献及其所引用的参考文献的基础上建立起来的分析型数据库。期

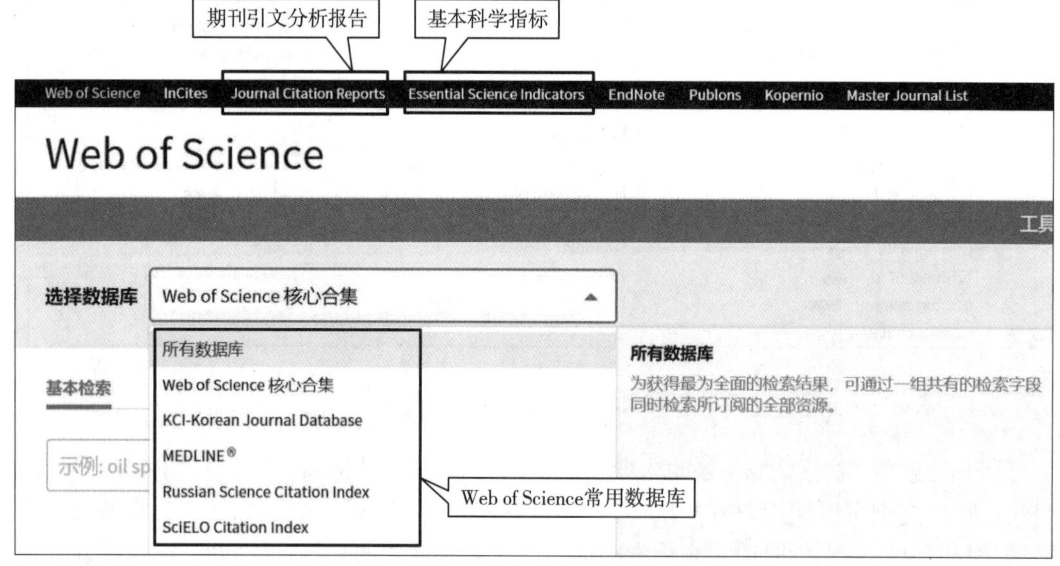

图 2-13　Web of Science 首页检索界面

刊引文分析报告（JCR）：查找期刊影响因子的权威工具，也是期刊评价的重要工具之一。通过 JCR 可查找每种期刊的影响因子、文献总数等数据及其排序情况，以衡量科研成果、各种期刊的国际影响力。JCR 目前分为两个版本：JCR Science Edition（提供科学技术领域期刊的引文分析信息）和 JCR Social Sciences Edition（提供社会科学领域期刊的引文分析信息）。

Web of Science 检索方式有基本检索、作者检索、被引参考文献检索、化学结构检索、高级检索。在检索过程中，首先选择所要检索的数据库，可以选择“所有数据库”进行所有数据库检索，也可以在“所有数据库”下拉菜单中进行 Web of Science 核心合集、MEDLINE、SciELO Citation Index 等单个数据库检索。循证中医药常用数据库为 Web of Science 核心合集。

基本检索是 Web of Science 常用检索。在检索框内输入检索词，点击“添加另一字段”增加检索字段，各字段之间由布尔逻辑符“AND、OR、NOT”来组合；检索字段有主题、标题、作者、出版物名称、出版年、DOI、所有字段等。也可使用通配符检索，通配符表示未知字符，仅在英文查询中有效。星号（*）表示任何字符组，包括空字符，问号（?）表示任意一个字符，美元符号（$）表示零或一个字符。可以设置时间跨度。在“更多设置”中勾选某一或多个引文数据库（SCI，SSCI，A&HCI，CPCI-S，CPCI-SSH 等），点击“检索”即可，见图 2-14。作者检索可通过输入作者姓名、Web of Science Researcher ID 或 ORCID 检索进行文献检索。被引参考文献检索可通过被引作者、被引著作、引用的 DOI 等进行检索。检索字段有被引作者、被引著作、被引年份、被引卷、被引期、被引页、被引标题等检索字段，该检索可用于查找某一特定文献的被引用情况。高级检索可使用字段标识符、布尔逻辑符、括号和检索结果集来创建检索式。字段标识符有 TS= 主题、TI= 标题、AU= 作者、AB= 摘要、PY= 出版年等。在“高级检索”中，可以使用“编辑”功能覆盖现有的检索式，或者以之前运行的检索式为基础创建新的检索式，还可以对创建的检索式进行组配。高级检索也可通过语种和文献类型限制检索结果，详情参见 Web of Science 高级检索页面提示“了解高级检索”。化学结构检索用于检索 Current Chemical Reactions 和 Index Chemicus 两个数据库。

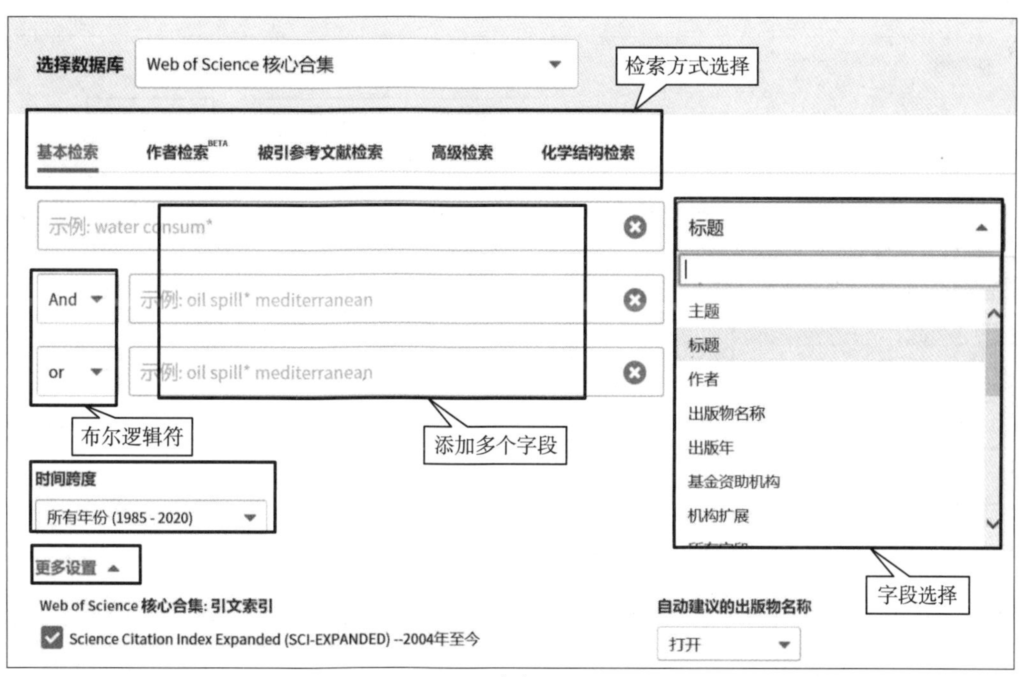

（a）

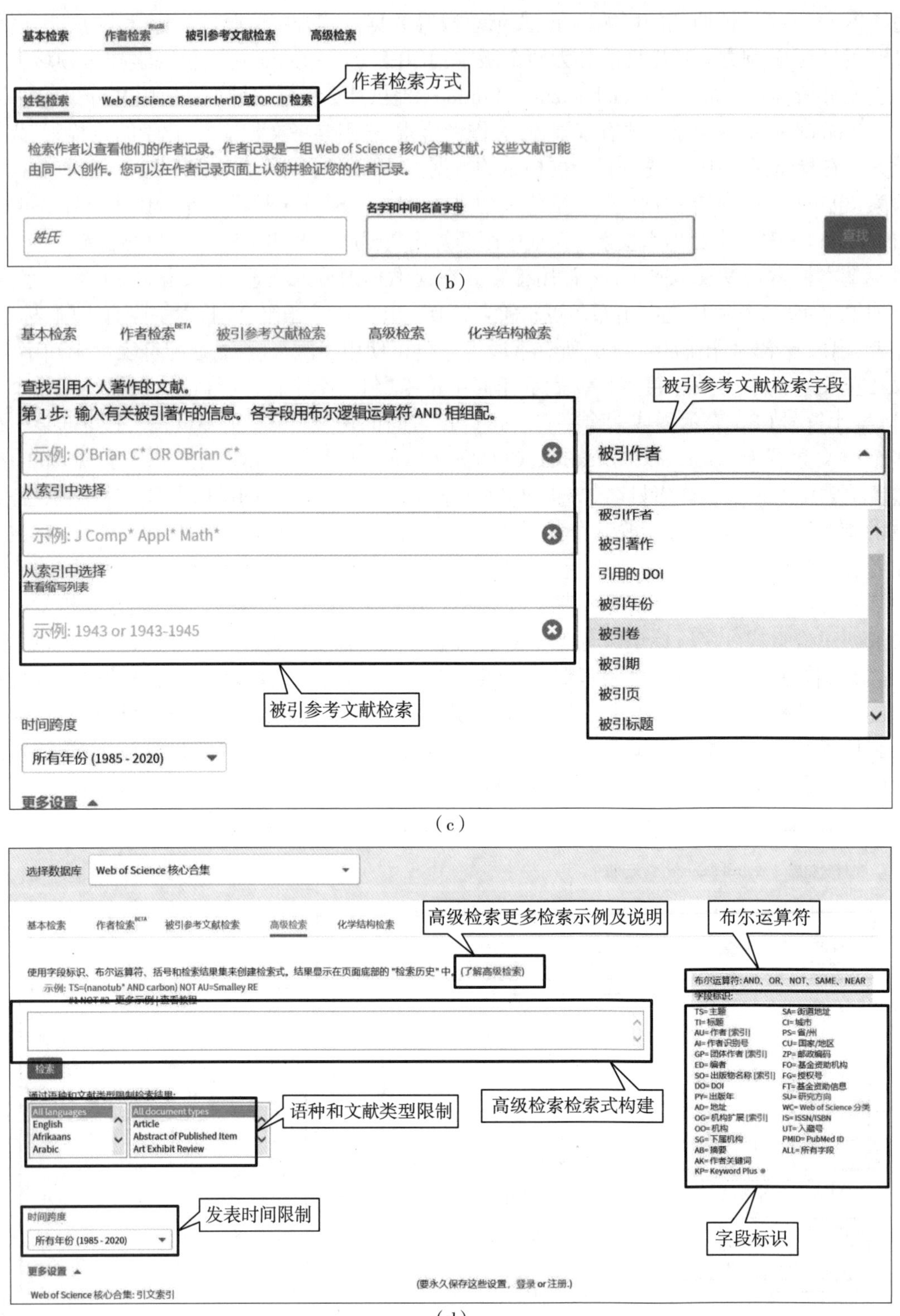

图 2-14　Web of Science 高级检索界面

三、Cochrane Library

循证医学图书馆（Cochrane Library）是国际 Cochrane 协作网的主要产品，由 John Wiley 公司负责出版和发行，是全球最大的循证医学数据库。Cochrane Library 汇集了全球最佳医学研究的综合性成果，被公认为循证医疗健康领域的“金标准”，是一个提供高质量证据的数据库，是临床研究证据的主要来源。Cochrane Library 主要包括以下 3 个子数据库：①Cochrane 系统评价数据库（The Cochrane Database of Systematic Reviews，CDSR）。CDSR 是关于医疗保健系统评价的领先期刊（2019 IF：7.89）和数据库，包括系统评价全文（包括方法、结果和结论）和研究方案计划书，内容几乎涵盖临床医学各个专业。②Cochrane 临床对照试验中心注册库（Cochrane Central Register of Controlled Trials，CENTRAL），收录了来自文献数据库（主要是 PubMed 和 Embase）和其他已发表或未发表的来源，包括 CINAHL、ClinicalTrials.gov 和 WHO 的国际临床试验注册平台。CENTRAL 包含原文标题、作者、出版信息，多数情况下还包括文章的摘要。③Cochrane 临床答案（Cochrane Clinical Answers，CCA），CCA 是 Cochrane 知识翻译策略的关键部分，基于 Cochrane 综述，为干预患者产生临床疗效等问题提供简明的基于证据的答案。该产品由 Cochrane 和 Wiley 合作开发，并于 2018 年成为 Cochrane Library 所有订户可使用的数据库套件的一部分。

Cochrane Library 分为基本检索及高级检索。基本检索可对检索范围进行限定，对检索词进行检索时，将对数据库的各文本字段进行检索，例如 Title Abstract Keyword、Record Title、Abstract、Author、Keyword、All Text、Publication Type、Source、DOI、Accession Number、Trial Registry Number、Cochrane Group、Cochrane Topic 等字段，只要有检索词出现在这些字段中，该记录即被命中。输入检索词并执行检索指令，屏幕将回到索引窗口，命中记录会按照“Cochrane Reviews”“Cochrane Protocols”“Trials”“Editorials”等分类，并显示每个分类结果下的命中记录数目。如果用多个检索词进行检索，Cochrane Library 将忽略这些词的词序，并且词与词之间自动用“AND”逻辑运算符相连。检索词必须≥3 个字母，但≥16 个字母的词将被截断进行检索，数字将忽略不检，检索年份可在高级检索中进行限定检索。可使用逻辑运算符“AND”“OR”“NOT”，在对多个检索词进行检索时，词与词之间自动用“AND”组配，因此对词组进行检索时应给词组加上双引号，可进行短语检索及相邻检索。见图 2-15。

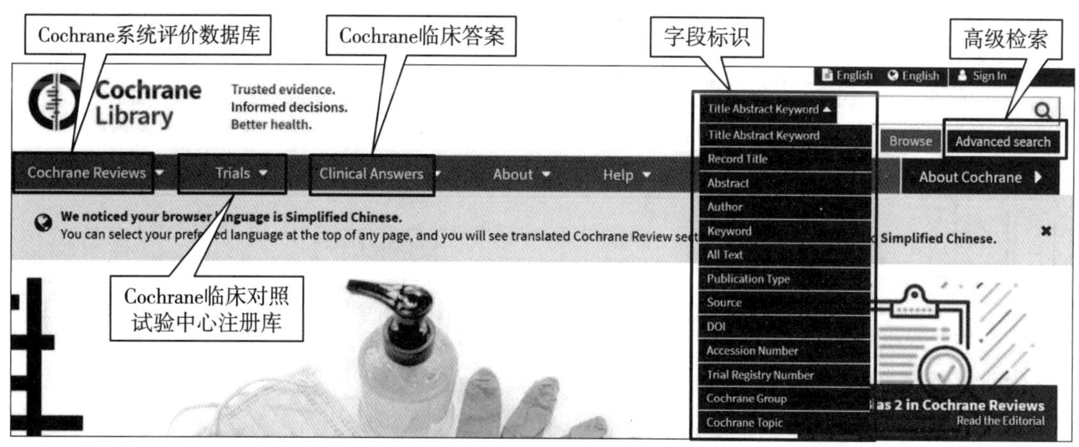

图 2-15　Cochrane Library 首页检索界面

点击位于屏幕右上的"Advanced search"即可进行高级检索。高级检索又分为Search、Search manager、Medical terms（MeSH）、PICO search四种检索方式。Search是高级检索中最基本的检索方式，左边"+"可增加检索框数目，最多可增至5条。高级检索模式可限定字段进行检索，可进行限定检索的字段同基本检索字段一致，主要为Title Abstract Keyword、Record Title、Abstract、Author等。可以用逻辑运算符"AND""OR""NOT"建立更复杂的检索式。此外还可对Content type（文稿类型）、Cochrane Library publication date（出版时间）、CENTRAL Trials only Original publication year、Cochrane Group（Cochrane协作组）进行限定检索。检索内容输入完毕后，可点击"Run search"来运行检索。若检索内容较多，可点击"Send to search manager"将此次检索结果保存到Search manager中。Search manager允许检索者建立更复杂的检索式，该模式能对每一步检索结果进行储存，赋予该检索结果序号。Search manager中的检索序列号没有条目限制。此外，在检索框内输入检索结果的序号，可使用"AND""OR""NOT"运算符将检索序号进行连接，比如搜索稳心颗粒治疗房颤的文章，其检索式为"#1 wenxin keli：ti,ab,kw or wenxin granule:ti,ab,kw or wen xin ke li:ti,ab,kw or wen xin granule:ti,ab,kw,#2 atrial fibrillation:ti,ab,kw,#3（#1 and #2）"。Medical terms（MeSH，主题词检索）主题词采用美国国立医学图书馆编制的医学主题词表。以房颤为例，输入主题词"Atrial Fibrillation"，点击"Look up"，就会出现以房颤为主题词的结果。检索框下是对主题词房颤的释义。主题词释义下面又分为三部分内容，左边内容为Thesaurus Matches（同义词库匹配），包括Exact Term Match（精准匹配）、Phrase Matches（短语匹配）、Any Word Match（任何单词匹配）。中间内容是主题词的树状结构，显示框下有Explode all trees（扩展所有的树）、Single MeSH term（检索单个主题词）、Explode selected trees（扩展已选择的树），检索者可根据需要进行选择，见图2-16。需注意的是：在Cochrane Library中并非所有的记录都有主题词，因此，在进行主题词检索时尤其需要将主题词检索和自由词检索结合起来制定检索策略。右边内容为检索结果，即主题词相关的检索文献条目，并可把检索结果发到Search manager中，进行更复杂的检索。PICO search[BETA]版是一个预发行版，可以通过Cochrane库中的高级搜索进行大规模测试。目前，它可搜索自2015年以来发布的大多数Cochrane干预综述。

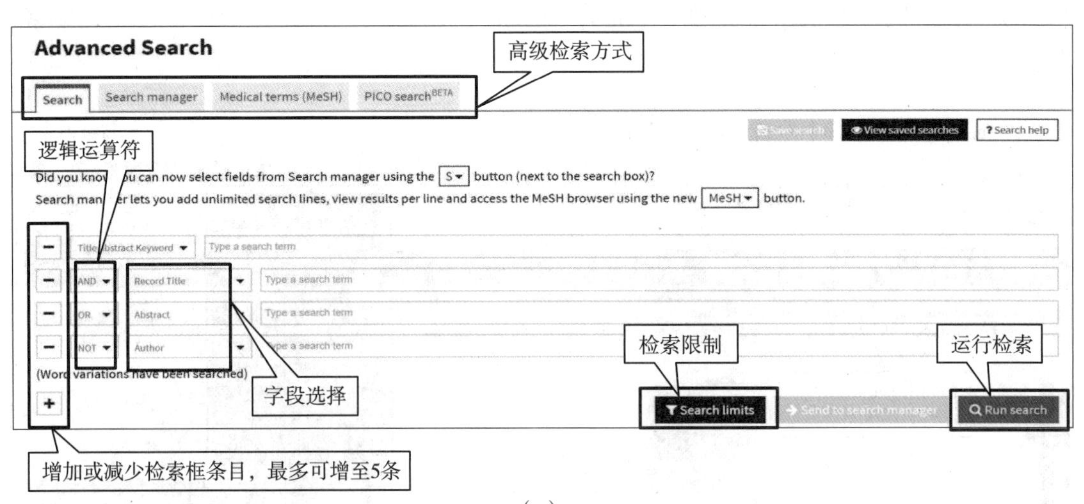

（a）

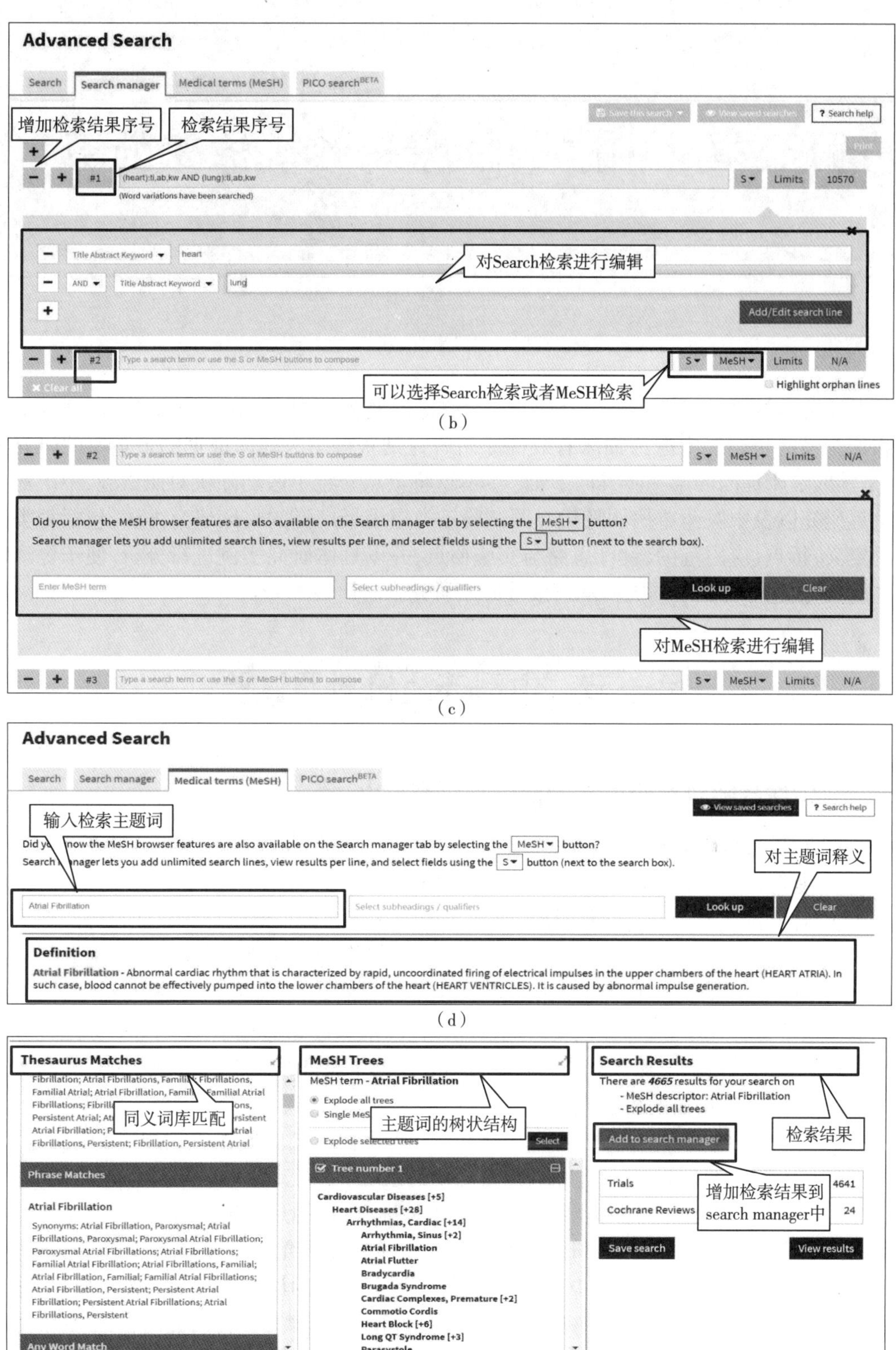

图 2-16 Cochrane Library 高级检索界面

（王家莹　李　敏）

第三章　中医药临床有效性原始研究

循证医学的研究与实践是以合理地提出临床问题为开端，获得、评价证据，以证据应用于临床为最终目的。中医药临床有效性原始研究是获得中医临床证据的最重要的研究方法，是实践临床提问的第一步，即“产证”。本章将重点介绍中医药随机对照试验、中医药真实世界研究以及中医药单病例随机对照试验三类应用最广泛的临床研究方法，包括每类试验的定义、特点、应用范围、设计思路与实施要点，并以具体研究实例进行分析，便于更清晰地理解、掌握进而开展不同类型的有效性原始研究。

第一节　中医药随机对照试验

一、中医药随机对照试验的概念与研究特点

（一）中医药随机对照试验概念

随机对照试验（randomized controlled trial，RCT）是一种常用的流行病学研究设计，是在人群中进行的、前瞻性的、对医学干预措施效果的测试。它首先把研究对象随机分配到不同的比较组，每组施加不同的干预措施，然后通过适当时间的随访观察，比较组间重要临床结局发生频率的差别，以定量估计不同措施的作用或效果的差别。除对照和随机分组外，随机对照试验通常还会采用分组隐匿、安慰剂、盲法、提高依从性和随访率、使用维持原随机分组分析等控制偏倚的措施。随机对照试验是目前在人群中验证医学干预措施效果存在与否及其大小的最严谨、最可靠的科学方法。

临床试验按照国家药品监督管理局颁布的《药物临床试验质量管理规范》中的定义，是指任何在人体（患者或健康志愿者）进行药物的系统性研究，以证实或揭示试验药物的作用、不良反应及/或试验药物的吸收、分布、代谢和排泄，目的是确定试验药物、器械等的有效性与安全性。所以，中医药随机对照临床试验属前瞻性研究，以人体（患者或正常人）作为研究对象，以揭示中医、中药、中医药相关手法、器械等新的诊疗手段对人体的效果、作用和不良反应，或探索药物在人体内吸收、分布、代谢和排泄规律等作为研究内容，研究中采用随机、对照等设计原则，目的是确认所研究药物、器械等的有效性和安全性。

（二）中医药随机对照试验特点

中医药临床医学研究逐步从个案治疗的临床实践向符合科学性、伦理性和规则性特点的循证中医临床试验轨迹发展。科学性原则表现在分组比较的确立、随机化的应用、盲法的

应用等要素的出现和发展；伦理性原则体现在对受试者的尊重、公正和权益的保障等观念的形成、成熟和完善；而规则性原则是为保证临床试验的科学性和伦理性切实得以贯彻和实施，政府和社会起草制定相关的一系列法律和技术规范对这一活动进行全程监管。根据此思路，中医药随机对照试验的研究特点大致有 5 个。

1. 证候在中医临床疗效评价中的位置

中医证候（简称证）是对疾病（泛指非健康）发展到一定阶段的病因、病性、病位及病势等的高度概括，具体表现为一组有内在联系的症状和体征，是中医临床诊断和治疗的依据。然而当前中医药随机对照试验研究忽视了证候在疗效评价研究中的地位，不清楚“辨证”在疗效评价中所起的作用。国家药品监督管理局根据药品注册相关法规，制定《证候类中药新药临床研究技术指导原则》，以期更好地传承和发扬中医药特色和优势。

2. 加载性设计在中西医结合临床试验中的优势

加载性试验设计是指参与临床研究的受试者在接受标准疗法或常规疗法的基础上，该研究的试验组加用试验用药，而对照组加用模拟试验药的安慰剂的一类研究。这里的标准疗法是指已被证实能够降低死亡率或复发率，受试者经过标准治疗肯定获益，而且只能保持不宜中断的治疗方法，这是与安慰剂对照试验关键的区别要点。

中西医结合在医学的各个领域广泛应用，在防治心脑血管疾病、消化系统疾病等多个领域中具有很好的疗效，中西医结合治疗严重急性呼吸综合征（severe acute respiratory syndrome，SARS）、新型冠状病毒感染（corona virus disease 2019，COVID-19）的疗效更是有目共睹，中西医互补已成为临床及科研中的重要议题。中西医结合治疗评价研究中，在常规西医治疗的基础上，加入中医优势疗法进行试验设计，是加载试验在中医科研领域的典型应用。这里需要注意的是：虽然加载研究所表达的疗效与安全性是一种联合疗法的结果，但当试验药物与标准疗法具有完全不同的药理机制时，加载试验设计才是最优的选择。

3. 中医临床预试验开展的必要性

针对中医临床治疗的验证性研究而言，首先立即开展随机对照试验是不可取的，必须要有中医疗法的预试验，进行临床研究的程序必须从探索性的预试验研究开始，如个案报道、病例系列报告，或者从已有的临床资料进行回顾性的研究，为正式的临床试验提供各方面的经验和数据，包括疗法的预期有效率、样本量、试验失访率等。

根据简明牛津词库将预试验研究定义为试验性、探索性、测试性、预备性、试验性或试探性的一项研究，流行病学和统计专业术语词典针对预试验给出了类似的“小规模的先导性研究”的定义。预试验等同于提前试探性评估未来大规模临床试验项目的可行性。预试验有时被称为“先锋试验”，它的目的是初步评估治疗或干预的安全性、评估试验招募的潜力、评估多中心试验的国际协作或协调的可行性、评估不同患者队列中的替代标记物数据。通过预试验研究结果，增加研究药物或干预的临床经验等。预试验研究的主要目标是评估可行性，以避免直接开展一项大型临床试验可能会带来灾难性后果。严格地说，每一项大型临床试验都必须从一些试点或小规模试验开始，以评估进行更大规模研究的可行性。

4. 中医药随机对照试验报告规范

中医药是世界上历史最悠久的医学体系之一，同时具备独特和完整的理论。直至今天，它在中国医疗体系中仍担当着重要角色，在国际上亦越来越受关注。自第一个中药随机对照试验研究报告于1982年发表以来,已有数万篇与中药复方相关的临床试验报告发表。然而,这些研究报告的质量并不十分理想,这不仅降低了中医药的价值,影响评论者和读者对其疗效和安全性的判断,亦易引起各界对中医药的怀疑和批评,最终阻碍了临床实践和患者护理的应用和发展。

随机对照试验的报告规范(consolidated standards of reporting trials, CONSORT)声明及中医药相关中药复方、草药和针刺的CONSORT扩展版相继发布,尤其中药复方扩展版是根据传统中医药理、法、方、药的内容而制定,建立中药复方随机对照试验的报告规范,大大提高了随机对照试验的整体报告质量。

5. 中医药随机对照试验与临床治疗的区别

中医药随机对照试验不同于一般的临床治疗,临床治疗是应用既有的医学知识和手段,根据患者病情而进行的个体化医疗实践,具有个性化、应用性。而中医药随机对照试验则是为论证某个中医药临床问题而周密设计的研究,其目的是评价某个治疗假设的可行性,只有当假设在患者群体上获得重复验证后才能成为新的医学知识,才能应用于临床实践。临床试验的对象应是具有代表性的患者群体,只有这样,试验结论才具有可推广性;也只有规范的临床试验过程,才能使得论证具有说服力。中医药随机对照试验是获得临床治疗新知识的必要过程。

二、中医药随机对照试验的设计与实施方法

(一)随机化技术

1. 随机化的定义

试验设计的基本原则包括随机化、对照、重复。其中随机化原则优势是:①可尽量避免受试者的选择偏倚,所谓偏倚是指临床试验设计、管理、实施、分析等任何一个方面出现系统性的倾向,使得对治疗作用或安全性评价的结果估计偏离真值,干扰了临床试验结果的正确性;②只有合乎随机原则的数据才能正确应用数理统计的各种分析方法。Altman教授对随机化定义为:“通过随机分配,我们让每个患者通常以均等的机会,接受试验中的每种治疗方法,但是到底给某位哪种疗法是无法预测的。”

2. 随机化的意义

随机化分组使得参与试验的每位入组受试者都有同等机会被分配到某一治疗组中,不受研究者和受试者的主观意愿的影响,较好地保证了除研究因素以外的其他已知和未知因素的影响,使得各因素在组间分布均衡,从而避免试验组与对照组间的系统差异。故随机化的意义可以理解为该方法能较理想地帮助研究者比较两组或多组治疗方法间的差异,因为这些组间的基线特征可比,例如患者年龄分布、性别比例、疾病严重程度的分布,以及已知与未知因素均衡。由此可见随机化是临床试验必要的设计原则,它可以避免选择偏倚,尤其大大减少了未知因素对试验结果的影响,确保了基于随机分组原理的统计方法得出结论的正确性。

3. 中心分层区组随机化

我国临床科研项目中常采用多中心临床试验方法,即多个单位的研究者合作,按照同一个试验方案同时进行研究。而多中心临床试验采用的随机化方法主要是分层区组随机法。其中分层的优势是,有助于保持层内的均衡性,试验目的和影响试验结果的因素是决定分层的主要依据。在多中心临床试验中,中心常常是一个分层因素。当某些因素如不同性别对

疗效有影响时，也应将其作为分层因素考虑。有时临床试验分层因素不止1个，如果研究的样本量过少，建议适当减少分层因素，否则分层后各个层次的受试者数更少，使得试验难以实施，后期统计方法难以恰当选择。

区组长度（区组中受试者的数目）的确定需要考虑临床受试者、医院条件等因素，是临床医生与统计师共同商议的结果。如果试验仅包括两组，且两组分配比例相同（即1∶1），这时区组长度不能定为2，这是因为为了防止研究者和受试者对分组预测的可能性增高，往往采用4、6为常见。如果试验两组比例为2∶1，则区组长度可选择6、9为宜。

作为临床研究人员，当研究的样本量、分层因素及区组长度确定后，应由项目组统计学专业人员利用计算机软件产生随机数字表，该表以文件形式列出受试者分配的治疗方案。该表必须具有可重复性，即随机种子数、分层、区组长度等参数及时备份存档，以供后期项目检查和监查使用。

4. 中央随机化技术

在跨地域多中心的中医药临床试验中，由于存在地域差异，各分中心在受试者招募、随访和药物消耗等方面进度会不尽相同，这样可能导致临床试验超期、药物浪费、药物损坏或药物过了保质期等问题，通过传统的人工管理方式很难对这些问题进行有效控制。中央随机系统在当今计算机与信息化发达的背景下应运而生。中央随机系统是指在多中心临床试验中为克服人为或其他未知因素对研究结果的偏倚影响，由一个独立的组织或机构基于电话语音或网络方式实施药物随机分配的自动化计算机管理系统。常见的有基于电话的交互式语音应答系统和基于网络的交互式网络应答系统。该系统往往包括试验的受试者筛选、患者随机化、药品分配、项目管理、文档保存、药物库存管理以及试验紧急揭盲等功能。

（二）对照组的选择

1. 对照组的提出

有比较才有鉴别。临床试验中设立对照，并保持试验组和对照组的均衡性，是排除混杂因素的重要手段，也是临床试验设计的第二大原则。

我国历史上对照试验的最早文字记载见于1061年宋代苏颂著《本草图经》草部上品之上卷中提到："相传欲试上党人参者，当使二人同走，一与人参含之，一不与，度走三五里许，其不含人参者，必大喘，含者气息自如，其人参乃真也。"而国际上公认的第一个有对照的试验是1747年英国海军医官James Lind所做的柑橘类水果治疗维生素C缺乏症的著名试验。

根据ICH E10指南定义的对照组为"从同样的目标人群中选择出的试验组，且作为同一试验中的一部分和试验药物一样按照定义好的治疗方式进行治疗"。故将受试者分配到对照组的方法是将同类目标人群进行随机化分类，或者选择与试验治疗的目标受试者相独立的对照人群。

2. 对照组的意义

临床研究中无对照的试验很少有价值，是因为不能获得明确的有效性结果，以及很难对药物安全性进行恰当解释。临床试验中往往产生多种偏倚和变异，这些因素将会影响统计的准确性和可靠性以及临床决策。从统计角度看待无对照试验，它不能提供一个无偏倚的、可靠的临床和统计推断。因此，随机对照试验中对照组的选择是一个关键性部分，是否正确选择对照组直接影响试验药的有效性和安全性评价。

通过试验组与对照组的比较，可以将受试者因试验药物所导致的生命体征改变的结果与诸如疾病的自然进程、转归等因素导致的结果区分开来，从而科学地区分是否服用试验药物会出现什么不同结果。从临床研究实施的角度来看对照组，通常要求试验组和对照组在临床试验中是同步进行的，即两组是在相同的时间和空间中进行的，这样才能保证临床试验的质量和结果具有说服力。

3. 中医特色的假针灸对照

临床试验中常用的对照形式有安慰剂对照、阳性对照、多组对照等。本节介绍中医针灸研究中常用的假针灸对照方法。

1997 年美国国立卫生研究院在针灸研究会议上提出可以用假针灸或安慰针灸作为对照来研究针灸的疗效，从此开启了假针灸对照研究。有学者报道理想的假针灸对照应该符合三个首要原则：①它没有或仅有极小的特异治疗作用，从而不影响对针灸疗效作用的评估；②除假针灸的设置外，其他各方面都与治疗措施没有区别或尽可能相似，才能实现对研究的盲法，受试者不能察觉到假针灸与治疗针灸的区别；③针灸的部位应没有治疗作用。

近年来国内外实施假针灸的方法有很多，大致包括：非传统中医穴位邻近假穴针刺法、假穴浅刺法、真穴假刺法、假激光针刺法、非病证相关穴位法、假电极或假电针法以及假穴假刺法等。这些对照组设置的前提是，研究的目的须证明针灸的有效性，而不是治疗的优势。如果证明针灸治疗优势，往往需要采用阳性对照方法，即与临床一线药物比较。

（三）盲法实施技术

1. 盲法实施技术分类

临床试验中盲法实施技术有四种：模拟技术、遮蔽技术、第三方独立评价以及紧急揭盲技术。

（1）模拟技术主要通过模拟剂实现，模拟剂与研究药物剂型、形状、颜色、质地、气味、用法用量完全一致，但不含药物成分，通常由研究药物生产厂家生产，模拟剂可避免研究者方和受试者方通过药物感官获知受试者用药情况。模拟技术分为单模拟和双模拟，单模拟指临床研究仅需要对一种研究药物设盲，则仅需要制备该药的模拟剂。双模拟是指同时需要制备试验药和对照药的模拟剂，适用于试验药和对照药外观、用法用量完全不同的情况。

（2）遮蔽技术通常应用于使用模拟剂不合理的情况：制作技术难、操作难或者制备昂贵等，如注射类药物，设置双模拟药可能增加双倍滴注量，在知情同意获取、受试者依从性方面难度较大，以及面临伦理委员会的质疑。

（3）第三方独立评价是指独立于临床试验实施相关人员（研究方、被研究方、申办方）的组织，由具有相应临床评价资质的专业人员组成，对临床试验的疗效指标和 / 或安全性指标进行独立的检测或评估。

（4）紧急揭盲技术是指研究过程中，发生诸如严重不良事件、抢救事件等时，须了解受试者所服药物，但正常程序是要在数据库锁定后揭盲，此时可通过“应急信件”、随系统的紧急揭盲，了解该受试者的服药情况。

2. 研究期间盲法维持的三个要素

在双盲临床试验中，“盲态”须贯穿整个临床试验过程，在数据锁库后进行揭盲，试验过程须制定严格的操作规范，以防止随机编码的扩散。为保证盲法的实施，须考虑以下三个要素：非盲团队、安全性与疗效的独立评价团队、盲态数据的管理。

（1）非盲团队是指为了维持临床试验“盲态”的实行，所设置的不参与临床试验常规观察、监查等操作的专员团队，如非盲护士和非盲监查员等。如试验药与对照药间仅外包装一致，药物的感官可能容易区分试验药与对照药，此时配药护士及用药后负责药物清点的临床检查员可作为非盲团队，不参与临床观察与监查，以保证盲法的实施。

（2）临床试验可设置独立的安全性与疗效评价团队，如第三方疗效评价委员会等，避免研究者通过药物给人体带来的一些固有特性或者不良反应情况，以区分出受试者服用的药物种类。研究设计初将客观指标观察检测或者安全性事件观察人员与疗效评价人员区分开，则可避免“盲态”泄露导致的疗效分析不准确。

（3）盲态数据管理流程要在数据管理计划中有明确的描述，数据管理方可在“非盲态”条件下对数据进行管理，删除随机编码后交给监查员核查或者统计方分析等。

3. 双盲试验的实施技术

双盲临床试验是指研究者方和受试者方对处理分组处于“盲态”，研究者方通常包括研究者、受试者筛选人员、终点评价人员、与临床有关的申办方人员等，受试者方通常包括受试者及其亲属、监护人或陪护人员等。双盲试验可保证疗效尽可能不受研究者和受试者的主观因素影响，研究者不知道“盲态”结果可保证其医疗行为在不同治疗组间均衡，受试者不知道“盲态”结果可保证其对于疗效的放大、低估程度在不同治疗组间理论均衡。

三、中医药大规模随机对照试验实例

芪苈强心胶囊是一种中成药，2004 年被批准用于治疗慢性心力衰竭（chronic heart failure，CHF），但是关于芪苈强心胶囊治疗效果的临床研究证据并不多。因此，研究人员开展了一项由 23 个中心参加的多中心、随机、安慰剂对照试验，旨在评估芪苈强心胶囊治疗 CHF 的疗效。该研究结果于 2013 年 9 月发表在国际心血管领域顶尖级杂志《美国心脏病学会杂志》（*Journal of the American College of Cardiology*）上，本节将围绕前期知识，系统介绍该试验的设计和研究结果。

研究背景：CHF 是一个世界性的公共卫生问题，也是临床心脏病学中的重要课题。流行病学数据显示，中国成年人心力衰竭的患病率为 0.9%，其中男性为 0.7%，女性为 1.0%。根据 CHF 治疗指南，利尿剂、血管紧张素转化酶抑制剂或血管紧张素Ⅱ受体阻滞剂、β 受体阻滞剂、醛固酮受体拮抗剂、洋地黄和血管舒张剂可作为治疗心力衰竭的药物。尽管目前在心力衰竭的药物治疗上取得了进展，但因心力衰竭而死亡的人数仍然在持续上升中。从中医的观点来看，气虚血瘀所致的心阳虚是心力衰竭的主要原因。目前已有一些中药在动物或临床试验上证明了它们治疗心力衰竭的安全性和有效性。芪苈强心胶囊是由黄芪、人参、附子、丹参、葶苈子、泽泻、玉竹、桂枝、红花、香加皮、陈皮 11 种中药组成的特效药，黄芪和附子是其主要药理活性成分。芪苈强心胶囊于 2004 年获国家食品药品监督管理局的批准，用于治疗心力衰竭。本研究对芪苈强心胶囊治疗 CHF 的疗效进行了评价。主要终点为氨基末端脑钠肽前体（N-terminal pro-B-type natriuretic peptide，NT-proBNP）水平，次要终点包括复合心血管事件（composite cardiovascular events，CCEs）、纽约心功能分级（New York heart association，NYHA）、6 分钟步行距离试验（6-minute walking distance，6MWD）测试结果、超声心动图结果和明尼苏达州心力衰竭生活问卷（Minnesota living with heart failure questionnaire，MLHFQ）。

研究目的：本研究旨在评价芪苈强心胶囊治疗 CHF 的疗效。

目标人群：入选患者应为年龄在18~75岁之间、筛查前至少持续3个月的CHF临床表现的男性或女性，其中CHF的诊断根据中国2007年发布的《CHF诊断治疗指南》。入选患者须病情稳定，NYHA心功能分级为Ⅱ～Ⅳ，并接受了至少2周的固定剂量一线药物治疗。患者应有明确的左室射血分数（left ventricular ejection fraction，LVEF）<40%，NT-proBNP level≥450pg/ml的检查记录。排除由瓣膜病、先天性心脏病、心包疾病、心律失常或其他非心源性因素引起的CHF患者。若患者可能在接下来的12周内接受冠状动脉旁路移植术，或曾接受或可能接受心脏再同步化治疗，或有未经纠正的原发性瓣膜病、左室流出道梗阻、心肌炎、动脉瘤、未控制的严重心律失常、心源性休克、不稳定型心绞痛或急性心肌梗死，或患有严重的原发性肝、肾或血液系统疾病，均会被排除在试验外。排除有以下任何一种情况的患者：血清肌酐水平>194.5mmol/L或血清钾水平>5.5mmol/L；谷丙转氨酶或碱性磷酸酶水平大于正常值上限的1.5倍；收缩压≥180mmHg或舒张压≥110mmHg；处于妊娠状态或哺乳期；已知或怀疑对研究药物过敏；在随机分组前30天内接受过另一种临床试验药物；不愿意或无法提供书面同意。

研究设计：采用多中心、随机、双盲、安慰剂对照方法。

分组方法：各中心在每个患者入组时产生随机号。符合条件的患者以1∶1的比例被随机分为两组，一组服用芪苈强心胶囊，另一组服用安慰剂。患者除了接受常规治疗或服用主治医生为CHF所开的药物外，服用安慰剂胶囊或芪苈强心胶囊，胶囊的大小和形状都是相同的，且所有服用的研究药物均标有随机化编号。本研究使用的剂量为芪苈强心胶囊或安慰剂胶囊各4粒，每日3次。患者在治疗的第4、8和12周接受随访。在每次访视中，患者被问及发生的任何临床事件或不良反应，此外，检查患者症状，测量其生命体征，并记录研究药物的剂量。在每次访视中，参与者被要求完成MLHFQ，MLHFQ是评估心力衰竭最广泛使用的问卷之一。在基线和末次随访时对患者进行超声心动图和6MWD检查。LVEF的估计采用biplane Simpson法。整个研究持续12周。

评价指标：本研究涉及的以下疗效指标及具体定义。主要终点是血浆NT-proBNP水平降低的百分比，或两组患者NT-proBNP水平降低至少30%的比例。次要终点包括CCEs、NYHA心功能分级、6MWD测试结果、超声心动图结果和MLHFQ评分。CCEs定义为死亡、心搏骤停行心肺复苏、因心力衰竭再次入院、静脉药物治疗后心力衰竭恶化超过4小时、卒中或患者因心力衰竭恶化而停止积极治疗。安全性和可接受性的评估基于患者不良事件的自发报告、生命体征和实验室测量结果。

主要统计分析方法：所有统计分析均使用SAS 9.2版本进行。使用全分析数据集对所有随机化患者的数据进行分析。连续变量以平均值 ± 标准差的形式表示。两个研究组之间特征的可比性，若为连续变量，进行两样本独立t检验；若为分类变量，则使用卡方检验或Wilcoxon检验。组内比较采用Wilcoxon配对检验。$P<0.05$被认为有统计学意义，所有检验均为双侧检验。

主要结果和结论：2011年9月至2012年7月，在中国23个中心对512例患者进行随机分组，本研究过程见图3-1。

两组受试者基线特征显示，受试者平均年龄为57.25岁，男性占75.36%。CHF的平均病程为77.2个月。CHF病因包括心肌病（56.82%）、缺血性心脏病（32.59%）、高血压（19.76%）和其他疾病（2.24%）。芪苈强心胶囊组与安慰剂组的人口学特征和临床特征分布均匀，详细数据请见示例文献原文。

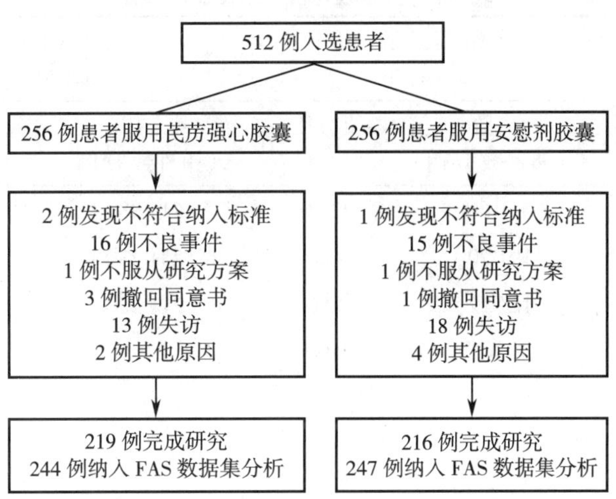

图 3-1 芪苈强心胶囊治疗 CHF 的多中心、随机、双盲、安慰剂对照试验研究过程

主要终点疗效评价结果如表 3-1 所示，治疗 12 周后，两组患者 NT-proBNP 水平与基线相比显著下降，但芪苈强心胶囊组下降水平的中位数与四分位数显著优于安慰剂组。芪苈强心胶囊组和安慰剂组 NT-proBNP 降低百分比的中位数与四分位数差异有统计学意义（P<0.001）。芪苈强心胶囊组有 47.95% 的患者 NT-proBNP 水平降低至少 30%，安慰剂组有 31.98% 的患者 NT-proBNP 水平降低至少 30%，两组结果差异有统计学意义（P<0.001）。

表 3-1 入组患者第 12 周 NT-proBNP 水平

	芪苈强心胶囊组（n=244）	安慰剂组（n=247）	P 值
NT-proBNP 变化值 /（pg·ml^{-1}）（中位数与四分位数）	240.15（−23.15，1 113.85）	0.00（−286.00，800.00）	0.002
NT-proBNP 降低百分比 /%（中位数与四分位数）	24.70（−1.55，63.70）	0.00（−18.08，43.79）	<0.001
NT-proBNP 减少值≤30% 的患者比例 /%	47.95	31.98	<0.001

两组各有 250 例患者纳入安全性分析（表 3-2）。芪苈强心胶囊组发生不良事件 66 例，安慰剂组为 98 例（P=0.122）；芪苈强心胶囊组共发生 12 例严重不良事件，安慰剂组共发生 22 例（P=0.103）。部分患者报告一种以上不良事件。无任何与该研究药物相关的严重不良事件的报告。两组药物相关不良事件和因药物退出情况组间比较差异无统计学意义。

本研究结果表明，在标准治疗基础上联合应用中药芪苈强心胶囊，与对照组比较可显著降低 CHF 患者的 NT-proBNP 水平，改善次要评价指标，即 NYHA 心功能分级、超声心动图测量结果、CCEs、6MWD 测试结果以及 MLHFQ 评分。后续芪苈强心胶囊先后被《中国心力衰竭诊断和治疗指南 2014》《中国心力衰竭诊断和治疗指南 2018》《CHF 中西医结合诊疗

表 3-2 安全性评价—不良反应事件

不良反应事件类型	芪苈强心胶囊组 n=250		安慰剂组 n=250		P 值
	人数（事件数）/ 例	百分比 /%	人数（事件数）/ 例	百分比 /%	
不良反应事件	55（66）	22.00	71（98）	28.40	0.122
药物相关不良事件	19（20）	7.60	23（23）	9.20	0.629
严重不良事件	12（12）	4.80	21（22）	8.40	0.103
死亡	4	2.00	9	3.60	
住院					
动脉闭塞性疾病	0	0	1	0.40	
心力衰竭加重	4	1.6	7	2.8	
卒中	1	0.40	1	0.40	
腰椎骨折	1	0.40	0	0	
不明原因	2	0.80	3	1.20	
因研究药物退出	15（14）	5.60	17（17）	6.80	0.711

专家共识》《中国扩张型心肌病诊断和治疗指南》列为推荐药物，《中西医结合内科学》相关教材也将芪苈强心胶囊列为治疗 CHF 的常用中药制剂。（注：本章节试验数据文献参考 LI X L，ZHANG J，HUANG J，et al. A multicenter randomized double-blind parallel-group placebo-controlled study of the effects of qili qiangxin capsules in patients with chronic heart failure. Journal of the American college of cardiology. 2013；62（12）：1065-1072.）

（刘 岩 张学成）

第二节 中医药真实世界研究

一、概述

近年，随着信息和数据科学技术的快速发展，真实世界研究已成为医疗卫生领域关注的焦点之一。基于真实世界数据的观察性研究和临床试验，尤其是实效性随机对照试验、队列研究、病例对照研究等，是真实世界研究的常用设计类型。基于真实世界研究生产的中医药有效性证据，是传统临床试验证据的有效补充。

（一）真实世界研究的起源和发展

1. 真实世界研究的起源

真实世界研究（real world study/real world research，RWS/RWR）源于实效性随机对照试验，又称实用性随机对照试验。早在 1967 年，就有研究者提出了在“真实世界”中进行临床研究的理念，但未引起广泛关注。直到 1993 年，Kaplan 等发表了一项针对高血压患者进行的抗高血压药物雷米普利的疗效评价研究，并首次以学术论文形式提及了真实世界研究，从

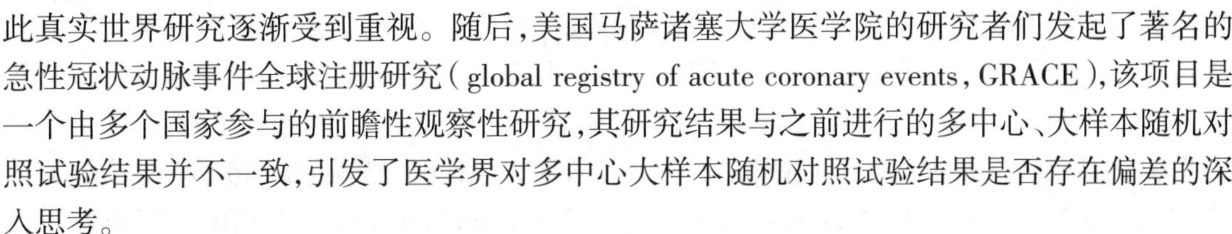

此真实世界研究逐渐受到重视。随后，美国马萨诸塞大学医学院的研究者们发起了著名的急性冠状动脉事件全球注册研究（global registry of acute coronary events，GRACE），该项目是一个由多个国家参与的前瞻性观察性研究，其研究结果与之前进行的多中心、大样本随机对照试验结果并不一致，引发了医学界对多中心大样本随机对照试验结果是否存在偏差的深入思考。

真实世界研究，是对传统随机对照试验的进一步补充。传统随机对照试验主要关注“效能”（efficacy），注重研究结果的内部真实性，旨在确定干预措施的有效性并揭示部分不良反应；而在此基础上开展的真实世界研究则以“效果”（effectiveness）为研究目的，注重研究结果的外推性，主要研究干预措施在真实诊疗环境中带给患者的收益程度，发现慢性、罕见的不良反应及评估干预措施的经济性，获得更贴合临床实际的研究证据，更好地促进研究结果向临床实践转化。随着对真实世界研究认识的不断加深，其应用范围也进一步扩展和延伸。这些变化部分来自研究者推动，部分由证据使用者（如药监、医疗管理、医保等各部门）的需求推动。以美国食品药品监督管理局（Food and Drug Administration，FDA）为代表的全球药品监管机构对真实世界数据（real world data，RWD）的重视极大推动了真实世界研究的快速发展。例如，美国 FDA 从 2000 年起，逐步建立了相关真实世界证据体系用于药械审评和上市后监管。以英国国家卫生与临床优化研究所（National Institute for Health and Clinical Excellence，NICE）、加拿大药品与卫生技术局（Canadian Agency for Drugs and Technologies in Health，CADTH）为代表的医保决策部门正越来越多地使用真实世界证据支持医保目录准入决策。

2. 真实世界研究在我国和中医药领域的发展

真实世界研究是在常规医疗环境下开展的研究，与中医辨证论治个体化诊疗的临床实践特点更契合。自 2010 年真实世界研究的概念由中医药领域的专家引入我国，在研究者和证据使用者的需求推动下，近十余年的发展方兴未艾。2017 年，中国循证医学中心联合相关机构共同成立了真实世界数据与研究联盟，以建立科学、审慎和可及的中国真实世界数据和真实世界研究生态系统为目标。同年，中华中医药学会发布了《中医真实世界研究技术规范通则》，2018 年中国胸部肿瘤研究协作组制定并发布了《真实世界研究指南》，2019 年真实世界数据与研究联盟相继发布了《基于真实世界数据评价治疗结局的观察性研究设计技术规范》等五部技术规范，为真实世界研究的规范开展提供了方法支持。

2020 年以来，为规范真实世界研究支持药品审评，国家药监局药品审评中心陆续发布了《真实世界证据支持药物研发与审评的指导原则（试行）》《真实世界研究支持儿童药物研发与审评的技术指导原则（试行）》《基于人用经验的中药复方制剂新药临床研发指导原则（试行）》等多项真实世界研究指导原则。同年，启动海南博鳌乐城临床真实世界数据应用试点工作，通过博鳌乐城先行区临床急需进口药械的使用，开展真实世界数据研究试点。2021 年，中国中药协会发布了《中成药真实世界研究技术指导原则》，中华中医药学会发布了《中医药真实世界研究技术规范》5 项团体标准，为中医药真实世界研究的规范开展提供了参考依据。

（二）真实世界相关概念

1. 真实世界数据

（1）真实世界数据定义

不同组织或机构间在真实世界数据的定义上存在一定差异，但本质是相同的。真实世界数据指来自真实医疗环境，反映实际诊疗中患者健康状况和医疗服务过程的数据。其核心特点是，与传统临床试验中人群高度选择、干预和对照严格控制、随访与实际存在差异等各方面形成明确的对比，强调数据来源于真实医疗场景，数据的产生和收集过程与实际临床医疗实践保持较好一致。一些权威机构和组织，如美国 FDA、国际药物经济学与结果研究协会（International Society for Pharmacoeconomics and Outcomes Research，ISPOR），将真实世界数据定义为除开传统临床试验以外的数据。

（2）真实世界数据的来源与分类

根据真实世界数据定义，其来源非常广泛。按照数据收集类型可分为：常规收集的健康医疗数据（routinely collected health data，RCD）和基于研究目的主动收集的健康医疗数据（表 3-3）。研究中常常将以上两类进行结合，即在常规收集的健康医疗数据不满足研究目的的情况下，采用基于研究目的主动收集数据进行补充。甚至在某些情况下，基于研究目的主动收集的数据可能成为整个研究数据源的最主要构成。

表 3-3 常见的真实世界数据

类型	数据来源
常规收集的健康医疗数据	医院信息系统数据（如医院电子病历） 医保理赔数据（如基本医疗保险数据库） 公共健康 / 安全监测数据（如药品安全监测） 管理性登记数据（如出生 / 死亡登记数据） 区域医疗健康数据
主动收集的健康医疗数据	患者自报数据 患者院外随访数据

1）常规收集的健康医疗数据 RCD 指基于医疗和卫生管理为目的收集的健康医疗数据。在我国，其他常见的名称包括回顾性数据库、既有健康医疗数据、既有数据库等。常见的 RCD 包括医院信息系统数据（如医院电子病历 / 电子健康档案、实验室信息管理系统、医学影像存档与通讯系统、放射信息管理系统等数据）、医保理赔数据（如基本医疗保险数据、商业健康保险数据）、公共健康 / 安全监测数据（如药品安全监测数据、传染病监测、预防接种不良事件监测数据等）、管理性登记数据（如出生 / 死亡登记数据）、区域医疗健康数据等。其中，区域医疗数据是整合区域内的多种数据资源形成的，包括多家医疗机构电子病历数据、医保数据、健康 / 安全监测数据、死亡登记数据等。

中药真实世界数据主要来源于医院电子病历数据，即以门诊病历或者住院病历的形式存储于医院信息系统的数据库中，主要包括中医的四诊信息、证候、病因病机、治则治法等，还包括一般人口学信息、诊断记录、处方用药、医嘱等；以及实验室信息系统和医学影像存档与通讯系统等记录的检查、检验、病理、影像、心电、超声等信息。此外，中药真实世界数据还可包括中药新药研发过程产生的数据，如药材基原、产地、饮片炮制、煎煮方法和制备（生产）工艺及其变更演变、剂型、临床适应证、适用人群、用法用量、疗程等信息。

2）基于研究目的主动收集的健康医疗数据 主动收集的医疗数据是指基于预先设定的研究目的，额外主动从健康人群或患者中收集健康医疗数据。RCD 是真实世界数据体系的基础。但由于 RCD 本身局限，如数据缺失较多或者数据内容、数据准确性达不到研究需求，在开展研究时，针对研究目的，还需要在实际诊疗或临床试验环境下额外主动收集相关数据。例如，中药常规收集医疗数据中，中医证型分类的完整性与准确性通常较差，也缺乏患者自报结局等信息，因此针对“症”或“病证结合”以及结局为症状等自报指标的研究，应考虑根据研究目的，主动、前瞻性收集一部分数据。

区别 RCD 或主动收集数据的关键核心在于源数据的产生是否基于预先设定的研究目的。在真实世界研究中，一种常见的数据收集形式是研究者针对一定研究目的，基于临床经验或预先设定的数据收集标准从电子病历数据中收集研究所需的变量。由于数据本身来源于电子病历数据，而电子病历数据的产生并不是基于一定研究目的，因此仍属于常规收集的医疗数据。

其中登记数据库是研究型数据体系的一个重要组成和常见形式，是一种数据收集模式。其基于一种或多种研究目的、临床或医疗政策管理目的，采用观察性研究的方法收集一致性数据的组织系统，用于评估某种疾病、状态或者暴露人群的特定结局。因此，登记数据库可以基于临床管理需求建立，如出生缺陷登记；也可以基于一定研究目的建立，如脑卒中登记数据库。此外，根据目标对象不同，登记数据库可围绕特定疾病建立登记，常被称为专病登记；也可围绕某种或某类药品、器械建立登记，常称为产品登记；还可围绕某种医疗服务进行登记，称为综合医疗服务登记。基于登记数据库的研究称为登记研究。登记数据库的数据来源可以全部或主要来源于 RCD，如通过链接常规收集的医疗数据形成的患者登记数据库；也可部分来源于常规收集、部分来源于主动收集，甚至在国内有时会大部分或全部基于主动收集的方式建立。登记数据库的优势在于以特定患者为研究人群，整合多种数据来源，数据采集较为规范，观测结局指标通常较为丰富，具有准确性较高、结构化强等优点。

由于研究目的的多样性，部分研究可能会收集其他类型的数据，如组学数据等。组学数据包括基因组、表观遗传学、转录组、蛋白质组和代谢组等数据，这些数据从系统生物学角度刻画了患者在遗传学、生理学、生物学等方面的特征。但是，这些数据通常需要结合临床数据才可能成为适用的真实世界数据，若这些数据收集本身并非用于实际临床诊疗，而是用于基础医学研究，则通常不归于真实世界研究数据。此外，实效性临床试验由于研究环境、纳排标准、干预设定、结局指标选择、随访考虑等与实际临床医疗保持较好一致，其产生的数据属于真实世界数据范畴。实质上，实效性试验的数据来源一部分可来自 RCD，另一部分来自主动收集数据。由于实效性临床试验本身属于真实世界研究的具体设计类型，因此实效性试验不单独作为一类数据。

2. 真实世界研究

（1）真实世界研究的定义

真实世界研究是指围绕相关科学问题，基于真实世界的数据，综合运用临床 / 药物流行病学、生物统计学、循证医学、经济学等多学科方法技术，整合多种数据资源而开展的研究，包括不限于疾病负担、病因、疾病防治、预后 / 诊断与预测研究。其本质就是基于较完善的研究型数据体系，采用合适的流行病学设计和统计学方法回答关心的科学问题。

（2）真实世界研究的特点

真实世界研究是以患者为中心的结局研究，属于临床研究范畴，具备以下特点：①研究须在真实的临床实践环境下开展；②受试者的选择一般无特别的限制条件（如合并症、合并用药等）；③干预措施同临床实际干预，并可由患者和医师沟通而改变。

（3）真实世界研究的流行病学设计

真实世界研究按流行病学设计类型区分，可以分为观察性设计和试验性设计。观察性设计通常是基于已有的研究型数据体系，围绕具体研究目的，针对关心的偏倚和混杂问题，选择合适的设计类型，如队列研究、病例 - 对照研究或其衍生类型等。试验性设计通常整合了临床试验特征（如采用随机对照试验）开展研究，回答研究假设。不同的研究设计之间并无绝对的优劣之分，只有能否与研究目的匹配程度的高低之分。

3. 真实世界证据

（1）真实世界证据的定义

真实世界证据（real-world evidence，RWE）是指通过建立科学、可行的研究设计，对适用的真实世界数据进行数据处理和统计分析所形成的研究证据。真实世界证据包括回顾性或前瞻性的观察性研究，或者实效性临床试验等干预性研究获得的证据。

（2）真实世界证据的认识

并非所有的真实世界数据经分析后就能产生真实世界证据，只有满足适用性的真实世界数据经恰当和充分地分析后，才有可能形成真实世界证据。基于当前可获得的最佳研究证据，可进行中药临床评价、监管、市场准入决策、临床指南制定和疾病管理，但最佳证据来源不宜绝对化。针对不同的临床具体问题，最佳研究证据可能存在差异，对于真实世界研究证据需要客观看待。如对于防治性干预措施的评价，最佳研究证据取决于目的及其设定的研究问题。真实世界研究和传统临床试验均可用于评价防治结局，而前者主要解决干预措施在真实条件下的实际效果；后者则关注干预措施本身是否存在生物学作用或效力。若研究问题关注药物对于临床患者的实际效果，那么基于实效性随机对照试验或观察性研究设计是更好的研究证据。

二、中医药观察性真实世界研究

（一）构建研究型数据库

1. 明确数据库构建目的

应首先提出具体的研究问题或总体研究目的。这些研究问题应具有重要临床和科学意义；未被既往研究所解决，或首次被提出，或研究结论存在争议；符合伦理要求。研究问题的提出应基于 PICOS［即研究对象（patient/population）、干预措施（intervention）、对照措施（comparison）、结局指标（outcome）、研究类型（study design）的英文单词首字母简化合称］或 PECOS［即研究对象（patient/population）、暴露因素（exposure）、对照因素（comparison）、结局指标（outcome）和研究类型（study design）的英文单词首字母简化合称］元素模型，包括患者 / 群体、干预 / 暴露、对照、结局、随访时间等。研究型数据体系的构建根据研究规模和总体目的差异，可以是基于总体研究目的构建的研究型数据库，也可以是基于特定研究假设构建的研究型数据集。二者的主要差别在于，前者可用于回答多个科学研究问题而后者基于更为具体的研究假设。研究型数据库在构建研究型数据库时尚不涉及具体流行病学设计，当研究型数据库构建完成，再针对特定研究问题选择流行病学设计及统计分析形成研究方案，开展具体研究。在探索疾病管理研究问题时，多采用这种类型的研究型数据库。而研究型数据集在构建时已有特定研究问题，基于具体研究问题选择合适的流行病学设计，形成具体研究方案，再开展数据治理形成研究型数据集，多见于探索中医药治疗模式、治疗结局相关问题。

2. 明确数据可及性及评估数据质量

围绕研究问题，研究者应首先确定可能的数据来源，包括既有健康医疗数据和需要主动收集的数据。对于既有健康医疗数据，需要评估数据是否可及，如判定数据的所有权、使用权，数据的使用是否符合伦理审查法规要求，即符合相关的数据安全与隐私保护要求；还需围绕研究问题，初步评估数据质量，包括数据完整性、代表性、准确性、可链接性等。同时，考察现有数据是否能回答研究问题，例如是否有足够的样本量、是否有充分的随访、是否存在关键变量、是否收集重要的潜在混杂因素等。特别需要注意中医药应用的人群、病证、疗程、剂量、合并其他治疗方法和疗效等数据质量。当研究所需核心数据在各类常规收集的医疗数据库中不存在或数据质量难以满足研究要求时，需要主动收集数据。例如医院电子病历数据库中，中医诊断信息（如中医病名和证候）、中药信息（如处方组成）、其他中医药干预如针刺/推拿等信息的完整性和准确性通常较差，同时也无法获得患者的院外结局信息，应考虑根据研究目的，主动收集一部分数据。针对需要主动前瞻性收集的数据，应考虑获取数据所需的资源和时间、可行性以及具体措施，需明确调查方式、实施步骤、随访方式等，保证数据质量及满足研究目的。

3. 组建研究团队

高质量研究需要多学科协作。健康医疗数据通常为大数据，涉及海量数据的挖掘、清理、分析，需要多学科专家参与，通常包括方法学家（负责研究设计、数据清理、分析）、中医药临床专家（负责研究设计及数据清理过程中中医诊断/中医药干预信息识别编码、清理规则的制定）、信息学专家（负责提取数据）。

4. 制定数据库/集构建方案

基于数据可及性及数据质量初步评估结果，确定数据库/集构建方案。包括选择合适的数据来源、确定数据提取/收集方式和明确数据提取/收集方案三个方面：①选择合适的数据来源：基于研究目的选择数据源的主要考量包括：确定数据类型（如单一医疗机构电子病历数据、区域医疗数据）、评估数据质量（如人群代表性、变量完整性和准确性，样本量及随访时长等）；②确定数据提取/收集方式选择：可基于信息技术、人工病历收集或两者结合的方式提取既有健康医疗数据，也可根据研究目的制作病历收集表来主动收集数据；③明确数据提取/收集方案：对于既有数据的提取应明确拟提取研究数据变量名称、变量集及存储模块，是否需要相应的编码或算法来提取、确定数据提取变量集及存储模块。对于需前瞻性主动收集的数据，应明确前瞻性数据收集变量、收集方式、实施步骤、随访方式等。

5. 申请伦理

推荐研究者在研究实施前或启动后尽快注册，有多个注册平台可供选择。基于常规收集的健康医疗数据的临床研究仍需要将研究方案提交伦理审查委员会审查和批准；在提交伦理申请时，研究者应说明采用何种方法保证数据安全，保护患者隐私。因不涉及对患者的干预且通常无法接触个体患者，因此可向伦理委员会申请豁免患者知情同意。

6. 构建数据库/集

（1）数据提取/收集

无论是基于主动收集的数据还是RCD，都需经预先制定的数据提取表单进行数据提取或收集；核查及评估数据提取或收集过程的准确性。对重要研究变量进行描述性分析以了解变量的极端值和错误值、缺失值比例及数据的趋势等。定义变量的极端值及错误值往往需要临床专家结合临床实际给出参考标准。通过对变量的描述性分析不仅可对数据质量进行评估，还可进一步发现数据提取过程中可能存在的问题，以便必要时返回信息中心进一步核对。

基于主动收集的数据构建研究型数据库，需进行患者管理，包括确定目标人群、设定纳入排除标准、招募患者方式、样本量的计算、随访和维持等；数据收集流程包括制作病例报告表（case report form，CRF）、制定标准化的数据收集手册、制作数据收集系统、开展预试验、开展调查员培训、数据提取、数据录入、数据审核、数据清理和数据储存。主动收集过程对临床资源和技能要求高，需要中医和西医或中西医结合医生、患者的大量参与。

（2）数据链接

由于健康医疗数据通常存储于不同的数据模块中，例如电子病历中患者诊断信息、检验信息及检查信息分别储存在医院信息系统（hospital information system，HIS）、实验室信息系统（laboratory information system，LIS）及医学影像存档与通讯系统（picture archiving and communication systems，PACS）中，要获取患者全面的临床信息，需链接多个系统。数据链接首先需基于患者身份信息，如身份证号、病历号，或基于一定的算法建立患者唯一识别码，基于唯一识别码实现多维数据的链接。不同数据存储模块这些链接变量信息的完整性或准确性存在差异，需评估数据库链接比例及链接的准确性。对于主动收集的数据，通常不需要考虑数据链接，而更多关注数据的采集和管理。

（3）数据治理和数据管理

对于既有数据提取和链接后，需建立数据清理规则，基于规范化数据清理规则进行数据清理。数据清理规则包括制定变量字典，明确极端值、异常值、缺失值的处理方式，明确矛盾数据优先级和文本信息结构化规则。清理规则的制定需基于研究问题及临床实际，并结合数据分布情况。尤其是中医术语中存在大量非结构化及半结构化的信息，且存在“一词多义”及“一义多词”的情况，需中医专家与信息专家联合制定数据清理规则。针对中医病证及临床诊疗术语的清理可参考国家中医药局组织修订的《中医病证分类与代码》和《中医临床诊疗术语》。处方组成药味名称应参考国家药品标准、药品注册标准或省、自治区、直辖市药材饮片标准或炮制规范中收载的规范名称统一，并对其用法用量、剂量、给药途径等制定变量字典。针对中药评价中常涉及的如舌象、脉象、症状等非结构化文本，可采用自然语言识别技术进行关键知识识别与抽取实现文本数据结构化。为保证研究透明和可重复性，研究者应保存原始数据，提供详细的清理规则，并记录所有数据处理流程，以保证数据的准确性和有效性。此外，应脱敏去除患者可识别信息，采用有效措施保证数据安全。

不同的是，完全基于 RCD 构建研究型数据库由于数据已经存在，研究的难点在于从海量的数据中识别并提取有效信息，即对变量定义及收集标准需要采用一定的编码或算法从大量信息中识别及判断。而基于主动收集的数据构建研究型数据库，由于数据在研究开始前数据并不存在，对变量定义及收集标准需先制定 CRF，明确收集的变量内容、变量定义及收集频率，再基于 CRF 进行前瞻性主动收集，这个过程对临床资源和技能的要求更高，往往需要医生、患者的大量参与，可经小组讨论后在小范围的患者群体中进行预收集，尽可能考虑到收集研究过程中可能会出现的情况，避免错失数据收集的时间点而造成无法挽回的数据缺失。需要注意的是，对于需要辨证施治的中医药治疗，应特别注意准备收集证候信息，为保证其准确性，可考虑采用公认统一的证候量表、四诊仪等收集方式。

（二）研究设计与实施

基于构建的研究型数据库，围绕具体研究问题，选择合适的观察性研究设计。研究设计是研究方案的核心内容。在研究设计阶段,需明确流行病学设计类型、明确研究关键变量的定义及识别方法、考虑混杂及偏倚的识别及控制,以及制订统计分析计划。

1. 研究设计类型

流行病学设计的选择需基于研究问题,常见的观察性研究设计包括队列研究(前瞻性、回顾性与双向队列)、病例 - 对照研究、巢式病例 - 对照研究、自身对照的病例系列等设计类型。不同的研究问题可选择不同的流行病学设计,如中成药的效果测量多采用队列研究设计。

2. 定义研究人群

应清晰地描述目标人群、数据库覆盖人群与研究人群之间的关系。中医药疗效评价,应充分考虑中医药疗效特点和优势,依据其功能主治范围以及临床实际治疗人群来定义潜在研究对象。基于数据库筛选研究对象,需要明确符合目标疾病诊断的指示指标,除了诊断编码(如 ICD-11 编码、《中医病证分类与代码》)外,还需要考虑是否需要结合金标准检查结果、患者其他就诊情况、中药处方等多种信息构建筛选研究对象的算法,并尽可能对所采用的识别编码或算法进行验证,以提高研究对象筛选的准确度。

3. 定义暴露

对待评价的中医药,尤其是中药暴露有明确的定义,包括中药识别方式与定义、类型(新用药、现用药、时间依赖性暴露等)、剂型、用法用量、剂量、疗程、给药方式等信息。建议采用新用药设计,可在一定程度上控制选择性偏倚。选择新诊断患者作为首次使用该中药病例,或是停用该药物足够长时间后再次使用的患者作为首次用药患者,此时应在数据库研究中定义合理的回顾期或者药物洗脱期,准确区分是否新用药患者。

4. 选择对照

鼓励优先选择阳性对照或在标准治疗基础上加载的安慰剂对照,并尽量保证对照措施的功能主治范围与待评价中医药具有可比性。阳性对照应当是目前临床实践中公认的、疗效明确的治疗方法或治疗策略。基于单一医疗机构数据或基于医院集中监测数据常仅包括目标研究中药信息,缺乏对照用药人群信息的情况。如果无法从与暴露组相同的时间段中找到合适的对照组,可采用平行外部对照或历史外部对照,但需重点考察外部对照与待评价中药人群的可比性,包括用药适应证范围、基线水平、其他合并疾病以及严重程度、合并用药等。同时,需解释和讨论使用平行或历史外部对照的原因以及可能对研究结果造成的影响。若选择空白对照时,则需要考虑合理定义暴露组与对照组随访开始时间,避免引入不死时间偏倚。以空白组作为对照的中药效应评价研究中,适应证偏倚可能更为突出。在可行的情况下,可定义多个对照组判断结果的稳健性。

5. 选择结局指标

在选择结局指标时,应与中医药临床定位相适应,选择体现中医药临床优势的有效性指标。建议尽量选择可客观测量的结局指标,重视终点指标。建议加入反映中医药特色的结局指标(如中医证候积分、生存质量等患者自报结局指标),可采用经过验证的或国际公认的量表主动收集。注意随访时间设计的合理性,原则上,目标临床结局的发生时间与暴露之间应有足够长的时间间隔(与疾病自然进程相比较),如果在干预实施后很短时间内即发生结局,此结局可能与干预无关,如果没有加以区分的话,可能引入新的偏倚。

6. 识别及控制混杂与偏倚

观察性研究设计由于缺乏随机化,易受多种混杂、偏倚因素的干扰,影响研究结果的可信度。因此如何识别和控制偏倚及混杂,是研究设计的关键。偏倚包括选择性偏倚及信息偏倚,常见观察性真实世界研究的选择性偏倚包括入院率偏倚、适应证偏倚及幸存者偏倚等。适应证偏倚是指医生是否给予患者某种治疗,通常是基于患者是否存在某种状态或考虑疾病严重程度。当暴露组及对照组在适应证上存在差异时则可能出现,因此适应证偏倚在以空白对照的中医药评价研究中更为突出。而信息偏倚,即错分偏倚往往是基于常规收集健康医疗数据的研究无法避免的。合理的研究设计,如对研究人群进行限定,包括排除有研究药物禁忌证的人群、用药前已发生不良结局的患者以及不依从的患者;以及采用新用药定义并选择与暴露组有相同适应证等的对照,可在一定程度上控制这些混杂及偏倚。

7. 统计分析方法

应事先基于研究目的、研究假设、数据情况和设计类型制定统计分析计划(statistical analysis plan, SAP)。统计分析计划至少应包括以下几部分:基本信息(研究标题和注册、版本号、分工与责任、修订记录与说明),研究背景(研究背景、研究问题与意义、研究基本假设),研究方法(样本量估计、描述变量定义及数据转换规则、矛盾数据的说明与处理、缺失值及删失的描述),统计方法(缺失值及删失的处理、统计分析模型、显著性水平、检验效能、亚组分析、敏感性分析以及效应修饰评价等)及拟呈现的结果。

观察性真实世界研究统计分析首要考虑的是混杂因素的识别和控制。需基于系统文献回顾和已有数据来识别混杂因素,或采用有向无环因果(directed acyclic graph, DAG)识别混杂因素,再采用多变量广义线性回归方法、一般倾向性得分方法、工具变量和结构方程模型等方法进行混杂控制。中医药临床实践中常存在随证加减等用药方案的调整,因此基于观察性真实世界研究的中医药有效性评价研究中,应特别注意所评价的中医药是否存在动态变化即时间依赖性暴露,以及由此引入的时依性混杂,如果存在时间依赖性暴露,则需采用 G 方法(G methods)进行分析。中医讲究辨证论治,在临床治疗中明确优势人群对临床应用有重要的指导意义,因此在统计分析中需特别考虑亚组分析,即根据临床经验或既往研究,对可能存在效应异质性的协变量进行亚组分析。

(三)中医药观察性真实世界研究的特殊考虑

观察性真实世界研究是中医药疗效评价的一种重要研究方法,它通过对真实世界中患者的观察和数据收集,来评估中医药治疗在实际应用中的效果。通常情况下,这类研究主要用于探索中医药的疗效,并为进一步开展随机对照试验提供依据。然而,在特殊情况下,如特殊人群(孕妇、儿童、老年人等)或罕见病患者群体,观察性真实世界研究也可以提供重要的中医药有效性证据。

在评价中医药疗效时,应考虑其临床定位,如治疗性还是预防性中医药干预,是影响疾病发展还是改善症状,是与现有疗法合用还是单独使用等。根据辨证论治理论,中医药真实世界研究可分为“病”“证”“病证结合”三种模式。“病”是指现代医学的病;“证”是指中医证候;“病证结合”是指在识别疾病的基础上进行辨证,即在疾病共性规律与患者中医特点有机结合的基础上进行研究。基于观察性真实世界研究的中医药有效性评价应根据具体的问题参考对应的模式,临床定位要精准和目标人群要清晰。同时,对真实世界数据的评估需充分考虑中医药的特殊性。例如,开展以“证”或“病证结合”为主的研究时,需评估数据是否可获得相关证候信息以及信息准确性;当结局指标为症状改善等患者自报结局时,需评估症状信息的完整性以及是否存在偏倚。因中医药真实世界研究数据接近临床实际,研究对象的纳入限制较少、人群异质性较大、合并治疗措施多等造成潜在偏倚和混杂，因此基于观察性真实世界研究的中医药疗效评价的统计分析方法应更加关注如何减少和控制混杂和偏倚。

（四）研究实例

实例 1：中药结合常规治疗在中国肝癌患者中的使用情况：回顾性队列研究

肝细胞癌是导致高死亡率的恶性肿瘤之一，在我国，中医药治疗与常规治疗联合使用已被广泛应用于肝细胞癌患者。该研究旨在探讨中医药治疗与常规治疗的联合治疗对中晚期肝癌患者生存质量的影响。按照循证医学 PICOS 原则，简要介绍该研究的基本要素（表 3-4）。

表 3-4　基于既有健康医疗数据的观察性真实世界研究实例

P	被诊断为Ⅱb 或Ⅲa 期的肝细胞癌患者
E	联合治疗组： 联合治疗组是指接受了中医药治疗和任意常规治疗的患者
C	中医药治疗组和常规治疗组： 中医药治疗组是指仅接受了中医药治疗的患者 常规治疗组是指仅接受了常规治疗的患者，例如动脉灌注化疗栓塞治疗、消融、靶向治疗或化疗
O	唯一结局：总生存期
S	基于医院电子病历数据库的回顾性队列研究： 检索广州中医药大学第一附属医院的电子病历系统，将 2006 年 1 月至 2013 年 12 月诊断为Ⅱb 或Ⅲa 期的所有肝细胞癌患者，根据纳入排除标准筛选后确定研究数据库，建立预后模型并调整协变量

案例来源：SUN LL，FAHEY P，ZHU XS，et al. A cohort study to examine the use of Chinese herbal medicine in combination with conventional therapies for patients with hepatocellular carcinoma in China［J］. Integrative Cancer Therapies，2018，17（3）：902-911.

电子信息技术的发展和医院电子病历数据挖掘方法的进步，为真实世界证据提供了新的研究思路。然而，目前中医药利用医院电子病历数据进行的回顾性研究仍然较少，本研究可作为一个非典型示范，基于现有的医疗大数据库，体现出与信息技术融合的中医药研究新时代中国特色。通过医院电子病历数据挖掘老中医经验，探索脾虚血瘀证肝细胞癌的中医药治疗方案；通过设置长期终点结局和合理的双对照，发现中西医结合的干预措施和生存结局的相关关系，为进一步评价中西医结合（中医药结合常规治疗）治疗恶性肿瘤的临床评价提供指引。

实例 2：针刺治疗慢性腰痛：一项前瞻性、多中心、注册登记研究

随着全球老龄化进程的加快、久坐生活方式和平均体重的增加，慢性腰痛已成为全球发病率较高的疾病。随机对照试验研究产生的有效性和安全性证据在大人群的推广方面仍存在局限性，因此，目前多基于交互式网络数据库平台来开展针灸注册登记研究，以评估针灸治疗慢性腰痛的疗效和影响因素，并探索治疗慢性腰痛的首选针灸方案。按照循证医学 PICOS 原则，简要介绍该研究的基本要素（表 3-5）。

表 3-5　基于患者登记数据的观察性真实世界研究实例

P	用针灸作为主要治疗方式的慢性腰痛患者： (1) 慢性腰痛的诊断标准：胸部以下和臀部以上区域疼痛或肌肉紧张，伴或不伴有下肢疼痛 (2) 针灸医生连续性纳入慢性腰痛患者，以减少偏倚
E	在总的数据库中，通过倾向性评分的方式选择暴露组或对照组，包括但不限于以下几种： (1) 传统中式针灸 (2) 局部穴位选择 (3) 单针灸疗法
C	(1) 微针灸 (2) 非局部穴位选择 (3) 针灸联合疗法
O	主要结局：有效率 有效定义为疼痛数值评分量表或 Oswestry 残疾指数的最小临床意义变化值，即疼痛数值评分量表得分降低 2 分或者 Oswestry 残疾指数得分降低 10 分 次要结局：观察期内的不良事件
S	多中心注册登记研究： 通过世界针灸学会联合会和中国针灸学会的学术会议招募针灸医生，由针灸医生连续性招募慢性腰痛患者，研究中心不少于 9 个，样本量不少于 2 000。本研究随访点定义为 1 周、4 周和 12 周

案例来源：WEI X Q, LIU B Y, HE L Y, et al. Acupuncture therapy for chronic low back pain: protocol of a prospective, multi-center, registry study [J]. BMC Musculoskeletal Disorders, 2019, 20(1): 488.

该研究通过世界针灸学会联合会和中国针灸学会的学术会议招募针灸医生，由针灸医生连续性招募慢性腰痛患者，研究中心不少于 9 个，样本量不少于 2 000。随访时间点定义为 1 周、4 周和 12 周。

为确保研究质量，所有研究参与者均通过标准化培训，熟悉调查员手册；重要的数据元素都进行了标准化定义，疾病采用国际疾病分类 ICD-10，中医证候采用 GB/T 15657—1995《中医病证分类与代码》，穴位点采用 WHO 标准；所有数据通过网络在中央信息化平台统一录入，大多数为结构化数据，少部分数据允许自由文本输入，数据库平台嵌入逻辑核查功能，临床监查员（clinical research associate，CRA）定期进行现场监查，以此保证数据质量。

大型的针灸注册平台很少，这是该研究最大的创新。通过该研究，首先可以获得更多实用和可靠的证据进行穴位选择和指南修改；其次，探索针灸疗效的影响因素，为将来随机对照试验提供思路；再次，通过针灸不良事件的累积和大数据挖掘，科学选择一种个性化、安全、高效的针灸方式；最后，注册登记研究招募和培训针灸专业团队来治疗慢性腰痛，为慢性腰痛提供更多、更标准化的治疗方式。

研究注册号：ChiCTR-OOC-17010751（注册网址 www.chictr.org.cn）。

三、中医药实效性随机对照试验

实效性随机对照试验（pragmatic RCT，pRCT），或称实用性随机对照试验，是指在实际临床诊疗环境下，采用随机、对照的方式，比较不同干预措施治疗结果（包括实际效果、比较效果、安全性及经济性等）的研究。其核心在于，在临床实际诊疗环境下，将相关中医药干预用于具有代表性的患者群体，采用对利益相关者（如临床医生、患者、医疗决策者等）有重要意义的结局指标（如心肌梗死发生情况、生活质量、死亡、成本等）进行评估。pRCT的研究结果更贴近临床医疗实际，可帮助利益相关者在现有不同干预措施中做出最佳选择，因随机化过程较好地控制了混杂和偏倚，可为中医药干预效果测量提供最佳真实世界证据。pRCT与解释性随机对照试验（exploratory RCT，eRCT），即传统随机对照试验的区别见表3-6。

表3-6　pRCT和eRCT的主要区别

类别	实效性随机对照试验（pRCT）	解释性随机对照试验（eRCT）
研究目的	干预措施在真实世界环境下的效果	干预措施在理想环境下是否有效力
适用范围	常用于药物和医疗器械上市后实际效果和安全性评价，或非药物疗法、复杂干预、卫生政策的效果评价，为医疗卫生决策提供依据	常用于药物和医疗器械上市前效力的验证，为管理决策（如政府药品监管机构）提供依据
研究环境	一般在使用常规疗法的普通医疗机构、基层医院或诊所，且该场所可以熟悉应用这类干预措施。环境是该干预措施所能适用的	一般在高等级、特殊或专科医疗机构开展，诊疗技术使用较规范统一
研究对象	真实医疗实践中的患者（异质性相对较大、限制相对少）	同质患者，严格选择（比如采用富集策略进行筛选）
样本量	样本量通常较大	样本量相对较小
对照组	一般采用阳性对照，比如选用常规或公认有效疗法，或采用叠加设计	主要为安慰剂对照，以确定干预措施的“绝对”有效性和安全性
结局变量	通常选择有重要临床意义的远期结局，如心血管事件、再次入院等	一般使用替代指标或中间指标，如血压、糖化血红蛋白等
随访时间	随访时间较长	随访时间相对较短
研究结果真实性	外部真实性相对较好	内部真实性较好

需要注意的是，解释性和实效性试验代表的是一个连续体的两端，除了为新药注册提供效力证据的严格的解释性试验外，通常没有绝对的实效性和解释性之分。一个临床试验可能同时含有解释性和实效性要素，如某个临床试验在患者纳入标准方面比较宽泛（更偏实效性），但采用的是干预方案严格固化而非个体化的干预方式（更偏解释性）。PRECIS（pragmatic-explanatory continuum indicator summary）-2工具可帮助研究人员设计和判断某个试验总体上是偏解释性还是实效性。PRECIS-2包含入选标准、招募、研究场所、组织、干预过程灵活性、治疗依从灵活性、随访、主要结局和主要分析9个领域，每一领域以1至5分依次代表从很强解释性至很强实效性之间的程度判断。因此，一般而言，每个研究都需根据其研究目的制定或选择更倾向于解释性或实效性的研究场所与环境、患者人群、干预措施、对照、结局指标、随访方式等。

（一）实效性随机对照试验的设计与实施

1. 设计类型

pRCT的常见设计包括个体实效性随机对照试验（individual pRCT，ipRCT）、群组随机对照试验（cluster RCT，cRCT）、阶梯楔形随机对照试验（stepped wedge RCT，swRCT）。以个体为随机分组单位的随机对照试验即个体实效性随机对照试验；以群组（如家庭、诊所、医院等）为随机分组单位的随机对照试验即群组随机对照试验，又称整群随机对照试验。阶梯楔形随机对照试验是一种特殊的群组随机对照试验，常用于评价医疗卫生服务、卫生政策的干预。在阶梯楔形随机对照试验中，群组在不同的开始时间（阶梯式的）被随机分配接受干预，采取各个群组"实验式分阶段引入"的方法，最终所有群组均会接受干预。这类试验通常以一个基线数据采集的阶段开始，一个或多个群组被随机分配到从对照转到试验干预的安排，此时其余群组仍保留在对照，再逐阶段随机安排各个群组从对照转到试验干预的处理，试验继续进行直至最后阶段所有群组接受试验干预。中医药效果评价通常采用个体pRCT。

2. 研究环境

选取研究场所时，通常应考虑研究场所与干预措施应用的卫生机构的相似程度，即通常应考虑从研究结果可能被应用的类似卫生机构中选取研究场所。因此，pRCT 实施的场所和环境一般是使用常规疗法的普通医疗机构、基层医院、诊所，而不仅仅是三甲医院、专科特殊诊所或专科医疗机构，且选取的研究场所应熟悉且能很好地应用这类干预措施。试验的干预措施与其适用的环境之间密切匹配，这样的环境能提供该干预措施直接适用的信息，从而有助于决策者选择是否实施该干预措施。但应注意：部分疑难杂症、罕见病等则只能在特定大型综合性医院或专科医院开展，这时应根据实际情况选取合适的研究场所和环境。

3. 研究对象设定

从实效性角度考虑，试验结果应更具外推性，因而研究对象应更广泛并切合临床实际情况，可能包含研究疾病的不同阶段、分期、病理类型等，或包含复杂的合并疾病，也可能涵盖不同的年龄层、各种生理、病理状态或各类中医证候或不同依从程度等。pRCT 通常在一项医疗干预措施上市后开展，故纳入研究的患者通常是说明书中列出的适应证患者。

4. 干预措施和对照设定

pRCT 对干预措施的设定的重要特征在：干预的灵活性和干预依从的灵活性。在研究过程中，允许干预实施者基于患者疾病特征、医生自身专业技能和执业经验等实际情况，灵活决定干预措施的实施细节。干预依从的灵活性是指 pRCT 不强制所有受试者必须按照分配方案完成试验，并可将患者依从性作为结局指标评估干预措施的临床价值。虽然在 pRCT 中干预通常灵活性和可变性较大，但研究者仍有必要对试验中允许临床医生或患者合并用药、改变剂量、换药或停药等条件或时间等做出必要的限定。中医药评价中，通常采用叠加设计，即在常规保健或治疗方法基础上使用中医药治疗，研究方案中应同时明确常规治疗或标准治疗方法及合并用药的具体特征。

对于对照组的设定，在实际诊疗环境中，通常不适用安慰剂，故 pRCT 通常不设定安慰剂对照，而采用临床公认最佳治疗或常规治疗作为对照组，且这些常规治疗措施应是医生已熟练掌握和应用的。伦理原则允许的话，也可以采用无治疗作为对照，但也必须在现实环境下进行。

5. 结局设定

pRCT 的结局设定应依据研究目的来选择，通常包括主要结局指标和次要结局指标。主要结局指标是研究设计的核心问题，应与研究目的和中医药临床优势定位契合，建议优先考虑客观的、公认的结局指标或其替代指标，包括对疾病痊愈或进展延缓、病情或症状改善等。

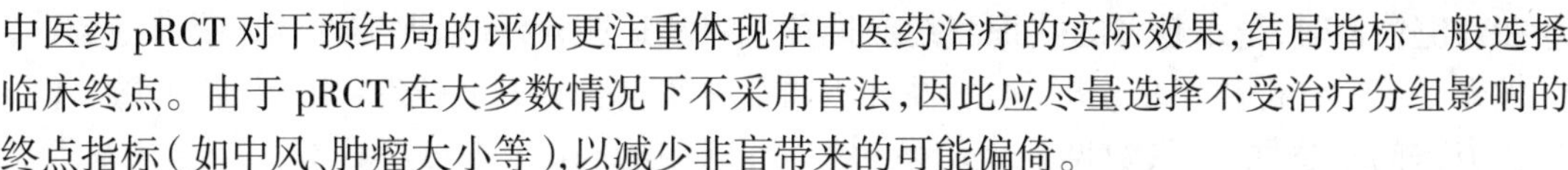

中医药 pRCT 对干预结局的评价更注重体现在中医药治疗的实际效果，结局指标一般选择临床终点。由于 pRCT 在大多数情况下不采用盲法，因此应尽量选择不受治疗分组影响的终点指标（如中风、肿瘤大小等），以减少非盲带来的可能偏倚。

6. 随访

实效性试验一般随访时间相对较长，需进行多时点的结局测量。在研究方案中应明确指出试验中随访次数和周期安排，通常 pRCT 的随访频率低于解释性临床试验，但可能高于现实诊疗过程中临床医生对患者的随访频率。

7. 数据来源

相比传统临床试验，pRCT 的数据来源广泛，既包括与 eRCT 类似的基于特定研究问题开展的主动数据收集，也包括既有健康医疗数据。在 pRCT 设计时，通常可考虑如何将现有资源（如医院电子病历、电子健康记录等）用于患者招募、干预实施和结局评价等，应充分利用现有的电子信息系统进行患者筛选和数据采集，考虑哪些数据可通过现有的电子记录系统来获取（包含实时和 / 或历史数据）及哪些需通过必要的访视来收集。虽然常规收集健康医疗数据的方法省时省力、节约成本，但数据的完整性及准确性是需要重点考虑的问题。

8. 质量监查与控制

质量控制是任何试验的重要环节，pRCT 中这一环节难度更大。研究设计阶段应明确指派数据管理小组或相关组织、研究者、监查员、数据管理员并确定其相应的职责，确保数据质量管理体系有效实施和正常运行。CRF 的设计是 pRCT 关键环节。CRF 的设计应与方案设计同步，以便研究者从不同角度看待试验设计与数据管理，确保方案中的主动数据收集合理、可行。对数据的收集及管理，特别是多中心研究可采用电子数据采集（electronic data capture，EDC）系统。EDC 系统为研究者及数据管理员查看、更新数据提供了有效途径，同时通过设定逻辑核查等，EDC 系统还可自动核查录入的数据，提高数据质量。

由于 pRCT 评价的是干预措施在真实世界环境下的效果，其干预措施与患者的常规治疗相似，通常无需设置数据与安全监察委员会（data and safety monitoring committee，DSMC）。但若在 pCRT 中采用适应性设计，则 DSMC 有时是必需的；对于存在特殊安全性的试验，如有较高安全风险的干预措施、纳入受试者为潜在弱势人群（如儿童、孕妇等），也应考虑设置 DSMC。

9. 统计分析

与 eRCT 类似，应事先制定统计分析计划。统计分析计划应涵盖设计的类型、比较的类型、随机化与盲法、检验假设、数据集的定义、分析原则与策略、缺失数据处理、主要指标和次要指标的定义与分析方法、亚组或分层分析、敏感性分析、补充分析和结果报告等。

pRCT 的统计分析需要注意以下几个方面。①由于 pRCT 允许受试者合理偏离干预方案，且不强制所有受试者必须按照分配方案完成试验，若仅采用符合方案分析，即数据分析集剔除不依从的患者，无法准确反映干预措施在实际诊疗中的临床效果。因此 pRCT 的主要统计分析需基于意向性分析（intention-to-treat，ITT），即参与随机分组的对象，无论其是否接受该组的治疗，均应纳入所分配的组中进行统计分析；②在 pRCT 中可能会产生随机后混杂，如根据个体差异调整的治疗方案多样性，需进行协变量的校正。当主要结局变量和协变量都是连续性指标时，可采用协方差分析（analysis of covariance，ANCOVA）方法；当主要结局变量和协变量是分类指标时，可采用分层分析方法；当有多个不同数据属性的协变量需要考虑时，常采用相应的统计学模型进行校正，如 logistic 回归、Cox 回归、Poisson 回归等；

③在效应估计时，越来越多的共识和指南推荐重视敏感性分析，以评估统计推断的稳健性，且优先于亚组分析和补充分析；敏感性分析通常一次只改变一个条件，如分析集的敏感性、分析方法的敏感性、缺失数据处理的敏感性等；④中药 pRCT 中可能存在因“病”“证”或“病证结合”研究模式的不同导致的疗效异质性，可适当考虑证候的分层或亚组分析、协变量调整、群组效应（适用于群组 pRCT）等。此外，为分析中成药不同疗程、不同剂量及与常规疗法的叠加作用，可以采用亚组分析，但需预先设定。

（二）研究实例：中医药协同护理模式对中轴型脊柱关节炎的临床研究

中轴型脊柱关节炎是一种导致疲劳、疼痛和生活质量下降的慢性疾病。传统中医，尤其是针灸，在治疗疼痛方面显示出了较大优势。该研究选择真实诊疗环境，采用 pRCT，以确定中医药协同护理模式对中轴型脊柱关节炎患者的临床疗效、安全性和成本效益。按照循证医学 PICOS 原则，简要介绍该研究的基本要素（表 3-7）。

表 3-7　实效性随机对照试验研究实例

P	对非甾体抗炎药疗效不佳的中轴型脊柱关节炎患者： 中轴型脊柱关节炎采用国际脊柱关节炎评估协会 2009 年诊疗指南 对非甾体抗炎药反应不足指患者连续使用两种非甾体抗炎药（包括环氧合酶 -2 抑制剂）的最大耐受剂量≥ 4 周，效果不佳
I	常规护理治疗 + 中医药协同护理模式： 常规护理是按照国际脊柱关节炎评估协会诊疗指南的推荐治疗措施，包括治疗性运动、药物，以及定期监测中轴型脊柱关节炎可能引起的并发症等 中医药协同护理模式，是由资深中医师进行的临床干预，包括心理咨询、中医证候诊断、针灸治疗等，主要的针灸穴位已被事先确定为夹脊、肾俞、腰阳关、命门、环跳和阿是穴，根据患者体质的不同，按照中医整体治疗理念，对穴位可进行微调
C	常规护理治疗： 按照中轴型脊柱关节炎诊疗指南的推荐治疗措施，包括治疗性运动、药物，以及定期监测中轴型脊柱关节炎可能引起的并发症等
O	主要结局：短期疗效指标——第 6 周的脊椎疼痛评分 次要主要结局：长期疗效指标——第 24 周的脊椎疼痛评分 其他次要结局：疗效指标包括 6 周、12 周、24 周的强直性脊柱炎病情活动指数、强直性脊柱炎功能指数、强直性脊柱炎腰背痛评分、健康评估问卷、通用生活质量问卷、强直性脊柱炎生活质量问卷；安全性指标包括整个研究过程中的不良事件和严重不良事件；经济学指标包括成本效益分析和成本效用分析
S	双臂实效性随机对照试验（pRCT）： 符合纳入排除标准的患者将被随机分至干预组和对照组，分配比例为 1∶1，生物统计学家使用计算机产生随机数字列表，并由研究协调员保存，以确保对主治医生分配隐藏

案例来源：KWAN Y H, FONG W, ANG X L, et al. Traditional Chinese medicine（TCM）collaborative care for patients with axial spondyloarthritis（AcuSpA）: protocol for a pragmatic randomized controlled trial［J］. Trials, 2019, 20（1）: 46.

为确保研究质量，所有研究者和研究协调员参加统一培训，以保证研究流程的标准化；通过 EDC 系统收集数据，保留一切录入修改痕迹，以保证数据的透明性和可追溯性；通过独立的数据安全监察委员会，以保证研究的安全和效率。

该研究是第一个评估中医药（尤其是针灸）治疗中轴型脊柱关节炎患者的真实世界研究，根据 PRECIS-2 工具，该研究体现了关键的实用性维度：①研究人群为最有可能使用中

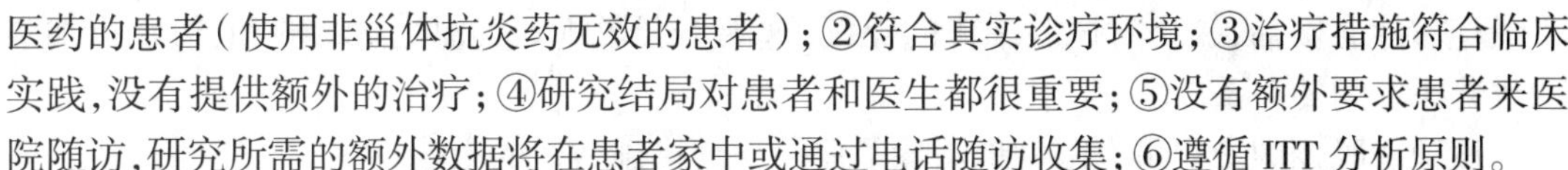

医药的患者（使用非甾体抗炎药无效的患者）；②符合真实诊疗环境；③治疗措施符合临床实践，没有提供额外的治疗；④研究结局对患者和医生都很重要；⑤没有额外要求患者来医院随访，研究所需的额外数据将在患者家中或通过电话随访收集；⑥遵循 ITT 分析原则。

研究注册号：NCT03420404（注册网址 ClinicalTrials.gov）。

（李 玲 刘艳梅）

第三节 中医药单病例随机对照试验

一、中医药单病例随机对照试验的概念与研究特点

（一）单病例随机对照试验的概念

单病例随机对照试验是针对单个患者或者一系列的单个患者所设计的前瞻性临床随机交叉对照试验，目前在循证医学的证据级别中被认定为最高级别，也就是一级证据，它是目前被认为的唯一能够以最科学的试验方法切实地为每个患者谋取最大化利益的一种临床试验的研究方法。单病例随机对照试验，英文名称有 randomized controlled trial in individual patient，single case experiment，N-of-1 trial，N-of-1 RCT 和 N-of-1 study 等，其中 N-of-1 trial 最为常用（以下均用 N-of-1 trial 简称）。

N-of-1 trial 是国际临床研究专家认定的比较实效研究（comparative effectiveness research，CER）中对单个患者进行的一种试验设计类型，CER 旨在为医护人员、政府、保险机构及患者提供科学的医疗依据。同时，在临床药物研发、生产和投放市场的过程中，N-of-1 trial 针对个体患者研究应用的优势也得到了药物制造商与卫生政策决策者的青睐和前所未有的重视。

N-of-1 trial 是以个体患者自身为研究对象，设置多轮试验期与对照期交替的对比研究。完整的 N-of-1 trial 通常需要 3 轮或 3 轮以上的对照交叉，如果有特殊原因，2 轮或 2 轮以上的对照试验也能够被认可。

试验中的每轮交叉研究中均设置有试验期（被研究的干预措施）和对照期（对照干预措施或安慰剂）。同时，每轮两期的顺序必须由不参与治疗方案确定和给药的第三方人员随机分配，保证患者、治疗方案确定者和结局数据记录者对分配的信息不知晓；严格执行随机分配的顺序。试验期或者对照期之后，设置洗脱期来清除治疗残余效果的影响，翔实记录治疗结局指标（症状、体征、化验、问卷等）数据，综合统计分析，评价结局指标，指导个体患者的诊疗策略的制定及护理和治疗。

（二）中医药单病例随机对照试验的研究特点

1. 中医药单病例随机对照试验的特点

N-of-1 trial 适用于个体差异性大的患者，患者疾病包括一些缓慢发展的身心综合疾病（如冠心病、肺动脉高压）、罕见病（如阵发性睡眠性血红蛋白尿症）及家族遗传病（如系统性红斑狼疮）等，也适用于门诊就诊患者的临床研究。

患者可积极主动地参与到临床试验研究中，参与到自身的治疗措施评价中，和主治医生共同评价干预措施的效果，这种研究方式增强了患者的主动性及对试验的依从性。患者可以在试验进行的过程中，选择对自身诊疗最有效、最能够被接受的方式；患者也可以在选择

出最佳诊疗方案后，提出对试验中止的建议，这既不会影响到其他受试者的利益，也可加强和改善医患间的关系。

试验洗脱期的设置最大限度地消除了前一干预措施残留的影响。

试验中可纳入多个、同种疾病情况的患者，如果是系列患者的 N-of-1 trial 研究，在试验数据统计分析时，应当合并分析，这能够在数据处理环节最大限度地减小各种潜在偏倚（如观察偏倚、测量偏倚）。

疗效结局指标（以主要综合征的动态变化值为依据）可以是定性指标，也可以是定量指标，需要遵循的原则就是要易于观察、易于记录和易于选择统计软件进行分析，结局指标可以由医生、研究者和患者共同确定。

试验能够缩短对患者治疗的时长，对时间进行合理的管理，节省费用。

N-of-1 trial 适用于慢性的、稳定的以及病程缓慢的疾病，其中无论是临床症状评估指标还是实验室指标均可以证明病情的发展程度。急性进展的疾病不适合使用 N-of-1 trial，因为急性疾病的病程很短，很快发展到终结，无法进行多次反复的交叉试验；快速进展的慢性疾病或者是较易引起卒中和死亡的疾病也不适用该试验。无明显的可用客观数值测量的疾病在结局指标的选择和评价方面存在着困难，如血压、低密度脂蛋白、红细胞沉降率和眼压等可以被检测到的指标都可以顺利进行单病例、随机、对照的设计，反之则需要在一定条件下方可进行。尤其值得注意的是，N-of-1 trial 中被评估的干预措施需要有能够快速起效与疗程结束后快速消退的特性。如果是缓慢起效的干预措施（如在风湿性关节炎中使用的药物甲氨蝶呤）则需要延长治疗期的时长，这可能会超出医生和患者可以接受的研究时间长度。另一方面，洗脱期设置的重要性是不可忽略的，它的存在可以甄别效果是来自上一次干预措施的效应还是现在所实施的干预措施的效果。

2. 中医药单病例随机对照试验的实用性

N-of-1 trial 除能确定某种干预措施对具体患者是否有效或哪种更有效外，还可以作为新药上市前的临床试验手段之一。N-of-1 trial 属于比较实效研究的一种类型，既有随机的方式，又使用了双盲的方法，使得个体化研究更具备科学性。

二、中医药单病例随机对照试验的设计与实施方法

（一）试验设计

1. 治疗轮次

N-of-1 trial 是以单个病例自身作为对照，其目的是通过反复在同一个体身上进行多次交叉对照研究，观察患者对某种（或多种）药物或干预措施与对照的反应。每一干预措施所持续的时间称为一个观察期，每一轮试验包括一个使用试验药物的观察期和一个使用对照药物的观察期。在试验过程中，受试者交替接受试验药物与对照药物。在每一轮试验开始时，采用事先确定的随机顺序决定是先接受试验药物还是对照药物，且研究过程中要求采用盲法。其治疗轮次一般要求 3 轮或 3 轮以上。如果在试验的任何时候感觉情况变坏，经医患双方同意，可以提前结束该治疗期，并转入下一期的治疗。当试验数据或医患双方能充分表明试验药物对事先制定的研究目标是否有作用时，则可终止试验。N-of-1 trial 极具吸引力的特点之一，在于它允许患者和临床医生设计个性化试验方案，与临床实践密切结合。

有条件时，可以在每一期的开始和结束时测定血药浓度。

在 N-of-1 trial 设计中严格遵循重复、随机、均衡、对照、盲法等原则。在标准的两处理

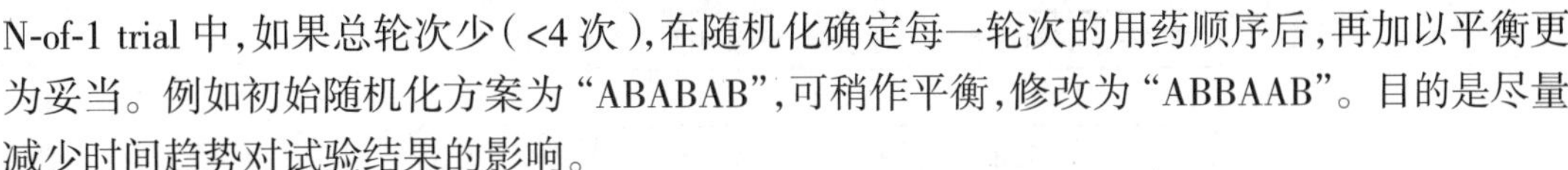

N-of-1 trial 中，如果总轮次少（<4 次），在随机化确定每一轮次的用药顺序后，再加以平衡更为妥当。例如初始随机化方案为“ABABAB”，可稍作平衡，修改为“ABBAAB”。目的是尽量减少时间趋势对试验结果的影响。

治疗周期的长度应根据治疗药物的半衰期或者治疗（非药物）的起效与持续时间来决定。治疗周期延长则整个 N-of-1 trial 时间亦延长，延长试验时间可增加准确性，但也增加了完成试验的难度，且延长了受试者接受较差治疗的时间。

2. 洗脱期

理论上在每个 N-of-1 trial 的每一干预措施之间应设有一段药物洗脱期，以消除前一干预措施对后者的影响。洗脱期的设立使患者被迫花一段时间完全不治疗，这不仅不受患者的欢迎，在伦理学上也存在问题。如果患者会由于停止治疗而受到伤害，是设立洗脱期的禁忌。

因此，除非两种干预药物在相继应用时会产生不良反应，无须在两种干预措施（药物）之间插入一段洗脱期。在实际应用中，当治疗的半衰期小于治疗期的长度时，没有必要设立洗脱期。由于治疗半衰期常常难以得到很好的界定且因人而异，最保险的方法是选取足够长的治疗期以适应一些长治疗半衰期的患者，并频繁地（例如每天）测定结局指标。

例如，通过药物半衰期资料或预初试验结果，确定了 A、B 两种药物的观察期各为 4 周，每个观察期最后一周测定的各项指标数据可以避免前一药物的残留效应，在此之前的 3 周为前一期用药（A 或 B 药）的洗脱期。这种方法不单独设立一段洗脱期，而在后一干预措施的观察期内通过分析方法界定出前一干预措施的潜在洗脱期。

当观察期内可以进行指标的重复测量时，分析方法可用于处理残留效应及药物起效缓慢的情况。

3. 预备期

干预措施高度个体化的 N-of-1 trial，在正式试验开始前，需要先进行一个开放不设盲的预初试验，称为预备期或磨合期。在此期间，临床医生和患者都知道正在试验的药物，通过预初试验，可以初步了解试验药物的疗效，也可用于确定最佳药物剂量。如果有无法忍受的不良反应，则可以中止启动正式的 N-of-1 trial，避免 N-of-1 trial 无果而终。

由于中药复方在体内的代谢过程往往是较难确定的，很难获得半衰期的数据。因此，可以根据预初试验来初步了解中药复方的疗效，制定该方剂相对合理的洗脱期。根据预先制定的疗效指标，如症状积分的变化等，得出服药后的起效时间，以及停药后疗效维持时间，制定洗脱期与观察期的时间长度。

多个 N-of-1 trial 组成系列 N-of-1 trials 的形式，其干预措施相对固定，则无须进行预试验来了解其初步疗效与剂量。此时的预备期，其作用在于停用其他可能干扰 N-of-1 trials 的治疗，使各项待评价指标的基线值趋于稳定。N-of-1 trials 的基本设计详见图 3-2。

4. 访视

N-of-1 trial 开始后，应当在每个观察期前后进行访视，了解并记录患者的状况，收集患者日记或生活质量量表的信息，或进行必要的理化测定等。监测临床进展、服药依从性、不良事件和生活质量，并适时发放试验药物。每个观察期至少进行 2 次访视。

每个 N-of-1 trial 结束后，医生应就试验结果与患者共同讨论，患者结合自身感受，决定是否采纳试验结果所建议的治疗方案。试验结束之后还应当继续随访 3 个月，监测患者的临床情况、后续不良事件和生活质量等方面的改变。

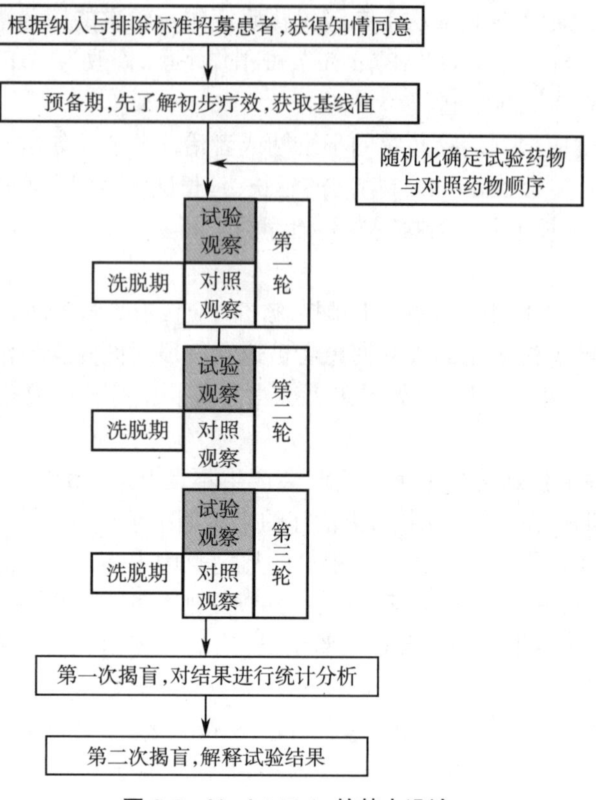

图 3-2　N-of-1 trials 的基本设计

5. 修正

在 N-of-1 trial 正式开始后，在未揭盲的情况下，如果患者和临床医生都发现一种药物（或干预措施）明显优于另一种，没有继续试验的必要。例如某些 N-of-1 trials 设计了期中分析，如果 1 轮以上的试验数据经统计学处理表明，一种药物（或干预措施）优于另一种的可能性很大（>80%）或可能性很小（<20%），或一种药物（或干预措施）被发现具有难以忍受的不良反应，医患双方可以共同决定停止试验。这一原则可以提高试验效率，并避免患者继续接受不良的干预措施。

6. 慢性病急性加重的干扰

许多慢性病在相对稳定的状态下，会由于一些因素如感冒、劳累诱发急性加重，给 N-of-1 trial 带来严重干扰。如慢性阻塞性肺疾病急性加重、哮喘急性发作等。一般情况下，发生急性加重，要中断试验并给予常规治疗。待疾病恢复稳定，并且症状积分回到基线，可以再开始试验。为了 N-of-1 trial 的顺利完成，应当尽量避免选择急性加重频繁发作的患者。

（二）中医药单病例随机对照试验的实施

1. 受试者的选择

（1）首先，N-of-1 trial 需要受试者有积极参与的意愿。

（2）其次，关于受试者的选择，应区分两种情况：如果 N-of-1 trial 的目的仅仅是为了某个患者个体选择更好的治疗，严格意义上不属于科研的范围，其疾病特点满足 N-of-1 trial 的要求（非自限性疾病、病情较为稳定），则没有年龄、性别或伴发疾病等的严格限制。如果 N-of-1 trial 的目的主要是为了科研，例如某些罕见疾病的一系列 N-of-1 trials，某一疾病人群的特殊亚群的治疗特点等，则应当参考平行组随机对照试验的纳入、排除、剔除、脱落等标准，使同一系列的 N-of-1 trials 患者尽可能同质，通过 Meta 分析等统计学处理，总结出某一特定人群的规律。

2. 干预措施的选择

N-of-1 trial 的干预措施包括药物与非药物、行为治疗等（包括生活方式、行为）。对于待评价的干预措施而言，应是医生和 / 或患者对疗效及安全性尚存疑虑，具有起效快、半衰期短、停止使用后药效消失快的特点，以减少残余效应对结果的影响，并且干预措施从根本上不能改变疾病的病理生理状态或治愈疾病。

N-of-1 trial 的一个显著特点是，就个体而言，如果满足了以上条件，干预措施通常可以量身定制，以满足个体患者的特殊需求，例如药物剂量的选择、中药的辨证施治等。适合有其他伴随疾病，合并应用其他药物的患者。就系列 N-of-1 trials 的患者而言，则需要对干预措施作出一些限定。

临床上的许多治疗药物（包括中药），如果难以满足快速起效与失效的特点，能否通过改进 N-of-1 trial 的设计与数理统计方法，以避免残留效应的干扰，有待进一步探索。

3. 评价指标的选择

（1）疗效评价指标

N-of-1 trial 的特点，就是充分尊重患者的选择，医生与患者共同决定须解决的主要问题及方案，将患者最为关心的临床症状作为重要的观察指标。N-of-1 trial 的疗效评价指标，从性质上分类，有临床体征（例如心功能不全的颈静脉曲张和肺部啰音、帕金森病的肌肉紧张度和震颤、支气管哮喘的哮鸣音等）、临床症状（咳嗽、咳痰、气喘、胸痛、恶心、腹胀、食欲缺乏、眩晕、失眠等），实验室检查中的功能测量（呼吸峰流速、第一秒时间肺活量及 6 分钟步行距离试验等）与生化指标（血清红细胞沉降率或血清血糖、尿酸和肌酐水平、呼出气一氧化氮浓度等）。优良的评价指标应当易于重复测量、敏感、公认有效。

因此，根据以上 N-of-1 trial 的要求，最直接且最能反映患者需求的指标就是困扰患者的临床症状及生活质量量表（如慢性阻塞性肺疾病评估量表等）。医生常常将患者最为关心的临床症状或公认的生活质量量表（可以是一般的生活质量量表或疾病特异的生活质量量表）作为主要的观察指标，即将开始的治疗可能对这些症状有效，然后制成以患者自我完成的日记或问卷的形式。如果 N-of-1 trial 的目的是证实某种药物的不良反应，例如，患者的疲劳是否由抗高血压药引起，那么这些不良反应就成为主要观察指标。

Guyatt 教授推荐采用 7 分制视觉模拟评分法（visual analogue scale，VAS），以患者日记的形式，每天以症状积分形式记录，症状从一端到另一端，其程度按照 7 个高低分级逐渐变化。可以有多个症状，组成一系列选择题的形式。

以呼吸困难这一症状为例，题目为：请注明您在过去 2 或 3 天上楼梯时的呼吸困难情况，选择以下的选项之一。

1）极其严重的呼吸困难；

2）很严重的呼吸困难；

3）相当严重的呼吸困难；

4）中等程度的呼吸困难；

5）轻度呼吸困难；

6）稍有呼吸困难；

7）完全没有呼吸困难。

也可以采用其他的5分制或10分制的目测模拟尺测量法。以上的患者日记以每日记录为佳，也可以每周记录一次。对于生活质量量表，也可以在每一观察期末完成记录。

目前，N-of-1 trial的评价指标多根据相关疾病的特点，采用得到公认且敏感、可靠的疾病特异性量表或有关的生活质量量表。依据其在该项试验中的重要性，作为主要指标或次要指标。也可以采用一些客观指标，如血糖、24小时痰量、血压等。

（2）安全性指标

应定期观察有无与试验方法或药物有关的不良事件或不良反应，试验前后测定血、尿常规，肝肾功能，心电图等。必要时中止试验并揭盲。

（3）定量指标与定性指标

N-of-1 trial的评价指标，依照数据的性质，可以分为定量指标（指连续性数据）与定性指标，定量指标如血糖、24小时痰量、血压等，也可以包括患者的症状评分以及生活质量量表等。定性指标包括一些二分类指标（如有或无，阳性或阴性，有效或无效）等。定量指标在统计学检验中的灵敏度相对较高，但定性指标也具有重要的作用。

（4）单项指标与复合性指标

评价指标从评价项目的广度上分类，可以分为单项指标与复合性指标。单项指标在临床上易于解读，但如果多个单项指标在相同的治疗下出现矛盾时，易于产生干扰。复合性指标可以由多个单项指标组合成单一个体的综合度量组件，可以加权反映各自组件的相对重要性。其优点是更简单直接地形成个体水平的决策。例如哮喘改善指数是一个复合指标，其本身反映了各个利害因素的综合。如果该指标显示对于某一患者，治疗A优于治疗B，则治疗A即是该患者的决策选择。复合性指标的缺点是较难解读，易受到其中最敏感成分的影响，而该成分可能不是最为重要的。

N-of-1 trial的评价指标还可以从数据收集方式上分类，可分为传统的收集方式（调查、日记、病历及管理数据）及利用现代信息技术的新方式，包括生态瞬时测定及远程位置和生理监测。这些新技术使得数据收集更为频繁、便捷，患者依从性提高。

4. 样本量估计

（1）如果N-of-1 trial的目的仅仅是某个患者个体选择更好的治疗，严格意义上不属于科研的范围，其样本量为1。

（2）如果N-of-1 trial的目的主要是科研，例如某些罕见疾病的一系列N-of-1 trials，某一疾病人群的特殊亚群的治疗特点等，则应当参考有关计算公式，计算出样本量。

5. 随机化方法

随机化是N-of-1 trial的重要原则之一，主要将同一患者的数轮交叉试验进行区组随机化（取区组数为2）。可以在统计软件如SPSS上进行操作。以3轮为例，一般可以得到“ABBAAB”或“BAABAB”等方案，即可应用。如果由于轮次较少而造成两组在时间趋势上很不均衡，例如初始随机化方案为“ABABAB”，可稍作平衡，修改为“ABBAAB”。

6. 盲法选择

尽管在N-of-1 trial中，患者和临床医生主要对治疗的总体净疗效（特异性+非特异性效应）感兴趣，使得盲法的地位不如平行组随机对照试验那样重要。但专家们仍然认为，在N-of-1 trial中应当尽可能采用盲法。而对于大多数非药物治疗方法，如饮食、行为或生活方式的变化，难以采用盲法。

盲法的选择，依据试验条件及干预措施的不同，可以为单盲（医生或患者单方致盲）、双盲（医生和患者双方皆致盲）或医生、患者与统计分析人员皆致盲。其级别越高，试验的客观性也相应提高。

药房与药剂师在保障盲法的实施中起着重要的作用。盲法要求试验药物与对照药物在剂型、包装、外形、颜色、气味、味道、规格、标签等方面一致。设立专门发药人员进行药物发放及药品登记、回收等。可以在胶囊中加入乳糖或微晶纤维素制作安慰剂。有时制药公司可以供应这样的对照剂或安慰剂，然而在更多的情况下，需要药剂师把活性药物作进一步的加工。如果试验药本来是药片，药剂师可以将其压碎分装在胶囊中（缓释片除外），虽然制备过程很耗时间，但在技术上并不困难。药剂师的另一个角色是负责随机化与盲法的具体实施。N-of-1 trial 随机化与盲法的方案交给药剂师后，药剂师用投币法决定试验与对照组的代码，并将此代码作为盲底妥善保管。在中药煎剂的 N-of-1 trial 中，医生给该患者完成中医辨证后，开出辨证论治方与对照方。将随机序列与处方一并交给中药房指定的一名药师，该药师采用投币法决定 A 与 B 何者代表辨证论治方或对照方，并记录盲底，妥善保管。然后按照随机顺序配出药方，交给煎药室煎煮，最后发药给患者，使负责 N-of-1 trial 的临床医生与患者均保持盲态。

三、中医药单病例随机对照试验实例

应用单病例随机对照试验评价牛黄降压胶囊治疗轻、中度原发性高血压的剂量效应关系。试验纳入了 11 例轻、中度的中医辨证为肝火亢盛型的原发性高血压患者，进行了双盲、随机、多次交叉的 N-of-1 trial，两个治疗期分别以牛黄降压胶囊高剂量和牛黄降压胶囊低剂量为干预措施。试验分为 3 轮，每轮 2 期，每期 4 周，结果共有 9 例患者高质量地完成了研究，2 例因个人原因退出。数据分析结果表明牛黄降压胶囊高剂量组比低剂量组降压幅度更明显，尤其体现在对收缩压的降低作用中。对患者进行详细访视及定性分析与评价的过程显示针对单个患者进行研究的单病例设计能够有效地应用于中医药临床疗效的评价中。

中国中医科学院西苑医院中医肿瘤研究团队开展 N-of-1 trial 以评价十味益元颗粒治疗恶性肿瘤化疗后骨髓抑制的疗效，试验通过图示法对每一位受试者 2 轮干预后的疗效进行了分析，并采用 Meta 分析的方法合并了各受试者的数据，结果显示十味益元颗粒能够有效地提升骨髓抑制患者的血小板数量。

四川大学华西医院开展了我国第一例针刺的 N-of-1 trial，试验对 9 例脊髓损伤后下肢痉挛患者进行重手法、轻手法针刺下肢及物理治疗的交叉对照治疗，每例受试者均接受了 3 轮共 29 周的治疗，结果显示重手法和轻手法针刺痉挛肢体穴位是一种安全的改善痉挛症状的治疗方法，但重手法的针刺不能够改善患者的每日痉挛频率，且重手法的刺激可能是影响患者寻求针灸治疗的不良因素。

中国中医科学院西苑医院通过 N-of-1 trial 对慢性肾脏病Ⅲ期的中医个体化治疗进行研究，研究共纳入 3 例符合慢性肾脏病分期标准的患者，每个病例共进行 3 轮试验，每轮分为中医辨证治疗和常规基础治疗两期，每期为 4 周。每一轮以计算机随机数字法进行干预期的随机分配。每一位受试者个人的临床症状均得到改善，且中医辨证治疗能够有效降低血肌酐、提高肌酐清除率。并对 3 例患者的治疗数据进行合并分析，显示中医辨证治疗对血肌酐及肌酐清除率的改善优于单纯的常规基础治疗简单随机分组。研究者认为 N-of-1 trial 的研究方法能体现中医辨证论治的个体化优势，该设计方案应用于中医药临床研究中切实可行，且通过数据的合并分析能够在一定程度上得出普适性的研究推论。

浙江中医药大学对 4 例高血压脑出血术后患者开展中医药个体化治疗的 N-of-1 trial，试验共分为 3 轮，随机分配的治疗期应用中医辨证治疗和常规治疗，对照期采用常规治疗和中药安慰剂。结果显示中医辨证治疗能够改善患者主观临床症状，且降低了患者术后周围脑水肿或脑梗死的程度。

成都中医药大学应用 N-of-1 trial 的方法评价芪明颗粒治疗糖尿病视网膜病变的疗效，试验共进行了两轮自身交叉安慰剂对照治疗，每个治疗期结束时对受试者进行视力、眼底、中医证候疗效的评价。试验结果显示芪明颗粒治疗糖尿病视网膜病变具有一定的疗效，但其对患者眼底病变的改善及视力的提高并不明显，认为可能与试验干预期较短有关，但 N-of-1 trial 适用于糖尿病视网膜病变的研究，因其能够集中观察患者眼底病变的情况及有利于患者选择适合自身的治疗方案。

上海中医药大学应用 N-of-1 trial 的试验设计对中药复方治疗支气管扩张症开展了系列研究，试验首先对 1 例支气管扩张症患者进行交叉干预的初始研究，在确定了适宜的观察期与洗脱期之后，继续纳入 3 例稳定性支气管扩张症患者观察中医辨证治疗与固定的方药的疗效差异。患者对临床症状的改善进行自我评分并记录痰量的变化，同时对用药偏好进行评价。中药辨证治疗与固定的方药均能够改善支气管扩张症状并减少患者的咳痰量。值得注意的是，参与试验的患者选择其偏好的治疗，在试验结束揭盲后能够为患者按照其更认可的方案继续进行治疗，真正地体现了 N-of-1 trial 个体化的理念。研究团队认为，N-of-1 trial 符合中医临床实践的个性化诊疗特点，患者具有更好的依从性，能够进一步有效地提高临床疗效。

深圳市中医院开展了六味地黄胶囊治疗肝肾阴虚证疗效评价的单病例随机对照双盲试验，其出发点与之前针对疾病的研究不同，而是着眼于“证候”，是对证候疗效评价的有益探索。通过预试验确定六味地黄胶囊的观察期与洗脱期，共纳入 24 例受试者参与试验，每例受试者进行两轮试验，以患者最关心的临床症状作为疗效评价指标。试验中有 19 例受试者完成了试验，5 例受试者符合有效标准，10 例受试者符合可能有效标准，4 例受试者为无效。该试验同时采用 t 检验、重复性测量方差分析以及 Meta 分析进行统计分析，加强了试验结果的可靠性，并有助于试验结论的外推。3 种统计分析方法的结果一致证实六味地黄胶囊能够有效改善患者肝肾阴虚证的临床症状。该试验的开展显示 N-of-1 trial 可应用于证候类中药的疗效评价中，该方法可进一步在中医药临床研究领域推广以提高相关证候类研究的证据质量。

N-of-1 trial 为中医药发展和循证医学研究模式的结合提供了一个非常好的桥梁，它的兴起与发展也能够为中医药临床疗效研究的方法开辟新的广阔天地。N-of-1 trial 可以将临床试验中方法的科学性、数据的可靠性及伦理道德等与中医药诊疗观念有机地结合起来，合理科学地阐明中医药的疗效，使其能够更加符合循证医学模式的要求，也使中医药能够产出高质量的证据，得到科学的评价，从而切实推动中医药被国际临床实践领域认可进而达到中医药现代化和国际化。

（胡嘉元）

主要参考文献

[1] 陈可冀,钱振淮,张问渠,等. 精制冠心片对冠心病心绞痛双盲法治疗 112 例疗效分析[J]. 医学研究通讯, 1982(11): 24-25.

[2] GAGNE J J, THOMPSON L, O'KEEFE K, et al. Innovative research methods for studying treatments for rare diseases: methodological review[J]. BMJ. 2014; 349: g6802.

[3] GUYATT G, ZHANG Y Q, JAESCHKE R, et al. N-of-1 randomized controlled trials. In: Guyatt G, Rennie D, Meade MO, Cook DJ, eds. Users' guides to the medical literature: a manual for evidence-based clinical practice[M]. 3rd ed. McGraw-Hill, 2015.

[4] 王辉,陈静,商洪才. 单病例随机对照试验设计在中医药临床研究的探索与实践[J]. 中华中医药杂志, 2010, 25(11): 1823-1828.

[5] 刘建平,张玫,杨闵,等. 单病例随机对照试验设计在中医药研究中的应用[J]. 中国中医药信息杂志, 2002, 9(6): 66-68.

[6] LI X L, ZHANG J, HUANG J, et al. A multicenter, randomized, double-blind, parallel-group, placebo-controlled study of the effects of qili qiangxin capsules in patients with chronic heart failure[J]. Journal of the American college of cardiology, 2013, 62(12): 1065-1072.

第四章 中医药临床安全性评价研究

本章主要概述了中医药临床安全性评价研究，囊括了中医药多中心大样本临床试验、中医药临床应用安全性集中监测、中西药联用临床安全性评价三个方面。中医药多中心大样本临床试验从其基本特点、临床意义、研究进展和相关实例进行阐述。中医药临床应用安全性集中监测研究介绍了其特点和集中监测的方法，并列举了血必净注射液和喜炎平注射液2个品种的中成药上市后安全性监测实例。中西药联用临床安全性评价研究部分对中西药联用研究现状进行系统归纳，并介绍了中西药联用临床安全性评价研究特点和研究方法等内容。

第一节 中医药多中心大样本临床试验中的安全性研究

中医药多中心大样本临床试验是指由多个医院或医疗中心参与、募集受试者数量大的临床试验。借助多中心大样本临床试验中较多的受试者数量，能够对发生率较小的安全性事件进行收集、分析，由此形成一种评价干预措施安全性情况的方法。绝大多数多中心大样本临床试验的主要工作内容是评价干预措施的有效性，安全性评价作为共同目的之一，在试验中同时开展。多中心大样本临床试验的研究方法，与本书第三章介绍的随机对照试验方法基本相同，在此不再赘述。

目前，我国中医药多中心大样本临床试验研究取得了一定成绩。国内率先开展的一项心血管中成药循证医学研究，旨在了解中国稳定型冠心病患者在接受西药治疗基础上，加用麝香保心丸治疗是否能降低心血管事件发生率。研究结果表明麝香保心丸治疗慢性稳定型冠心病安全有效。其安全性结果显示，试验组与对照组的不良事件发生率相当（17.7% vs. 17.1%，P=0.878 5），此外肝肾功能等实验室指标无显著性差异，表明标准药物联合麝香保心丸治疗在长期临床用药过程中安全可耐受。案例来源：Ge J B, Fan W H, Zhou J M, et al. Efficacy and safety of Shexiang Baoxin pill（MUSKARDIA）in patients with stable coronary artery disease: a multicenter, double-blind, placebo-controlled phase IV randomized clinical trial[J]. Chinese medical journal, 2021, 134(2): 185-192.

中医药多中心大样本随机对照临床试验可客观公正、科学可靠地评估中医药的安全性，评估药物治疗对患者的不良反应。由于中医药多中心大样本随机对照临床试验设计方法科学，符合临床重大需求，试验过程中强调随机对照，入选患者数目众多，观察时间长，研究指标明确，故得出的结论科学可靠，产生的社会效益巨大。所以，中医药人更要积极探索符合中医药诊疗特征体系的多中心大样本临床试验组织实施模式，不断为中医药的国际化、现代化增添科学的临床证据。

（陈　昭）

第二节　中医药临床应用安全性集中监测研究

一、中医药临床应用安全性集中监测方法

医院集中监测（hospital-based intensive monitoring，HIM），是指在一定时间和一定范围（一个地区或数个地区的一家医疗机构或数家医疗机构）内，以患者或药品为线索，以住院患者和/或门诊患者为目标人群，详细记录全部使用该药品的患者药品使用情况，尤其密切关注不良事件（adverse event，AE）/不良反应（adverse reaction，ADR）的发生特征、发生率、严重程度、新发 ADR 等，研究 AE/ADR 发生规律的一种方法。

进行该类研究前，首先确定监测药品，并对该中成药的安全性文献进行梳理，为进一步的研究提供支撑；其次确定监测人群，即无论用药时间长短，处于监测时间范围内的用药门诊患者或住院患者均为监测人群；最后对监测者进行培训，对监测机构进行合理地筛选与分配。在监测过程中，主要针对以下六个方面的内容进行观察：①已知的 ADR 情况；②新的 ADR 情况；③靶向 AE/ADR 的发生率、严重程度、关联性与风险因素等；④特殊人群的 ADR 发生情况，包括孕妇、老人、儿童、患有特殊疾病者以及上市前缺乏安全性数据的人群等；⑤可能与中成药使用相关的安全性问题；⑥针对药品监督管理部门开展的药品监测内容。

该类研究的设计类型是注册登记式研究，为前瞻性、多中心、大样本的医院集中监测，通过对患者在医院用药期间的全程监测（必要时加上随访），进行数据收集，包括患者的一般信息、诊断及用药信息，AE/ADR 详细信息，医院信息系统、实验室信息系统、影像归档和通信系统的信息等。在实施过程中，还需要建立完善的监测质量控制，建立质量控制三级检查制度，确保数据的准确性和真实性；并对 AE/ADR 及时进行处理和判读，通过参照 2011 年卫生部发布的《药品不良反应报告和监测管理办法》（中华人民共和国卫生部令第 81 号），药学、药理学、毒理学相关资料，患者机体情况以及临床用药特征对 AE/ADR 进行判读。

中医药上市前临床研究所涉及的病例数量相对较少，在广泛人群中使用的安全性仍有未知风险。通过大样本、多中心的安全性集中监测研究，有利于加强政府药品监督管理部门、医务工作者以及药企人员对药品上市后安全性的全面认识，从而加强患者的用药指导。对安全性集中监测的结果进行进一步分析后，可以增补、修订药品说明书中缺失或不足的内容，降低或避免药品对使用人群的潜在用药风险，实现药品风险的最小化，从而更大程度地保障患者的用药安全。

二、上市后中医药安全性监测实例

（一）血必净注射液上市后临床安全性多中心集中监测研究

血必净注射液为天津红日药业股份有限公司生产的独家品种，2004 年批准上市。其主要成分为红花、赤芍、丹参、川芎、当归的提取物，具有化瘀解毒的作用，用于温热类疾病，症见：发热、喘促、心悸、烦躁等瘀毒互结证；适用于因感染诱发的全身炎症反应综合征；也可

配合治疗多器官功能障碍综合征的脏器功能受损期。

根据《中药注射剂安全性再评价基本技术要求》和《中药注射剂安全性再评价临床研究评价技术原则（试行）》的相关规定，开展血必净注射液上市后安全性临床评价。采用前瞻性医院集中监测的方法，考察血必净注射液在临床"真实世界"环境下广泛使用的安全性，包括 AE/ADR 的类型、发生率以及相关危险因素，进一步指导临床合理用药和完善说明书，并为企业制订风险管理计划提供依据。

该课题采用前瞻性大样本、多中心集中监测的方法，在全国多家医疗机构采集使用血必净注射液患者的安全性信息，包括患者一般信息、用药情况、不良反应信息等。研究数据采集使用纸质 CRF 和电子 CRF 两种方式。采取从病历直接收集患者基本信息及用药信息的方式，不干预临床用药，不影响患者正常治疗，由指定的药师或护士负责观察并填写相应的监测观察表，获取研究资料。统计分析采用 SAS 统计分析软件进行数据分析。临床研究采用"三级质控"体系，保证研究质量。

所有假设检验水准均为 0.05。$P<0.05$ 认为差异有统计学意义。多组间比较，采用 Bonferroni 法校正显著水准。计量资料的描述采用均数、标准差、最大值、最小值表示，两组比较采用成组 t 检验或 Wilcoxon 秩和检验，多组比较采用方差分析或 Kruskal-Wallis 秩和检验。计数资料采用例数、构成比描述，等级资料采用秩和检验，无序分类资料采用卡方检验或精确概率法。AE/ADR 类型和发生率以百分率和 95% *CI* 表示。

2013 年 8 月 19 日至 2016 年 8 月 10 日期间，共有 93 家医疗机构参与了本项研究，共监测了 31 913 个病例，发现不良反应 96 例，总体不良反应发生率为 0.30%［95% *CI* 为（0.24%，0.37%）］，属于偶见级别。常见不良反应主要为皮肤瘙痒、皮疹、胸闷和发热等表现，主要累及皮肤及其附属系统。其中皮肤瘙痒例数最多见，为 25 例，发生率 0.078%；其次为皮疹 12 例，发生率 0.038%；胸闷 7 例，发生率 0.022%；发热 5 例，发生率 0.016%，均属罕见级别。所有不良反应均属轻度，预后良好，无严重不良反应发生。不良反应发生时间最快在用药后即刻出现，表明其过敏反应发生迅速，用药时应当严密观察；最迟在用药结束后 5 天出现，建议注意观察其迟发反应。

对患者性别、年龄、民族等因素逐一分析显示，不良反应发生率均无统计学意义。对患者来源、特殊人群、首次使用血必净注射液、不同溶媒、不同给药途径、不良嗜好、药物食物过敏史、过敏性疾病史、单次使用剂量、全天用药剂量、用药频次、不同监测科室等因素分析显示，不良反应发生率无显著关联性。

符合适应证范围分析表明，说明书以外的"其他疾病"不良反应发生率最高，占 0.53%（$P<0.000\,1$），差异有显著统计学意义，说明超出适应证使用与不良反应存在相关性。滴速与不良反应关系分析表明，随着滴速的增加，不良反应发生率有增高趋势。当滴速在 80~100 滴 /min，不良反应发生率最高，为 0.88%；个别病例因出现不良反应后，采取了减慢滴速的处理措施，不良反应症状得到缓解。提示滴速过快为不良反应的危险因素之一。是否冲管与不良反应关系分析表明，在联合用药时冲管，发生不良反应 42 例，占其人群的 0.24%；在联合用药时不冲管，发生不良反应 43 例，占其人群的 0.51%，不冲管的不良反应发生率显著高于冲管的发生率（$P<0.000\,1$）。说明联合用药时不冲管与不良反应有显著相关性。

根据上市后安全性监测研究发现，血必净注射液所发生的不良反应属偶见及罕见级别，且程度轻微，预后良好。主要危险因素为超出适应证范围、滴速过快、联合用药时不冲管等。说明书中的适应证为法定使用依据，应在适应证范围内使用，超出此范围可能导致不良反应风险增加；说明书中对于滴速的规定，应视为滴注速度的上限，超出此输注速度可能增加不良反应的风险；说明书中对于联合用药时应间隔冲管的提示，是所有中药注射液合理用药应遵守的操作要求，不冲管可能导致不良反应风险增加。

（二）喜炎平注射液上市后临床安全性多中心集中监测研究

喜炎平注射液是穿心莲内酯经磺化而得到的穿心莲内酯磺酸盐灭菌水溶液。穿心莲内酯（分子式 $C_{20}H_{30}O_5$）是中药穿心莲的主要药效成分，以它为原材料制成的喜炎平注射液，具有清热解毒、止咳止痢的功效，临床用于支气管炎、扁桃体炎、细菌性痢疾、手足口病等，也是儿童病毒性疾病临床常用的药物。其上市时间长、年销售过亿支，应用范围广，疗效确切，是中药注射剂中的一个大品种药物。但近些年来，有关其安全性事件的报道却屡见不鲜，值得引起广泛的重视。

由王永炎院士、谢雁鸣研究员作为总课题负责人，项目来源于“重大新药创制”国家科技重大专项“中药上市后再评价关键技术研究”子课题，从 2012 年 3 月始至 2015 年 4 月，采用多中心、大样本、登记注册式医院集中监测的方式，监测地区涉及黑龙江、广东、重庆、河南、湖北、江西 6 省市，覆盖中国东、南、西、北、中地区，监测医院包括儿童医院、综合性三级医院、中医院，覆盖类型较广。课题从 21 家监测医院收集病例，就发生的 ADR 因果关系判定展开讨论，并对监测单位从监测模式、监测流程、人员素质、完成速度、监测表填写、信息真实性和准确性，以及档案管理等方面开展严格的稽查，以期客观评价江西青峰药业有限公司生产的喜炎平注射液的用药人群特征和发生不良反应的易感人群特征，发生率及其影响因素，为医药行政管理部门决策提供科学依据。

该研究共收集病例 31 604 例，上报 AE 43 例，确认 ADR 25 例，不良反应发生率为 0.079%。结果能较全面反映目前临床使用喜炎平注射液的现状，提示喜炎平注射液发生不良反应为罕见级别（罕见为 0.01%~0.1%），经专家论证分析关联性认为肯定有关为 2 例，很可能有关为 9 例，可能有关为 14 例。所有不良反应在监测下均呈现痊愈或好转。发生 ADR 人群年龄未见明显趋势。男性患者稍多于女性患者，仅 1 例患者报告药物过敏史，在临床使用喜炎平注射液前应注意详细询问过敏史。所有 ADR 人群在用药剂量、用药浓度、给药速度上未出现超说明书使用的情况。有 4 例使用的溶媒为小儿电解质补给注射液，1 例为果糖注射液，此 5 例属超说明书使用；在给药途径上有 1 例使用吸入法，属超说明书使用；有 7 例的给药频率为 2 次 / 天，明显高于其他，属超说明书使用，建议给药频次不要过高。这些超说明书使用的溶媒、给药途径及频率可能是引起不良反应的部分原因。1 例报告出现混合用药现象，此为说明书明确禁止的，应避免出现。25 例中有 24 例有联合用药现象，两药联用有 12 例，三药及以上的联用有 12 例，联用药品主要集中在抗生素、抗感染类等药物。在联合用药过程中如何操作、两药间隔时间、是否冲管等均未详细报告，应着重注意联合用药的间隔时间与冲管条件，避免出现喜炎平注射液与其他药物混用产生的不溶性大分子物质。

上市后多中心、大样本的喜炎平注射液安全性监测研究提示在临床使用过程中，应密切关注超说明书用药，注意规范用药。上市前中成药的安全性未经大范围真实世界研究验证，而上市前相关安全性研究也有一定的局限性，合并疾病较少、疾病谱受限、用药人群范围较小等制约着药品安全性的深入研究。因此上市后安全性集中监测研究具有十分重要的意义，为明确上市后中成药的安全性提供了客观有力的证据。上市后一些中药注射剂已率先完成医院安全性集中监测研究，除了上述血必净注射液与喜炎平注射液，还有血塞通（冻干)、苦碟子注射液、舒血宁注射液、参附注射液、参芪扶正注射液、灯盏细辛注射液、丹红注射液、清开灵注射液等,安全性集中监测研究进一步完善了药品上市后的安全性问题,填补了大范围推广使用中成药的风险空白,为下一步更有针对性地开展安全性研究提供基础。

(陈诗琪)

第三节 中西药联用临床安全性评价方法

中西药联用临床安全性评价的研究方法,可以分为临床研究和文献研究;临床研究又可以分为观察性研究与试验性研究。无论哪一种研究设计都有其优点和局限性,在实际应用中应当根据不同的评价目的,考虑中西药特点、风险严重程度等因素而选用不同的研究方法。大多数中西药联用安全性问题在真实世界暴露,研究方法多应用观察性研究,可能存在各种偏倚与效应修正,在研究设计与结果解释时应当慎重。必要情况下,生产企业应当根据其产品的安全性情况,制定适当的研究策略,开展一系列研究来解决可能与上市中药有关的安全性问题。本部分介绍临床安全性评价常用的方法,但中西药联用有其自身特点,所以,对其进行临床安全性评价在方法上也有所不同。

一、中西药联用临床安全性评价研究特点

中西药联用临床安全性评价的问题日益引起了学者的关注。该问题的特点包括以下两点。

(一)真实世界中暴露联用临床安全性问题

在上市前临床试验中,由于试验目的设计,仅能评价单药的临床安全性。对于复杂疾病,大多数上市前临床试验排除了老年人、儿童等特殊群体及可能有相互作用干扰的药物。而实际临床药物联用情况复杂,联用 AE/ADR 在上市前研究中难以充分涉及。所以中西药物联用临床安全性评价重点应放在上市后的真实世界中评估。

从目前研究上看,关于中西药相互作用的证据大多来自问卷调查、病例报告等。在过去,这些报告的质量较差。然而,应该清楚的是,即使有良好记录的病例报告,也可能无法建立确切的因果关系。目前与药代动力学试验相结合的病例报告构成了关于药物相互作用的相对全面的证据。

(二)联用情况复杂,评价难度高

中药有自己独立的理论体系。中西药联用临床安全性评价既要重视中医理论总结,更要了解中西药各自的药性特点,其评价的复杂度和难度明显高于任意单成分的组合。美国科学家在 *Journal of the American College of Cardiology* 发文称,草药的安全性和有效性需要设计适合草药特点的临床试验来评估,包括与同时使用的药物的潜在相互作用。从近年文献情况来看,研究的重点集中在分析联合用药使用率及对药物代谢的影响。代谢酶的改变会提高 ADR 出现的风险,但代谢的改变是否一定出现 ADR,还受药物特性等一系列因素干扰。所以我们需要对目前常用临床安全性评价方法进行必要的梳理。

二、中西药联用临床安全性研究方法

中西药联用临床安全性的特点包括真实世界中暴露联用临床安全性问题,联用情况复

杂，评价难度高。目前，常用临床安全性评价还有一个特点是针对单药进行设计的。而中西药联用的特点与单独用药十分不同。所以，根据表 4-1 总结现有中西药联用临床安全性研究涉及的研究方法，大致可以分为以下五种。

（一）文献综述研究

文献综述研究是对已发表的数据进行归纳分析，对临床风险有一定的提示作用。但文献综述研究不能提供联用与 ADR 发生的确定关系，要得到令人信服的解释，需要探寻联用 ADR 的具体机理。但往往由于相互作用过程过于复杂，而难以有研究深入其吸收、分布、代谢、体征等发病全过程。另一方面，文献综述研究依赖原始文献的记录。如表 4-1 中所列雷公藤 - 甲氨蝶呤的系统评价研究，目的是评价联用的有效性与安全性。纳入的原始研究主要记录有效性信息，对 ADR 的记载不详尽，难免遗漏联用药物使用及 ADR 特征细节。

（二）前瞻性研究

在随机对照试验中应用 AE 评价量表，可对 AE 进行定性和定量的比较。但随机对照试验用于临床安全性评价，难以符合伦理要求，且需要极大的样本量，要求大量资金的支持。大样本集中监测属于前瞻性研究，在一定时间和一定范围内，以药品为线索，详细记录住院和 / 或门诊患者 AE/ADR 的发生以及药物使用细节情况。该方法判定 AE/ADR 与药品及使用等因素的关系具有一定优势，弥补被动报告的不足，是对 ADR 临床特征的收集。但是，尚缺乏针对联合用药设计的临床安全性集中监测。

有关学者在以色列进行了一项前瞻性研究，12 个科室住院的患者形成队列。用户通过问卷调查确定中西药联用药物。使用自然药物数据库搜索已识别的潜在中西药联用，并使用 Lexi Interactive 在线交互分析评估其临床意义。但是问卷调查对患者及临床医生要求极高，如要具备一定的 ADR 知识及良好的记忆能力。研究过程中，容易出现回忆性偏倚，如用药间隔时间回忆不清，采访人群偏倚等，不利于判断 ADR 危险因素。

（三）回顾性研究

有研究者以人口为基础采用保险研究资料库进行回顾性分析。检索银杏叶提取物单独用药和联合抗血小板 / 抗凝药物的处方，探讨银杏叶提取物联合用药的优势比，发现 65 岁以上服用银杏叶提取物联合抗血小板 / 抗凝药物的患者出血风险增加。有研究回顾性分析 7 天住院接受中西药联用治疗特异性皮炎，短期使用安全有效，ADR 发生率低。回顾性分析提供的是危险因素的可能性，在因素确定上，是临床特征—联用的思路，缺少与内在机制的关联，容易造成归因错误。

（四）横断面研究

横断面研究调查对象为患者或临床医生，可以获得联用不良事件的信息。如在社区调研老年人服用中西药联用情况并确定潜在相互作用，孕妇可能的中西药联用，发现 1/8 的联合用药有潜在的中度至重度的风险。横断面研究可提供联用与 ADR 的可能性关联及一定时间内的 ADR 发生率。但是问卷调查存在回忆性偏倚，如用药间隔时间回忆不清，采访人群偏倚等，不利于判断 ADR 危险因素。

（五）算法分析法

基于大数据挖掘中西药联用 ADR 潜在相互作用成为有效的 ADR 分析方法。如表 4-1 所示，开发的算法用于分析草药和抗肿瘤药物之间的药代动力学相互作用风险。可优先考虑临床试验的结果以及生物利用度等信息。对于机制研究能提供更加清晰的指引，节约资源。

三、中西药联用临床安全性研究方法的比较

近年关于中西药联用临床安全性的研究方法,在表4-1中详细列出了各自的优势与局限性。如人群研究数据可信度高,可提示用药安全,但研究费用高,不同病理状态下或不同人种的代谢存在差异,结果应用范围受限。回顾性研究方法通过一个或几个相同病例,起到提示危险的作用,但归因不清。

对于中西药联用安全性的基础机制研究主要有体外细胞研究、动物研究等。横断面研究可分析影响因素与临床特征。研究对象设置广泛的中西药联用结果,难以支持个体化的药物临床联用安全性判断。

表4-1　中西药联用临床安全性研究方法的比较分析

研究方法	内容	优势	临床应用的局限性
回顾性研究	一个或几个相同病例	有很好的提示危险的作用	可能是个体差异引起,结果不稳定
前瞻性研究	随机对照试验、医院集中监测等	人群数据可信度高,可直接提示用药安全	费用高;不同病理状态下,代谢影响不同,难以全覆盖
横断面研究	对相关因素的分布状况进行描述	报告联用率、联用风险	不能判断联用与ADR的关系
文献综述研究	对已报道的文献信息进行综合分析	系统收集关于联用的临床及机制研究信息	不能提供联用与ADR的关系判断
算法分析法	构建算法,对现有数据进行分析,提示可能的联用风险	预估风险;减少资源浪费	算法不能涵盖人体未知的代谢因素

四、中西药联用临床安全性评价创新方法

"有诸内必形诸外",药物需要进入人体,与机体产生作用来引发ADR。机制是ADR的内在方面,需要通过研究,间接地被人认识。临床特征是ADR直观的外象表现。ADR内在机制与外象表现在人体发生,是一个统一整体,从外象表现关联内在机制是对ADR研究的深化。精准化是中药发展的历史需求,基于药物分析技术、药理研究技术的不断发展,中药何种成分激活/抑制何种靶点网络而引发ADR,是不断研究发现的方向。安全性评价体系的日益完善,对ADR临床特征的观察总结会更加详细精确。

(一)"征靶关联法"的提出

"征靶关联法"是指在中西药联用临床安全性评价过程中,使临床特征与靶点机制相关联,可用于提示联用风险的临床安全性评价方法。《说文解字》中提到,"征"为征象。在"征靶关联法"中指的是ADR的特征,包括症状、剂量相关信息等。"靶"在字典中理解为瞄准的目标。药物进入体内,使人体产生ADR时会出现作用点,也就是内在机制的变化。"征靶关联法"有助于去除混杂因素,临床及时发现并确认特征ADR,提示机制研究。主要内容是分析ADR严重程度的影响因素,发现有风险的联用药物,进行初步的风险识别;构建联用ADR多元证据体,总结发生率、原发疾病、关联症状等信息,进行临床特征提取;以临床特征检索共同作用靶点进行网络靶标分析,形成临床特征与作用靶点关联;构建相关临床特征的

动物或细胞模型，对临床特征及靶点关联进行实验验证。目前"征靶关联法"较适用于单一中药与西药的联用，其构成要素如图 4-1 所示。

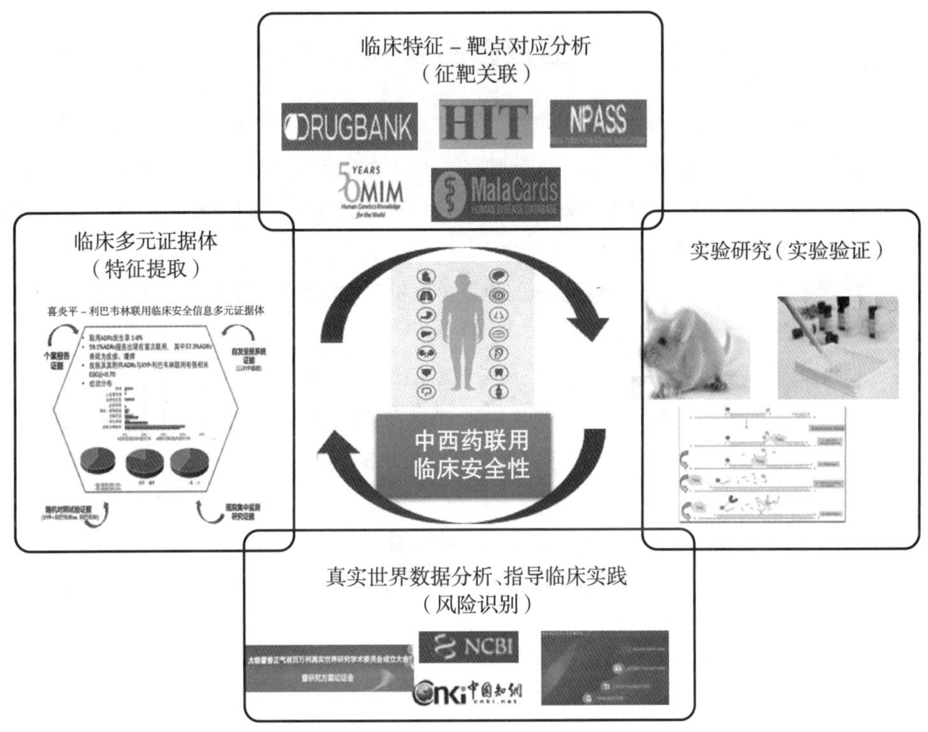

图 4-1　"征靶关联法"构成要素

（二）"征靶关联法"的主要特点

1. 多来源的真实世界数据总结临床特征

针对中西药联用临床安全性问题在真实世界暴露的特点，进行多来源的真实世界数据的采集，是对临床实际多方面的展现，系统分析有利于对 ADR 特征的全面掌握。随着中西药联用临床应用的不断增加，临床一线医生对 ADR 的认识、关注程度也不断增加。随着国家药品不良反应自发呈报系统的不断完善，数据质量与数量都大大提升，为多元证据体的系统构建提供了有力支撑。多元证据体协助数据转化为可指导临床实践的证据。

2. 基于作用靶点角度分析内在机制

中药激活多靶点引发毒性，加之与西药未知的相互作用，使中西药联用形成复杂网络。解释这种复杂毒性机制正是网络靶标分析的优势。通过数据库检索、计算机预测等方法收集相互作用的靶点，避免了对吸收、分布、代谢等各个过程的相互作用的烦琐研究。网络靶标分析直接提示相关靶点通路，使整体药物代谢环节均纳入分析，使后续的机制研究更有针对性。

3. 临床特征与靶点机制形成关联

通过构建 ADR 多元证据体来提取中西药联用 ADR 的临床特征，构建生物通路关联网络，获得"联用 - 临床特征 - 靶点机制"网络。临床特征与靶点机制紧密联结，相互佐证，有助于去除混杂因素，临床及时发现并确认特征性的 ADR，提示机制研究。网络靶标数据库中已经纳入相关药物代谢靶点，如 CYP3A4、CYP2C9 等。在靶标预测中，可起到提示代谢相关通路的作用。运用现有的药代动力学、药效动力学技术，进行更有针对性的分析。

（郑 蕊）

主要参考文献

[1] 任明，商洪才，张伯礼，等．大样本多中心随机对照试验中不良事件的管理[C]．//2007年世界中医药学会联合会临床疗效评价专业委员会成立大会暨首届国际学术交流会论文集．2007：35-40.

[2] 郑蕊，陈诗琪，商洪才．中西药物联用安全性评价——"征靶关联法"的探索建立[J]．世界科学技术：中医药现代化，2018，20(10)：1734-1738.

[3] 邢冬梅，李春晓，李彬，等．药品上市后临床安全性再评价医院集中监测方案的实施要点[J]．中国中西医结合杂志，2017，37(5)：596-598.

[4] 吴泰相，卞兆祥，商洪才，等．从中药复方临床随机对照试验报告规范2017：CONSORT声明的扩展、说明与详述的正式发表谈我国临床试验的变革[J]．中国循证医学杂志，2017，17(9)：993-998.

[5] 谢雁鸣，廖星，姜俊杰，等．中成药上市后安全性医院集中监测技术规范[J]．中国中药杂志，2019，44(14)：2896-2901.

[6] ZHENG R，WANG H，LIU Z，et al. A real-world study on adverse drug reactions to Xuebijing injection：hospital intensive monitoring based on 93 hospitals(31 913 cases)[J]. Annals of translational medicine，2019，7(6)：117.

第五章　中医药临床研究证据的系统评价与 Meta 分析

随着循证理念被引入中医药领域，中医药系统评价 /Meta 分析作为二次研究证据集成、传播、使用的重要形式被广泛学习和关注。本章重点概述了中医药临床研究证据的系统评价与 Meta 分析创证方法、报告要求、阅证实例解析、引证情况、现存问题和前景展望，以期对中医药临床研究证据的系统评价和 Meta 分析创证用证整体情况进行展示，并给予读者一些思考。

第一节　中医药临床研究的系统评价与 Meta 分析

一、系统评价与 Meta 分析的历史与沿革

系统评价最初源于综述研究方法的提出。英国临床流行病学家 Archie Cochrane 在临床医生随意采用专家意见进行临床决策的混乱背景下，呼吁全世界临床医生和研究者联合起来系统总结、动态更新各自研究领域中的随机对照试验结果以获得可靠证据指导临床实践，并在 1979 年首次提出系统评价（systematic review，SR）。20 世纪 90 年代，随着临床研究者通过国际合作进行系统评价成果的发表和世界 Cochrane 中心协作网的成立，全世界开始全面了解系统评价，从而使其真正成为临床医学发展史上的里程碑。Meta 分析最初源于针对随机误差而发明的合并效应量的统计方法。英国统计学家 Ronald Fisher 于 1932 年提出了“合并 P 值”的思想，形成了 Meta 分析的前身，后由 Beecher 在 1955 年发表了医学领域第一篇真正意义上的 Meta 分析，并给予其初步定义。1976 年，英国教育心理学家 Glass 将 Meta 分析正式命名。此后 Meta 分析作为统计分析方法不断被推广应用，在统一评估方法下进行证据收集，并在 Cochrane 协作网的支持下实现动态管理、保存和更新。

二、系统评价与 Meta 分析的定义和研究现状

（一）系统评价与 Meta 分析的定义

系统评价的定义采用循证医学之父 David Sackett 在 2000 年提出的“针对某一具体临床问题，系统全面地收集现有已发表或未发表的临床研究，采用临床流行病学严格评价文献的原则和方法，筛选出符合质量标准的文献，进行定性或定量合成分析，得到可靠的综合结

论”。Meta 分析的定义可分为广义和狭义。广义定义同样采用 David Sackett 在 2000 年提出的“运用定量统计学方法汇总多个研究结果的系统评价（定量系统评价）”。狭义定义则采用 Cochrane Library 提出的“将系统评价中的若干个不同结果合并为一个量化指标的统计方法”。

系统评价和 Meta 分析在发展过程中，逐渐形成了相互区别，但在内涵和外延上有交叉的关系：系统评价属于全面收集、整理和分析原始文献而获得可靠结论的科学研究方法，而 Meta 分析属于将多个研究结果的数据合并分析、计算总体效应的统计学方法。系统评价在对同质研究结果进行定量合成的统计学处理时需要采用 Meta 分析，属于定量系统评价；而在描述性分析时则不需要采用 Meta 分析，属于定性系统评价。

（二）系统评价与 Meta 分析的研究现状

系统回顾并综合分析国内外发表的系统评价与 Meta 分析，可以发现系统评价与 Meta 分析呈蓬勃发展趋势。系统评价与 Meta 分析被引入中国后发展迅速，在多学科中得到应用并取得了突出成果。但是国内外系统评价与 Meta 分析质量参差不齐，既有方法学严谨规范、发表于高影响因子杂志，并对临床决策起重要证据支持作用的研究，也有方法学缺陷、临床价值有限的研究，可见系统评价和 Meta 分析虽然应用广泛、逐渐深入人心，但是远没实现规范和严谨应用的要求。国内外系统评价和 Meta 分析的作者和团队呈现明显的地区和机构分布以及合作，研究人员学历和科研水平存在明显差异性。国外不同区域和机构间团队合作发表的高质量系统评价和 Meta 分析远多于国内，国内和国外均有单人单机构独立完成研究的情况，但真实性较低、偏倚程度较高，存在系统评价滥用的情况。国内外系统评价和 Meta 分析以随机对照试验为主题的研究占比较高，反映了随机对照试验作为获取最佳临床证据的研究设计形式已经深入人心，多中心、大样本随机对照试验具有较高的可信度和说服力，随机对照试验的系统评价和 Meta 分析牢牢占据着证据金字塔的最顶端。但是国内发表的随机对照试验的设计和方法学质量偏低，随机、对照、盲法、均衡等设置存在较大问题，低水平、重复性研究较多，不能经受实践的反复检验，无法得到国际广泛认可。

中医药系统评价和 Meta 分析的发表始于 20 世纪 90 年代末，历经 20 余年的发展，研究数量不断增多，类型和主题不断丰富，国内外交流不断密切，高质量成果不断发表。例如复方丹参滴丸治疗稳定型心绞痛随机对照试验系统评价首先在 Cochrane 协作网注册，按照标准规范实施，研究成果质量较高，得到国内外广泛认可。中医药临床研究的系统评价和 Meta 分析不断重视对不同分析对象和方法的学习，同时针对中医辨证论治和个体化的理论和诊疗特点，重视非随机化临床研究的系统评价和 Meta 分析，例如单个病例数据 Meta 分析、多组对照 Meta 分析、网状 Meta 分析等，关注不同质量水平的临床试验结果在其中的科学表达。但是中医药系统评价和 Meta 分析存在选题范围过大、干预方法变异程度过高且忽视中医病证结合诊疗思路、方法使用不规范、选题重复等问题。

三、中医药临床试验系统评价与 Meta 分析的研究方法

循证医学要求临床和卫生医疗决策实施必须建立在最佳研究证据基础之上。作为获取证据最佳方法的系统评价和 Meta 分析，需要在标准规范的研究方法和步骤的指导下进行。Cochrane 协作网指出系统综述须按照下列七步进行：①提出并形成问题；②检索并纳入研究；③纳入研究质量评价；④资料提取；⑤分析并形成结果；⑥结果阐释；⑦研究完善与更新。

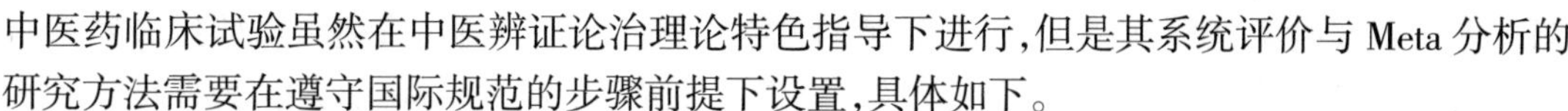

中医药临床试验虽然在中医辨证论治理论特色指导下进行，但是其系统评价与 Meta 分析的研究方法需要在遵守国际规范的步骤前提下设置，具体如下。

（一）提出并形成问题

问题的提出需要围绕科学性和可行性进行，应具备简明准确的临床特征。问题的形成需要注意研究对象、干预类型、结局类型三个要素，如研究对象所选择的患病人群需要有代表性，对患病人群的纳入限制要有相关依据，中医望闻问切四诊信息以及证候病机等内容均要考虑；试验组和对照组的干预类型不能有重叠效应，避免除干预外其他混杂因素的影响，对照干预如采用安慰剂，要注意是否具备试验组中药特征；结局指标的类型不能过多，需要体现中医药特色。

（二）制订并撰写研究方案

研究方案需要提前制订和撰写，包括：题目、背景、目的、纳入排除标准、检索策略、评价方法、致谢、利益冲突、附录、参考文献。研究方案需要经过专家反复论证和修改，并经过同行评议后发表于期刊上。

（三）研究方案注册

方案注册能够保证系统评价的方法学质量，减少发表偏倚，避免重复研究和资金的浪费。目前注册平台主要有 Cochrane 协作组和 PROSPERO（international prospective register of systematic reviews）注册平台两大类。

（四）检索并纳入研究

系统评价要求制定检索策略后进行全面无偏倚检索，检索工具的来源需要全面，不能进行语言限定，避免发表偏倚和语言偏倚。主要类型包括：①电子数据库：如以 CNKI 和 PubMed 为代表的中英文数据库；②Cochrane 协作评价工作组数据库；③发表研究的参考文献；④灰色文献：如技术报告、会议汇编、通信信件等；⑤手工检索发表或未发表文献。研究的纳入需要两名研究者独立进行，当遇到不一致或争议时，需要经双方协商讨论和第三方仲裁；如果涉及研究的相关性，则应该由更专业的研究者进行判断取舍。

（五）纳入研究质量评价

纳入研究的质量评价是保证研究真实性的要求，能够避免在中医药临床研究设计和实施过程中因偏倚而导致错误结论的产生。中医药临床试验自身偏倚的来源主要有以下四种：选择偏倚、实施偏倚、退出偏倚和测量偏倚。控制选择偏倚的最好方法是针对分组方案产生和分配序列隐藏进行随机化；控制实施偏倚和测量偏倚的最好方法是对研究者、研究对象、结局测量和统计分析者等进行盲法；控制退出偏倚的最好方法是采用意向治疗分析或采用最差情况分析进行处理。虽然没有鉴定这些偏倚的金标准，但是可以采用一些方法和工具进行推测，例如：随机对照试验采用 Cochrane 偏倚风险评估工具、加达德（Jadad）量表等，观察性研究采用纽卡斯尔 - 渥太华量表（Newcastle-Ottawa scale，NOS）、美国医疗保健研究与质量局（Agency for Healthcare Research and Quality，AHRQ）质量评价清单等，非随机对照试验研究采用 MINORS（methodological index for non-randomized studies）量表等。中医药临床试验质量评价方法基本采用上述国际通行标准，但是缺少能够反映中医个体化诊疗特色的质量评价体系。

（六）资料提取

资料提取是联系原始研究和最终报告结果的重要步骤，需要设计并完善提取表格。表格主要由下列要素构成：系统评价题目、资料提取者姓名、编号、研究出处（作者、发表年份、期刊等）、研究类型、研究对象（性别、年龄、种族、中医证候等）、干预措施（试验组和对照组干预名称、剂量、给药途径和时间点、疗程、随访等）、结局（多种结局指标）。为保证资料提取的准确性，同样需要两名评价者共同进行，出现不一致时进行讨论或由第三方仲裁解决。如果涉及当前研究无法提供的提取资料，则需要联系文献作者尝试获取。

（七）分析并形成结果

系统评价和 Meta 分析有定性和定量两种方法，其中定性分析法采用描述报告相应结果；定量分析法采用 Meta 分析，需要保证统计方法的正确使用，避免因错误使用带来的偏倚。分析并形成结果涉及以下五个方面的问题：①合理的比较：针对研究方案设定的比较可根据收集的资料进行相应比较的调整和修正；②比较中的研究结果：对于计数资料（二分类变量）要求获得每一个比较组中发生某一结局或事件的人数及总人数，采用的效应量包括相对危险度（risk ratio，*RR*）、比值比（odds ratio，*OR*）等；对于计量资料（连续性变量）要求获得每一个比较组中例数、指标的均值和标准差，采用的效应量包括加权均数差（weighted mean deviation，*WMD*）、标准均数差（standard mean deviation，*SMD*）等；③比较研究结果的相似性：纳入 Meta 分析研究中任何的变异情况可分为临床异质性、方法学异质性和统计异质性，通过对异质性的识别能够比较和判断不同研究结果的相似性；④比较研究结果的最佳合并效果：根据异质性检验结果选择合并效应值的最佳统计方法，同质性较好可采用固定效应模型，同质性较差可采用随机效应模型；⑤合并结果的可靠性：采用敏感性分析评价结果是否稳定可靠；如果敏感性分析导致了不同结论，则需要谨慎进行系统评价结果的解释。

（八）对结果进行阐释

对结果的阐释通常见于讨论部分，应围绕证据强度、结果可推广性、与临床决策相关信息、结论意义进行论述。需要注意，证据强度的论述应围绕研究的方法学质量进行；结果可推广性应取决于系统评价中的研究对象是否和自己的患者有相似的人群基本特征；与临床决策相关的信息应结合研究者所在地的实际情况；结论意义应围绕对中医药临床实践的科学价值进行，从国际化的视角探讨，使证据信息为研究者提供决策支持。

（九）进行完善和更新

由于中医药临床试验不断发展并且有新的临床证据出现，同时系统评价和 Meta 分析发表后会受到各方面评价或质疑，因此有必要对其进行完善和更新。更新后的系统评价和 Meta 分析可作为新研究进行发表。

四、中医药临床试验系统评价与 Meta 分析结果的报告方法

研究结果的报告应该清晰而有逻辑，通常按照系统评价与 Meta 分析报告规范（preferred reporting items for systematic reviews and meta-analyses，PRISMA）声明的要求进行。尽管 PRISMA 声明及其扩展内容极大地提高了系统评价的报告质量，但是 PRISMA 检查表不包括中医特定项目，也没有充分考虑中医相关因素。因此本书参考 2020 年新发表的 PRISMA 中药（Chinese herbal medicine，CHM）扩展版（PRISMA-CHM 2020）内容介绍中医药临床试验系统评价与 Meta 分析结果的报告方法。

（一）研究的选择

需要报告文献每一步筛查的数量，包括初筛文献数、复筛文献数，以及最终纳入文献数，需要详细写清楚文献被排除的原因，推荐制作研究流程图。

（二）研究的特征

需要详细说明每一篇纳入文献的基本特征，包括中西医诊断标准和基线数据。需要强调中医药干预措施的特征包括：①名称、来源和剂型；②各种药品的名称、来源、加工方法和用量；③药物质量控制信息；④用量、给药途径和时间；⑤有生产方法、认证方法和安全评价等资料；⑥中医药相关公式的列举和调整；⑦专利专有配方需要提供产品名称和生产厂家。中医药安慰剂的特征包括：①生理上是否相同和药理上是否无效；②给药途径、方案、用量；③成功的施盲。中医相关结果的状态特征包括：①名称和测量方法；②测量时间点和随访时间。

（三）研究内部偏倚风险

说明每个研究中可能存在的偏倚风险，推荐配合Cochrane偏倚风险评估工具在RevMan软件中进行操作。对于结局层面的评分推荐采用“推荐分级的评估、制定与评价”（the grading of recommendations assessment，development and evaluation，GRADE）结果总结表对每个结局进行治疗评价。

（四）单个研究的结果

针对建立的结局指标，把每个研究的各干预组结果进行合并，列出综合效应值、置信区间，并用RevMan或Stata等软件制作森林图。

（五）结果的综合

Meta分析的结果需要详细列出，包括置信区间和异质性检验（例如亚组分析）等内容。特别要关注：①中医模式治疗的参与者；②中医模式干预；③比较方式；④中医药相关结果。异质性最主要来源需要关注中医药干预中的特征因素，如中医药药用部位（根茎叶）、方剂类型（固定成方还是汤剂加减）、药物的成分、炮制方法等。

（六）研究间的偏倚

对可能存在的影响数据合并的偏倚进行详细评估，例如报告偏倚中的发表偏倚采用漏斗图和不对称检验进行分析识别，并列出相应结果。

（七）其他分析

如果研究有多种中医药干预特征因素造成的异质性，在保证足够纳入试验数量的前提下应进行亚组分析或Meta回归分析探究异质性的来源；对于结果的稳健性，可选择采用不同效应模型法、剪补法、失安全系数法等敏感性分析手段进行相应判断。

五、中医药临床试验系统评价与Meta分析的展望

中医是具有悠久历史的经验医学模式，临床诊疗在辨证论治理论指导下进行，重视医生个体临床实践和经验总结，但是其疗效无法通过现代医学语言进行描述。随着临床流行病学的引入和以证据为主导的循证医学的发展，中医药现代化研究迎来了新的机遇。中医药临床研究借助循证医学研究方法和思路，结合中医理论要素，完善研究选题、设计、实施和评价，不断有高质量的临床试验成果发表。但中医药临床试验系统评价与Meta分析仍然面临诸多问题和挑战。首先，中医药临床试验的质量亟待提高。中医药临床试验作为系统评价和Meta分析的来源，存在同质性较差、中医药干预异质性偏高等问题；方法学设计中随机和盲法存在缺陷；统计分析中样本量设置随意且数量较少，受到的偏倚程度较大；试验周期和随访的设定不符合实际，安全性评价缺失。其次，中医研究者的思维和观念需要更新转变。循证医学研究的理论和方法虽然历经20年的发展，但是证据理念没有完全深入人

心，部分中医研究者仍认为个人经验和专业知识在临床实践中更为重要，缺少熟练掌握该领域研究方法并且拥有充足中医药理论储备的复合型人才。最后，中医药系统评价和 Meta 分析没有形成严谨规范的体系。部分研究者虽然进行系统评价和 Meta 分析的相关研究，但是存在选题笼统不当、检索内容不全面、数据处理方法错误等问题，影响了成果的转化与推广。

综上所述，中医药临床试验系统评价与 Meta 分析应从以下几个方面继续发挥作用：全面解析中医药临床试验中存在的问题并评价研究质量水平；客观分析中医药临床治疗有效性和安全性，促进高级别证据形成以更好地指导临床实践，提高诊疗效率和卫生资源的合理利用；为探索更加符合中医临床特色的设计模式提供思路和意见，优化改进临床研究方法学质量；促进中医药人才培养，加强中医药国际交流合作和发展。

第二节 中医药临床试验的系统评价与 Meta 分析案例解读

一、中医药临床试验的系统评价与 Meta 分析案例解读一

系统评价与 Meta 分析的大体步骤包括选题、文献检索、数据提取、质量评估、数据整合及结果解读。以发表在 *Pharmacological Research* 上的一篇文章"*Efficacy and safety of integrated traditional Chinese and western medicine for corona virus disease 2019 (COVID-19): a systematic review and meta-analysis*"为例进行解读。

（一）选题

选题要新颖、有创新性。自 2019 年末，COVID-19 开始传播到世界各地，几乎所有国家都在与之抗争。中医已有数千年的历史，并多次使中国人远离重大传染病。在 2003 年 SARS 流行期间，中医发挥了巨大作用。在中医中，COVID-19 属于"虫害"类别。它的主要临床表现是发热、疲乏、干咳，该病位于肺部，与脾脏、胃和心脏有关。就像在 SARS 流行期间一样，中医药在"抗击中国的瘟疫斗争"中发挥了重要作用，挽救了许多人的生命。现在有证据表明，与单纯的西医治疗相比，COVID-19 的中西医结合治疗可能会有更好的疗效。这项研究旨在评估中西医结合疗法对 COVID-19 的疗效和安全性。

（二）文献检索

在制定文献检索策略时，总体的要求就是查全和查准。这项研究检索了以下六个数据库：PubMed、Embase、Cochrane Library、CNKI、万方数据知识服务平台和 CBMdisc。检索时间限制为 2019 年 12 月 1 日至 2020 年 3 月 24 日。检索词包括"中药""西药""中西医结合""新型冠状病毒肺炎""2019-nCoV""COVID-19""SARS-CoV-2"和"NCP"。识别针对 COVID-19 的中成药的随机对照试验和病例对照研究，由两名研究者独立筛选，然后交叉核对筛选结果，如果有分歧则通过共同讨论决定是否纳入，必要时由第三位研究者协助解决。本研究共纳入 11 项研究，所有文章均由中文发表，其中 4 项研究为随机对照试验，7 项为病例对照研究。检索流程如图 5-1 所示。

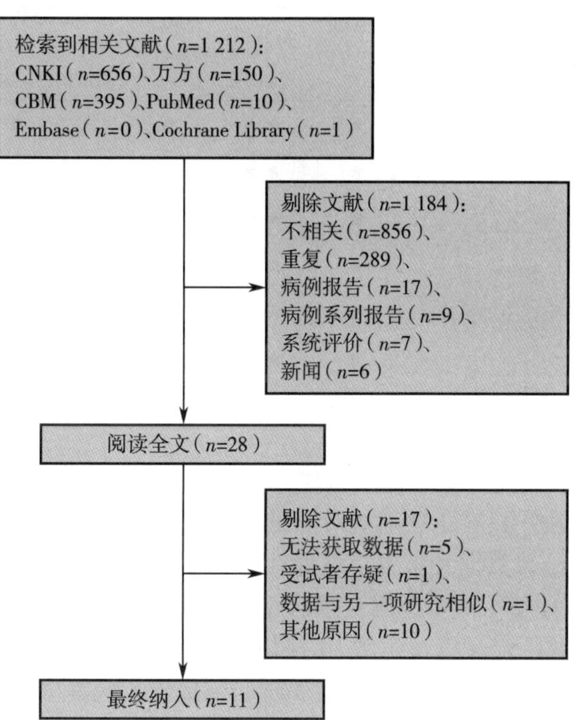

图 5-1　文献检索与筛选流程图

（三）数据提取

数据提取是从符合纳入要求的文献中摘录用于系统评价的数据信息，所提取信息必须是可靠、有效、无偏的。本研究提取的信息有：作者、研究类型、研究地点、研究时间、COVID-19 分型、样本量、干预措施、疗程。具体数据请参见示例原文。

（四）质量评估

该研究使用 Cochrane 偏倚风险工具和 NOS 分别评估纳入的随机对照试验和病例对照研究的质量（表 5-1 和表 5-2）。使用 Stata 13.0 对随机效应模型进行 Meta 分析。*RR* 用于二分类数据，而 *WMD* 作为连续变量的效应量，各效应量均给出其点估计值和 95% 置信区间（confidence interval，*CI*）。

表 5-1　纳入随机对照试验的偏倚风险

纳入研究	随机序列生成	分配隐藏	对病人、试验人员实施盲法	对结局评估者实施盲法	结果数据不完整	选择性报告	其他偏倚
Fu XX	L	U	U	U	U	U	U
Zhou WM	L	U	U	U	U	U	U
Ding XJ	L	U	U	U	U	U	U
Duan C	L	L	L	H	U	U	U

注：H：High risk（高风险），L：Low risk（低风险），U：Unclear risk（风险不明）。

表 5-2 纳入病例对照研究的质量

纳入研究	病例定义是否充分?	病例的代表性	对照的选择	对照的定义	病例和对照的可比性	暴露的确定	是否采用了相同的方法来确定病例和对照的暴露情况?	无应答率	合计
Qu XK	★			★	★★	★	★		6
Xia WG	★			★	★★	★	★		6
Yao KT	★			★	★★				4
Xiao Q	★			★	★★	★	★		6
Cheng DZ	★			★	★★	★	★		6
Shi J				★	★★				3
Yang MB	★			★	★★	★	★	★	7

4 个随机对照试验描述了适当的随机序列生成过程,但是只有 1 个随机对照试验描述了用于分配隐藏的方法。只有 1 项随机对照试验描述了参与者和人员的盲法,而没有人描述如何处理不完整的结果数据并报告了选择性结果报告。总体而言,纳入的随机对照试验的质量较低。用 NOS 评估了 7 个病例对照研究的质量。只有 1 项研究没有报告病例定义,所有研究都报告了对照的定义以及病例与对照的可比性。没有研究报告病例的代表性和对照的选择。暴露因素的确定较好,但是只有 1 项研究报告无应答率。因此,这些研究表明质量中等。

(五)数据整合及结果解读

临床疗效 四项研究表明在总体缓解率方面:中西医结合优于单用西药[*RR*=1.230, 95% *CI*(1.113, 1.359), *P*=0.000](图 5-2)。四项研究比较了中西医结合治疗 COVID-19 的治愈率,结果表明,中西医结合治愈率高于西医,差异具有统计学意义[*RR*=1.604, 95% *CI*(1.181, 2.177), *P*=0.002]。此外,中西医结合可以降低疾病的严重程度[*RR*=0.350, 95% *CI*(0.154, 0.792), *P*=0.012]。与西药相比,中西医结合治疗可以缩短住院时间[*WMD*=−1.991, 95% *CI*(−3.278, −0.703), *P*=0.002]。

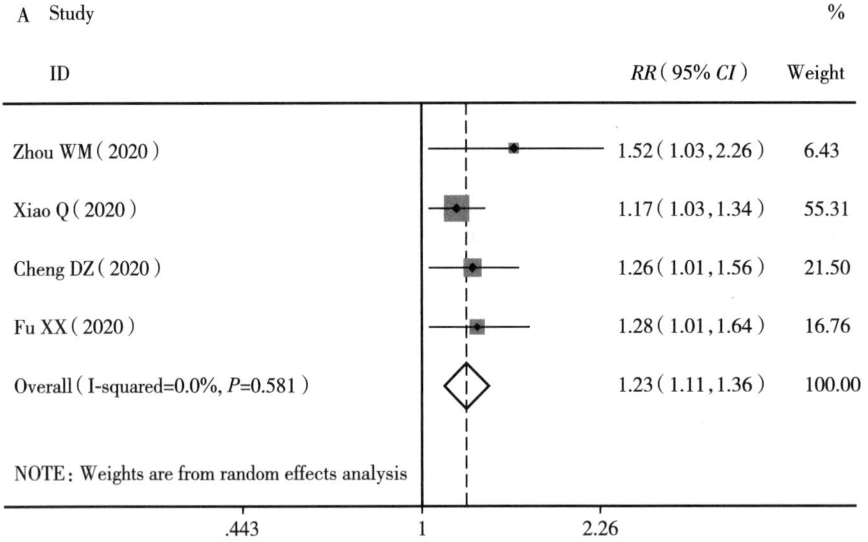

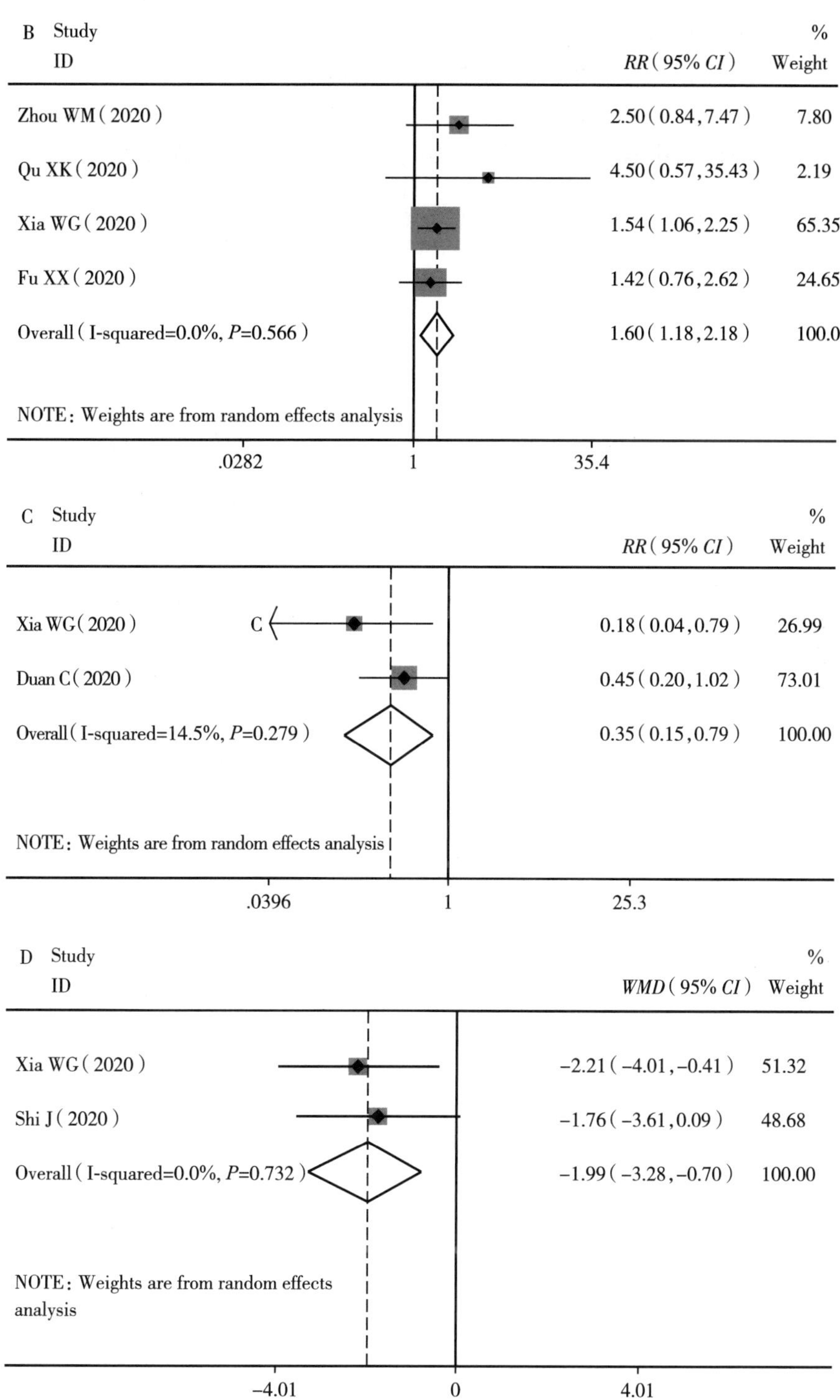

图 5-2　中西医结合治疗 COVID-19 的临床疗效

注：A：中西医结合治疗 COVID-19 的总体缓解率，B：中西医结合治疗 COVID-19 的治愈率，C：中西医结合治疗 COVID-19 的严重程度，D：中西医结合和西医之间的 COVID-19 住院时间。*RR*：risk ratio（相对危险度），*CI*：confidence intervals（置信区间），*WMD*：weighted mean deviation（加权均数差）。

症状消失率或时间　研究比较了中西医结合治疗对临床症状的影响。结果表明，与西药相比，中西医结合可以更好地提高症状消失率，减少症状消失时间（表 5-3）。除肌痛和恶心的差异无统计学意义外，中西医结合治疗可显著增加患者发热、咳嗽、咳痰、疲劳、胸闷和厌食症的消失率。此外，中西医结合治疗可以减少患者的发热和疲劳时间。

表 5-3　中西医结合治疗后症状消失率或消失时间的比较

结局测量	研究的数量	病例数量			统计方法	效应估值	*P* 值
		合计	干预组事件	对照组事件			
退热率	4	324	157/181	97/143	*RR*（随机）95%*CI*	1.320（1.048，1.663）	0.018
咳嗽消失率	4	283	113/157	55/126	*RR*（随机）95%*CI*	1.590（1.122，2.253）	0.009
咳痰消失率	3	126	49/68	16/58	*RR*（随机）95%*CI*	2.549（1.390，4.678）	0.003
疲劳消失率	3	175	69/101	30/74	*RR*（随机）95%*CI*	1.532（1.137，2.065）	0.005
肌痛消失率	3	63	24/33	12/30	*RR*（随机）95%*CI*	1.783（0.812，3.913）	0.149
胸闷消失率	3	81	25/36	11/45	*RR*（随机）95%*CI*	2.587（1.506，4.444）	0.001
恶心消失率	3	38	16/23	9/15	*RR*（随机）95%*CI*	1.132（0.717，1.787）	0.596
厌食消失率	2	57	12/19	4/38	*RR*（随机）95%*CI*	5.043（1.116，22.783）	0.035
腹泻消失率	3	38	9/22	12/26	*RR*（随机）95%*CI*	0.681（0.199，2.332）	0.541
退热时间	5	425			*WMD*（随机）95%*CI*	−1.319（−1.842，−0.796）	0
咳嗽消失时间	3	307			*WMD*（随机）95%*CI*	−0.993（−2.397，−0.532）	0.212
疲劳消失时间	3	301			*WMD*（随机）95%*CI*	−1.129（−2.221，−0.037）	0.043
鼻塞消失时间	2	270			*WMD*（随机）95%*CI*	0.033（−0.281，0.348）	0.835
流涕消失时间	2	270			*WMD*（随机）95%*CI*	−0.800（−2.515，0.915）	0.360

注：*RR*：risk ratio（相对危险度），*CI*：confidence intervals（置信区间），*WMD*：weighted mean deviation（加权均数差）。

实验室指标　Meta 分析显示，中西医结合治疗对实验室指标的恢复更为有益。研究发现中西医结合治疗使肿瘤坏死因子α（TFN-α）和淋巴细胞百分比恢复正常，差异具有统计学意义。此外，C 反应蛋白（CRP）和白细胞（WBC）计数在中西医之间差异无统计学意义（表 5-4）。

表 5-4 中西医结合治疗后实验室指标比较

结局指标	研究数量	病例数量	统计方法	效应估值	*P* 值
C 反应蛋白	4	326	*WMD*(随机)95%*CI*	−1.16(−6.96, 4.65)	0.695
肿瘤坏死因子	2	204	*WMD*(随机)96%*CI*	−3.13(−4.23, −2.04)	0
淋巴细胞百分比	2	273	*WMD*(随机)97%*CI*	1.59(0.61, 2.58)	0.002
白细胞计数	2	273	*WMD*(随机)98%*CI*	0.66(−0.03, 1.34)	0.06

注:*WMD*: weighted mean deviation(加权均数差)。

药物不良反应　中西医结合治疗的常见药物不良反应为恶心呕吐、腹泻、肝损害和血细胞计数降低。如表 5-5 所示,两种不同干预措施引起的药物不良反应无显著差异。

表 5-5 中西医结合治疗后药物不良反应的比较

结局指标	研究数量	病例数量			统计方法	效应估值	*P* 值
		合计	干预组事件	对照组事件			
恶心呕吐	2	172	5/92	5/80	*RR*(随机)95%*CI*	0.915(0.267, 3.138)	0.888
腹泻	2	225	32/134	3/91	*RR*(随机)95%*CI*	5.598(0.267, 166.774)	0.32
肝损伤	2	202	3/103	12/99	*RR*(随机)95%*CI*	0.281(0.046, 1.706)	0.168

注:*RR*: risk ratio(相对危险度), *CI*: confidence intervals(置信区间)。

主要结果的亚组分析　当中成药包含甘草酸二铵肠溶胶囊时,与西药相比可以提高治愈率。连花清瘟颗粒可以改善总有效率、发热消失率、疲劳消失率、肌痛消失率,以及胸闷消失率。此外,连花清瘟颗粒可缩短发热时间、疲劳时间和咳嗽时间。疏风解毒胶囊可提高总有效率,缩短发热时间。金花清感颗粒能改善发热消失率、咳嗽消失率和咳痰消失率。清肺透血扶正方能改善咳嗽消失率和胸闷消失率。

总之,研究结果表明,与西药相比,COVID-19 中西医结合治疗效果更好,且未增加药物不良反应。然而,由于成分不明确和缺乏科学证据,这些传统草药的使用一直存在争议。在研究中发现这些研究的质量很低。在许多疾病的治疗中,中医仅被用作辅助治疗。因此,需要制定标准的治疗方法和结局指标。这样可以系统地审查、总结和传播最佳证据,以更好地提供基于证据的中医决策。

二、中医药临床试验的系统评价与 Meta 分析案例解读二

以 *Stroke* 上的一篇系统评价"*Complex traditional Chinese medicine for poststroke motor dysfunction: a systematic review*"为例。

(一)选题

传统中医在我国已经传承了几千年,如今在南亚和东亚国家中广泛用于治疗中风患者。关于中风康复中的中医传统疗法的许多系统评价已经发表。这些研究大多调查了针灸或中药本身的作用,并得出了相互矛盾的结论。中医包括针灸、按摩、身体运动和中草药,通常在临床实践中结合使用。然而,这些治疗方法的组合是否真的对中风有效仍然未知。因此,该

系统评价的目的是评估复杂中医（complex traditional Chinese medicine，cTCM）是否可以改善卒中后运动恢复，为临床实践提供依据。

（二）文献检索

研究检索了 Cochrane Library、PubMed、Embase 和 CBMdisc，以及其他中文期刊数据库（中文期刊全文数据库和科学期刊数据库）以识别论文和会议论文。使用的检索词是“中医，针灸，按摩，刮痧，腹腔，穴位，综合疗法”和“中风，脑梗死，脑栓塞，脑出血，出血”。纳入了 34 项研究进行分析。所有试验均在中国进行，并以中文在中文期刊上发表。所有纳入的研究均为单中心、平行设计，并声称已应用随机分组。检索流程如图 5-3 所示。

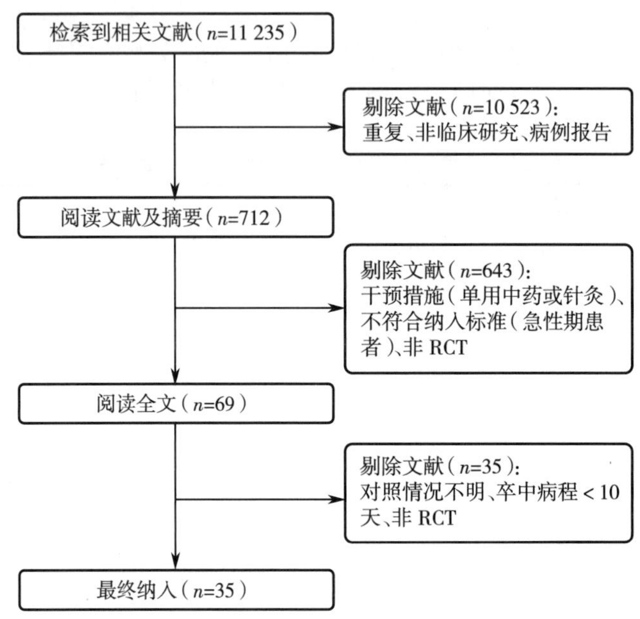

图 5-3　文献检索与筛选流程图

（三）数据提取

提取的信息有：作者、发表年份、中风类型、中风时间、样本量、干预措施、疗程、结局指标、分组数。具体数据请参见示例原文。

（四）质量评估

对所有纳入研究进行了质量评估，临床试验中的主要偏倚可能来自比较组之间的系统差异，这些差异包括：由于参与者的选择或分配方式而造成测量或未测量的基线特征（选择偏倚），除了要评估的干预措施还有提供的护理措施（实施偏倚），如何确定、诊断或验证结果（测量偏倚），从研究结果中退出或排除参与者（失访偏倚）。为了了解纳入研究的方法学质量，对以下方面进行了评估：随机化，分配隐藏，盲法和随访描述。

所有纳入的研究都表明是随机的，只有 2 个试验报告随机序列是由随机数字表产生的。有 3 项试验按照患者入院的先后顺序对患者进行了分配。没有试验描述分配隐藏或提到的盲法。没有一个试验描述了失访情况和意向性治疗分析。只有 1 个试验报告了后续观察的数据。总的来说，纳入的试验的方法学质量较差。

（五）数据整合及结果解读

有效性：几乎所有的试验都使用有效率作为结果测量。对于这些研究，“有效比率

（effective rate ratio，*ERR*）”被计算为治疗组的反应者比例与对照组的反应者比例之间的比率。除了 1 个试验以外，所有的试验都报告了支持 cTCM 的有效率（在 15 个试验中 *ERR* 有统计学意义）。使用 *ERR* 测量的研究结果报告在图 5-4 的森林图中。

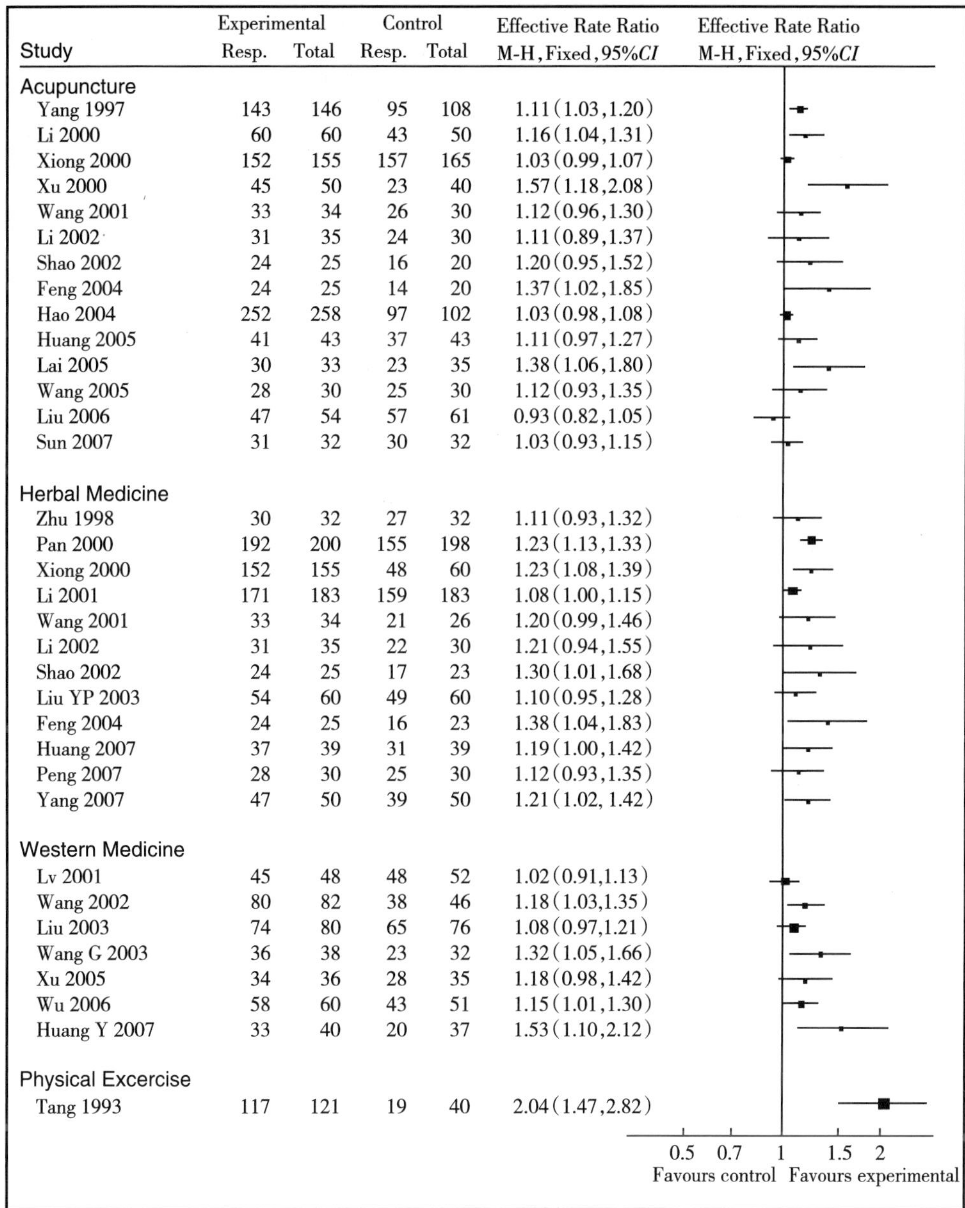

Study	Experimental Resp.	Experimental Total	Control Resp.	Control Total	Effective Rate Ratio M-H, Fixed, 95%*CI*
Acupuncture					
Yang 1997	143	146	95	108	1.11（1.03，1.20）
Li 2000	60	60	43	50	1.16（1.04，1.31）
Xiong 2000	152	155	157	165	1.03（0.99，1.07）
Xu 2000	45	50	23	40	1.57（1.18，2.08）
Wang 2001	33	34	26	30	1.12（0.96，1.30）
Li 2002	31	35	24	30	1.11（0.89，1.37）
Shao 2002	24	25	16	20	1.20（0.95，1.52）
Feng 2004	24	25	14	20	1.37（1.02，1.85）
Hao 2004	252	258	97	102	1.03（0.98，1.08）
Huang 2005	41	43	37	43	1.11（0.97，1.27）
Lai 2005	30	33	23	35	1.38（1.06，1.80）
Wang 2005	28	30	25	30	1.12（0.93，1.35）
Liu 2006	47	54	57	61	0.93（0.82，1.05）
Sun 2007	31	32	30	32	1.03（0.93，1.15）
Herbal Medicine					
Zhu 1998	30	32	27	32	1.11（0.93，1.32）
Pan 2000	192	200	155	198	1.23（1.13，1.33）
Xiong 2000	152	155	48	60	1.23（1.08，1.39）
Li 2001	171	183	159	183	1.08（1.00，1.15）
Wang 2001	33	34	21	26	1.20（0.99，1.46）
Li 2002	31	35	22	30	1.21（0.94，1.55）
Shao 2002	24	25	17	23	1.30（1.01，1.68）
Liu YP 2003	54	60	49	60	1.10（0.95，1.28）
Feng 2004	24	25	16	23	1.38（1.04，1.83）
Huang 2007	37	39	31	39	1.19（1.00，1.42）
Peng 2007	28	30	25	30	1.12（0.93，1.35）
Yang 2007	47	50	39	50	1.21（1.02，1.42）
Western Medicine					
Lv 2001	45	48	48	52	1.02（0.91，1.13）
Wang 2002	80	82	38	46	1.18（1.03，1.35）
Liu 2003	74	80	65	76	1.08（0.97，1.21）
Wang G 2003	36	38	23	32	1.32（1.05，1.66）
Xu 2005	34	36	28	35	1.18（0.98，1.42）
Wu 2006	58	60	43	51	1.15（1.01，1.30）
Huang Y 2007	33	40	20	37	1.53（1.10，2.12）
Physical Excercise					
Tang 1993	117	121	19	40	2.04（1.47，2.82）

图 5-4　cTCM 治疗中风后的有效比率

注：*CI*：confidence intervals（置信区间）。

1. cTCM 与针灸对照

cTCM 与单独针刺的 12 项试验中有 4 项在用 cTCM 治疗后有效率更高且差异有显著统计学意义。这些结果可以归纳为：补阳还五汤加针刺比单用针刺更有效［*ERR*=1.37；95% *CI*（1.02，1.85）］；三七水蛭混合散加针刺治疗效果优于单纯针刺治疗［*ERR*=1.38；95% *CI*（1.06，1.80）］；金脉康复汤加针灸治疗优于单纯针灸治疗［*ERR*=1.57；95% *CI*（1.18，2.08）］；

脉络灵注射液加针刺比单纯针刺更有效[*ERR*=1.11；95% *CI*（1.03，1.20）]。其余 8 个试验在试验组和对照组之间差异无统计学意义。2 个试验的对照组包括针灸和体育锻炼，其中 1 个结果差异有统计学意义：活血汤、针灸和体育锻炼比体育锻炼加针灸更有效[*ERR*=1.16；95% *CI*（1.04，1.31）]。

2. cTCM 与草药对照

在 12 个试验中，有 5 个试验显示，与单独使用草药相比，在使用 cTCM 治疗后的有效率差异有统计学意义。这些结果可归纳为：3 项研究显示补阳还五汤加针灸优于单独使用补阳还五汤；根据个体症状和体征开出的草药治疗加上普通针灸和头针比草药更有效[*ERR*=1.23；95% *CI*（1.08，1.39）]；银丹心脑通软胶囊加针刺治疗效果优于丹参注射液[*ERR*=1.21；95% *CI*（1.02，1.42）]。

3. cTCM 与西药对照

7 项试验中有 4 项显示，与西药相比，cTCM 治疗后的有效率较高，差异有统计学意义。这些结果可以总结为：地黄饮子加针灸比阿司匹林加高压氧更有效[*ERR*=1.53；95% *CI*（1.10，2.12）]；益气活血药加针灸比吡拉西坦更有效[*ERR*=1.18；95% *CI*（1.03，1.35）]；补阳还五汤加针刺康复运动比吡拉西坦加维生素 E 和复方丹参片更有效[*ERR*=1.32；95% *CI*（1.05，1.66）]；针灸、按摩、体育锻炼和血塞通加胞苷三磷酸比体育锻炼和血塞通加胞苷三磷酸更有效[*ERR*=1.15；95% *CI*（1.01，1.30）]。

4. cTCM 与体育锻炼对照

以症状和体征为基础的中药治疗加针灸、沐浴、针剂注射和康复运动治疗效果优于安慰剂加体育锻炼[*ERR*=2.04；95% *CI*（1.47，2.82）]。

从这项系统评价中可以看出，cTCM 对卒中后运动功能障碍的疗效评估缺乏可用的数据。本系统评价纳入的大多数原始研究都是设计不充分的试验，其特点是不清楚的失访率和结果测量的定义不明确。没有一项研究涉及死亡、存活时间、住院时间减少等重要终点。引导循证实践的关键是对标准化的相关结果度量建立共识，然后设计和实施采用这些标准的高质量随机对照试验。

第三节 中医药系统评价 /Meta 分析的引证分析

从循证医学正式诞生开始，中国循证医学的发展紧随国际趋势，也已发展近 30 年。循证医学虽起源于西医，但并不排斥传统医学。由于现代医学的冲击，传统医学的有效利用与疗效评价一直是亟待解决的问题，循证医学的引入，提供了一种新型的疗效评价方法，并不过分强调药物的实验作用机理，而是注重干预措施整体的疗效，这为中医药的规范和发展带来了新的方向。1999 年，循证医学理念正式被引入中医药领域，为中医药研究提供了一种重要的科学方法，循证中医药也成为循证医学在中国发展的特色之一。

系统评价 /Meta 分析作为循证医学的主要研究方法，利用科学的方法集成最佳证据，为临床实践与医疗决策提供了可靠的依据，是循证医学的重要组成部分。随着循证医学的理念与系统评价的方法应用于中医药领域，系统评价 /Meta 分析在中医药领域得到广泛推广与应用，相关的系统评价 /Meta 分析数量逐渐增多，既展现出蓬勃发展的态势，又隐含了一些问题。

此外，创证的目的是方便查证和用证，用证形式常见有中医药证据的检索与阅读、临床应用、引用证据、基于二次研究证据的指南制作等，通过对用证习惯和用证特点的调查，可了解中医药系统评价 /Meta 分析的用证情况，也能对创证产生反馈调节和指导提示。目前，此类调查鲜有报道，仅有个别报告引证的研究发表。引证作为追踪系统评价使用情况的主要体现方式，也是用证最客观的表现形式，可以在一定程度上反映证据的使用情况。

本节针对这一主题进行详尽介绍，旨在对中医药系统评价 /Meta 分析进行系统回顾以反映这一领域的发展情况。

一、中医药系统评价 /Meta 分析的创证情况

（一）二次研究证据创证速度显著提升

1997 年台湾大学发表了第一篇中医药系统评价（英文），1999 年中医杂志发表了第一篇中文 Meta 分析，开创了中医药系统评价 /Meta 分析的先河。此后中医药系统评价 /Meta 分析数量逐年增加，有研究表明截至 2015 年 3 月，中医药系统评价 /Meta 分析的总数已达 2 460 篇，其中中文 1 971 篇，英文 489 篇，中英文发表文献比例约为 4∶1（1 971/489）。一项调查分析了 1997—2014 年 18 年间发表的 2 442 篇中医药系统评价 / Meta 分析文献，文献数量的增长主要分为两个阶段，前 7 年间（1997—2003 年）发表文献数量仅呈缓慢增长，发表量仅占发表总数的 2%（47/2 442），此阶段中英文发表数量分别为 26 篇和 21 篇。后 11 年间（2004—2014 年）文献数量迅速增加，约 98%（2 395/2 442）的文献都在此阶段发表，其中约 80%（1 934/2 395）为中文文献。2008 年全年累计发表数量首次突破百篇，2013 年发表量达顶峰，全年共发表中英文文献 499 篇，相当于当年每天有 1.4 篇被刊出（图 5-5）。

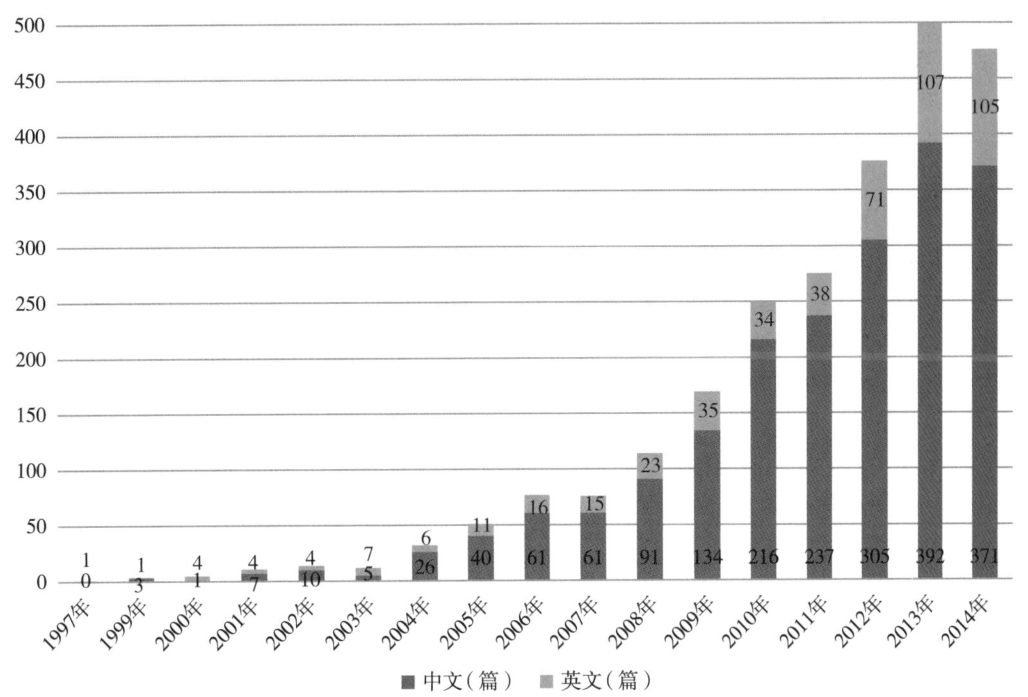

图 5-5　1997—2014 年中英文系统评价 /Meta 分析发表文献数量

编者团队对 2015 年至 2020 年的中医药系统评价 /Meta 分析进行回顾分析发现，近 6 年共有 6 873 篇系统评价 /Meta 分析发表，每年发表量依次为 782、877、1 039、1 175、1 395、1 605 篇，每年增幅达 12%~18%，2017 年全年发表量首次突破 1 000 篇，2020 年文献量超过 2015 年的两倍，平均每日发表近 4 篇（1 605/365），即每天都约有 3 篇中文和 1 篇英文刊出，较前 19 年增速更快。不难预计，中医药系统评价 /Meta 分析依然会保持增长态势，二次研究证据池会不断扩大。

（二）中成药二次研究证据创证规模突出

现代医学也给中医药的发展带来了新的思路，借鉴现代药学研究的方法，将传统中药制成方便携带、处方统一的中成药便是一大突破。但是，因其一方面与传统中医辨证论治的思想有所出入，其疗效一直受到传统中医的质疑；另一方面又因其成分的复杂性，与西药单一药物成分很不相同，又受到现代医学的质疑。循证证据评价有力推动了中成药疗效评价的发展。2000 年发表了第一个中成药的 Meta 分析；2003 年在中国循证医学杂志上发表了通心络胶囊治疗不稳定心绞痛的 Cochrane 系统评价研究方案，3 年后其全文在 Cochrane 上正式发表，这也是第一个关于中成药的系统评价；2005 年出现了第一个英文的非 Cochrane 系统评价。研究表明，截至 2015 年 3 月中成药相关的系统评价 /Meta 分析中文 618 篇，英文 38 篇，约占总数的 26.67%（656/2 460），中文研究数量约为英文研究的 16 倍（618/38）。从 2000 年到 2015 年，前 10 年间（2000—2009 年），关于中成药的中文研究有 272 篇，英文研究仅有 9 篇。后 5 年里（2010—2015 年）发表中文研究 346 篇，英文研究 29 篇。可见中成药系统评价 /Meta 分析的中英文研究很不均衡，中文研究显著多于英文研究，并且中文研究早期集中在治疗某一特定病种的所有中成药的 Meta 分析，后期以单一品种中成药治疗单一疾病为主。这可能与早期中成药相关的临床试验数量较少有关。而早期的英文研究更集中在针灸方向或设定以“中医药”为主要干预措施。英文研究中涉及灯盏花素注射液、痰热清注射液、参附注射液、血必净注射液、冠心宁、血塞通、丹芪偏瘫胶囊、芎芍胶囊等 31 个品种，以注射液及胶囊多见，其中通心络胶囊、黄芪注射液、清开灵注射液、参麦注射液、复方丹参滴丸等相关研究在 2 个或以上。这 38 个研究中 36 个集中在疗效评价，只有 2 个探讨了安全性。

（三）二次研究证据影响力增大

多年来中医药系统评价 /Meta 分析的需求和影响力不断加大。2007—2011 年间历时 5 年，在 WHO 西太区的资助下，基于系统评价 /Meta 分析的方法，中国中医科学院、中国针灸学会先后制定了针灸、中医内科、专病专科共计 33 种病种的中医循证临床实践指南。2012 年中华中医药学会发布了第一个循证性中医诊疗指南《中医儿科常见病诊疗指南》，包含 40 个病种指南。2017 年 1 月国家中医药管理局批准同意中国中药协会及全国中药标准化技术委员会开展第一批“中成药治疗优势病种临床应用指南标准化项目”，明确提出“循证为主、共识为辅、经验为鉴”的研究编制原则。2019 年 7 月已完成 14 个病种的中期推进和第二批项目的征集和审批，不难预见今后对系统评价 /Meta 分析的需求将更大。多年来先后有 36 篇文章发表在中英文顶尖杂志上，且每篇引用次数均超过 40 次。不仅 Cochrane 中心接受了多个中医药领域的系统评价注册和发表，2015 年基于系统评价 /Meta 分析方法，针刺顺利成为美国过敏性鼻炎临床指南的推荐疗法。国外研究者对中医药的态度也由早期只强调安全性逐渐转变为有效性与安全性并重。

（四）二次研究证据创证倾向明显

1. 作者分布倾向

研究表明，截至 2015 年 3 月中英文文献共涉及作者 6 961 位，其中中文系统评价 /Meta 分析的作者数量达 6 361 位，全部为国内作者。发表中文文献最多的前 10 位作者累计共著 256 篇，占总发表量的 10.41%（256/2 460），平均每人发表 25.6 篇，个人最多发表 75 篇。489 篇英文系统评价 /Meta 分析作者数量为 1 713 位，国外作者 600 位，国内作者 1 113 位。发表英文文献数量最多的前 10 位作者中国内与国外作者均为 5 位，累计共著 182 篇，占英文发表量的 37.22%（182/489），平均每人发表 18.2 篇。其中英国埃克塞特大学 Ernst Edzard 在 1997—2003 年间共参与发表 11 篇文献，占当时此阶段英文发表量的 52.38%（11/21），堪称国外早期最活跃的中医药循证研究领域学者。中英文所有文献中，国内作者总人数约为国外作者的 10 倍（6 361/600）。撰写英文系统评价 /Meta 分析的作者中约 80%（1 368/1 713）仅有 1 次发表经历，国内外作者比例为 1.78 : 1（876/492）。其余 20% 的作者中发表 2~5 篇者 306 人，6~10 篇 25 人，10 篇以上 13 人，个人最多发表 47 篇。此外，英文文献的作者组成也反映了英文研究的国内外合作情况，489 篇文献中仅由国内作者完成者占 50.31%（246/489），仅由国外作者完成者占 24.34%（119/489），由国内外作者共同完成者占 25.36%（124/489）。2004—2014 年间共有 11 位国内作者单人独立发表过中文系统评价 /Meta 分析，数量多达 148 篇，个人最多发表 21 篇；英文文献中却不存在单一作者成文的现象。因系统评价需要 2 人或 2 人以上完成以消除筛选和提取信息时产生的主观偏倚，由此推断部分中文系统评价 /Meta 分析尚不规范。

2. 机构分布倾向与国内外机构间合作情况

若将中医药系统评价 /Meta 分析的通讯作者（若无，则为第一作者）所属单位判定为文献的主要发表机构，其他作者单位均属合作机构，中文系统评价 /Meta 分析来源最多的前 5 位机构全部为中医类院校（含附属医院），依次为天津中医药大学（136 篇，6.90%）、广州中医药大学（86 篇，4.36%）、北京中医药大学（86篇，4.36 %）、成都中医药大学（61 篇，3.09%）和中国中医科学院（55 篇，2.79%），非中医类院校的四川大学（88 篇，4.46%）及兰州大学（35 篇，1.77%）在此领域中也较活跃。已发表的 489 篇英文文献来源于 24 个国家的 62 个机构。除中国内地外，发表数量前 5 位的地区和国家依次是中国香港（48 篇，9.82%）、中国澳门（41 篇，8.38%）、英国（40 篇，8.18%）、美国（37 篇，7.57%）和韩国（30 篇，6.13%）。

所有合作发表文献的通讯作者主要来自 15 个国家，其余 9 个国家仅为合作作者的所属国。国内外发表的 489 篇英文中医药系统评价 /Meta 分析中，前 10 位机构（含附属医院）依次是北京中医药大学（46 篇，9.41%）、中国中医科学院（39 篇，7.98%）、四川大学（31 篇，6.34%）、英国埃克塞特大学（23 篇，4.70%）、澳大利亚皇家墨尔本理工大学（17 篇，3.48%）、天津中医药大学（17 篇，3.48%）、香港大学（17 篇，3.48%）、香港中文大学（14 篇，2.86%）、香港浸会大学（9 篇，1.84%）和澳门大学（9 篇，1.84%）。与其他国家的机构合作次数最多的 10 个通讯作者单位分别为北京中医药大学（30 次）、中国中医科学院（20 次）、澳大利亚皇家墨尔本理工大学（17 次）、香港大学（17 次）、韩国韩医学研究院（11 次）、美国马里兰大学（7 次）、广州中医药大学（6 次）、香港浸会大学（5 次）、英国埃克塞特大学（5 次）和中国人民解放军陆军军医大学（5 次）。合作最频繁的机构组合依次是北京中医药大学与中国中医科学院（18 次）、广州中医药大学与澳大利亚皇家墨尔本理工大学（15 次）、香港大学与香港医院管理局（7 次）、釜山大学与韩国韩医学研究院（6 次）、英国埃克塞特大学与韩国韩医学研究院（5 次）和香港大学与香港浸会大学（5 次）。

3. 期刊分布倾向

中文中医药系统评价 /Meta 分析的来源期刊共 363 种，英文中医药系统评价 /Meta 分析共发表于 178 种期刊上。前 10 位的英文期刊中除了 *PLoS One* 为综合医学期刊外，其余 9 种期刊都属于补充替代医学领域。这 10 种期刊的发表文献总量占英文文献总发文量的 50.92%（249/489），详见表 5-6。

表 5-6　中医药系统评价 /Meta 分析前 10 位来源期刊

中文		英文	
期刊名称	篇数（%，总 1 971 篇）	期刊名称	篇数（%，总 489 篇）
《中国循证医学杂志》	107（5.43）	*Evidence-Based Complementary and Alternative Medicine*	64（13.09）
《辽宁中医杂志》	80（4.06）	*Cochrane Database of Systematic Review*	56（11.45）
《中华中医药杂志》	58（2.94）	*PLoS One*	26（5.32）
《中国药房》	57（2.89）	*Complemetary Therapies in Medicine*	19（3.89）
《中国试验方剂学杂志》	50（2.54）	*Journal of Alternative and Complemetary Medicine*	18（3.68）
《中国中医急症》	49（2.49）	*Journal of Traditional Chinese Medicine*	18（3.68）
《辽宁中医药大学学报》	49（2.49）	*Journal of Ethnopharmacology*	16（3.27）
《时珍国医国药》	41（2.08）	*American Journal of Chinese Medicine*	14（2.86）
《中国中医药信息杂志》	36（1.83）	*Chinese Journal of Integrative Medicine*	9（1.84）
《现代中西医结合杂志》	35（1.78）	*European Journal of Integrative Medicine*	9（1.84）
合计	562（28.51）	合计	249（50.92）

4. 病种分布倾向

中文系统评价 /Meta 分析涵盖病种数量 179 种，英文文献中涵盖病种数量 135 种。纳入文献还涉及动物实验、中药药理、中药针刺安全性、中医教育、中医决策及指南制定、成本效益、方法学各个领域。中英文系统评价 /Meta 分析研究的病种既有共性又有不同。中英文 2 460 篇纳入文献中，发表数量最多的 5 个病种有以下 4 种相同，中英文共发表脑卒中（235 篇，9.55%）、冠心病（188 篇，7.64%）、糖尿病（90 篇，3.66%）及高血压病（58 篇，2.36%）研究多篇，集中在心脑血管疾病和代谢性疾病。中文文献存在同年发表选题相同的系统评价 /Meta 分析的现象，以脑卒中为例，2008 年出现了 2 篇灯盏细辛注射液治疗脑梗死的系统评价，2010 年 3 篇丹红注射液治疗脑梗死，2011 年 2 篇红花黄色素注射液治疗急性脑梗死，2013 年有 2 篇川芎嗪治疗缺血性脑卒中。中文文献集中发表的前 10 种病种总数为 680 篇，占中文文献的 34.50%，平均每种 68 篇，其余 169 个病种相关研究的平均数量为 7.64 篇，约为前者的十分之一。英文文献集中发表的前 10 种病种总数为 142 篇，占 29.04%，平均每种 14.2 篇，其余 125 种平均发表文献 2.78 篇，不到前者的五分之一，可见病种间研究数量悬殊较大（表 5-7）。此外英文系统评价 /Meta 分析比较关注药理研究（23 篇，

4.70%）与安全性（20 篇，4.09%），且主要由国外学者发表，发表时间集中在早期，中后期逐渐开始报道疗效评价。

表 5-7　中英文系统评价 /Meta 分析报道最多的前 10 种疾病

中文			英文		
病种	发表数量（N）	中文占比（N/1 971）	病种	发表数量（N）	英文占比（N/489）
脑卒中	209	10.60%	脑卒中	26	5.32%
冠心病	165	8.37%	冠心病	23	4.70%
糖尿病	77	3.91%	高血压	14	2.86%
糖尿病肾病	47	2.38%	恶性肿瘤	13	2.66%
高血压	44	2.23%	糖尿病	13	2.66%
类风湿关节炎	37	1.88%	慢性阻塞性肺疾病	12	2.45%
慢性胃炎	29	1.47%	痛症	12	2.45%
恶性肿瘤	26	1.32%	抑郁	11	2.25%
哮喘	26	1.32%	肠易激综合征	9	1.84%
偏头痛	20	1.01%	痴呆	9	1.84%
总数	680	34.50%	总数	142	29.04%

5. 注册情况

2000 年北京中医药大学注册了第一个中医药领域的 Cochrane 系统评价，2011 年 1 月 1 日中美研究者在 PROSPERO 共同注册了第一个非 Cochrane 系统评价，同年 8 月，中国研究者独立注册并完成了另一个系统评价的方案，这些对中医药系统评价 /Meta 分析的规范化具有里程碑式的意义。截至 2015 年 6 月 30 日，已注册的系统评价 /Meta 分析达 54 个，全部为英文文献，其中 43 个研究来源于 Cochrane，11 个来源于 PROSPERO。中文文献全部未注册。

（五）证据情况概述与现存问题

自 1997 年第一篇英文的中医药系统评价发表以来，中医药系统评价 /Meta 分析已经历了 24 年。证据数量迅速增长，研究人员数量不断增多，国内外研究机构合作发表越发频繁，非中医类院校对中医类院校的技术支持更加广泛，研究病种不断拓展，服务对象日益扩大，收稿期刊类别不断更新，可见系统评价和 Meta 分析这种研究方法在中医药领域已被良好融合并得到了快速发展。

对比中文与英文中医药系统评价 /Meta 分析，两者发展又有所不同，主要表现在以下几个方面：首先，2004 年以前中英文中医药系统评价 /Meta 分析均呈缓慢增长，数量大致相等，后 11 年中文文献数量陡增，约达英文的 4 倍。中文证据在所有证据中占比大，耗费的人力资源多，影响范围广，但中文研究不规范、不严谨更为多见。单一作者完成的系统评价无法避免主观偏倚，缺乏严谨性；重复选题，浪费了研究者的精力与时间，并且由于纳入文献数量不一，结局指标选择混乱，合并后的结果并不吻合，也给用证者带来了一定的困扰；中文研究注册数量极低，中文证据的规范化道阻且长；中英文系统评价 /Meta 分析都显示出研究病种集中的现象，这可能受累于原始研究的数量不均衡，但中文文献中成药品种集中程度更高，可能存在利益冲突。

其次，随着时间的推移，英文系统评价 /Meta 分析显示出三大转变：第一，国外研究者的态度从只关注安全性逐渐转变为有效性与安全性并重。第二，干预措施从笼统的“中医药”逐渐变为具体的中成药品种或方剂。第三，英文研究早期较关注药理安全性，病种以抑郁症、失眠、艾滋病为主，后逐渐关注常见病与慢性病。中文文献则正相反，不仅安全性和药理研究关注较晚，而且早期集中在常见病与慢性病，后逐渐延伸到心理障碍性疾病。综上，中医药系统评价 /Meta 分析发展迅速，但也隐含一些问题，主要集中在中文文献，突出表现为数量众多但研究设计严谨性不足、研究病种及中药品种集中、重复选题、研究结果矛盾、结局指标选择不一等问题，亟待寻找有效的解决方法，如实行方案预先注册、审评制，但这一举措需此领域中的权威专家、机构、期刊、方法学专家等多方配合和鼎力支持，方可实现。

二、中医药系统评价 /Meta 分析的引证情况

（一）中医药系统评价 /Meta 分析的引证情况概述

有研究表明，纳入的 2 460 篇文献中被引 1 728 篇，被引率达 70.24%（1 728/2 460）。共被引 13 290 次，其中被国内引用 9 863 次，被国外引用 3 427 次，国内总引用次数为国外总引用次数的 2.88 倍（9 863∶3 427）。平均单篇被引 5.40 次（13 290/2 460），其中被国内引用 4.01 次（9 863/2 460），被国外引用 1.39 次（3 427/2 460）。

（二）中医药系统评价 /Meta 分析的引证特点分析

1. 语言偏向

研究显示纳入的中医药系统评价 /Meta 分析中，中文文献引证覆盖率达 71.33%，英文引证覆盖率 65.85%，略低于中文。中文被引证据的数量为英文的 4.37 倍。可见中医药系统评价 /Meta 分析发表有明显的语言偏向，约 80% 的证据使用中文发表，20% 使用英文发表，中文文献是中医药系统评价 /Meta 分析的基本资源库。虽然中文被引证的篇数为英文的 4 倍多，但中文被引的总次数仅为英文的 1.75 倍，平均单篇被引用次数不到英文的一半（4.29∶10.10），可见中医药系统评价的引证习惯偏向于英文证据，中文这个基本资源库的利用程度并不高。所有的中文文献都被国内引用，无一被国外引用，共引用 8 465 次。322 篇英文文献 86.96%（280/322）被国内引用，80.75%（260/322）被国外引用。国内外引证广泛程度大致相同，但引证的次数却很悬殊。英文文献被国内引用 1 398 次，仅占所有引证次数的 28.97%（1 398/4 825），被国外引用 3 427 次，占 71.03%（3 427/4 825）。中文文献平均单篇被国内引用 4.29 次（8 465/1 971），被国外引用 0 次；英文文献平均单篇被国内引用 2.86 次（1 398/489），被国外引用 7.01 次（3 427/489）。此外，中英文系统评价 /Meta 分析的引证次数分布均呈偏态分布，高被引文献数量较少，低被引文献数量较多。单篇被引用 40 次以下的英文文献数量均少于中文，40 次以上高被引文献数量英文却多于中文。中文低被引文献比例较大，高被引文献数量显著低于英文文献。

2. 国籍偏向

除了语言偏向之外，中医药系统评价 /Meta 分析被引时还存在国籍偏向。中文系统评价 /Meta 分析所有作者均为国内研究者，引用也均为国内研究者。研究显示在英文的 322 篇被引文献中，166 篇由国内作者撰写，156 篇由国外作者撰写，国内外作者数量大致相同。国内作者撰写的 166 篇中，有 52 篇只被国内引用，共引用 149 次；9 篇只被国外引用，共引

用11次；105篇同时被国内外研究者引用。156篇国外学者撰写文献中有33篇只被国外引用，共引用177次；10篇文献十分吸引国内学者，仅被国内学者引用；113篇都曾既被国内又被国外学者引用。对比可见，仅被同语言作者引用的篇数与次数明显高于仅被不同语言作者引用的文献。国内作者撰写的166篇文献中，157篇被国内引用，114篇被国外引用；国外作者撰写的156篇文献中，123篇被国内引用，146篇被国外引用，数量大致相等。但是引用次数却差异很大，166篇国内撰写的英文文献被国内引用770次，被国外引用494次，而156篇由国外研究者撰写的英文系统评价被国内引用仅628次，但被国外引用2 933次，说明国内研究者更倾向于引用国内学者撰写的英文文献，国外研究者更倾向于引用国外学者撰写的英文文献。只有发表在Cochrane数据库的英文文献能打破这种引证倾向。

3. 期刊偏向

已有研究表明文献引证与期刊影响因子存在一定关系，有研究聚焦了这一潜在因素，发现中文单篇最多被引用150次的文献是来自中医杂志，引用率最高的前10篇文献中2篇来自中国针灸，其余中国中西医结合杂志、中华中医药杂志、中国肿瘤、广州中医药大学学报、中国循证医学杂志、胃肠病学和肝病学杂志、中国循证儿科杂志及中医杂志各1篇，此10篇文献均被引用49次及以上，平均单篇被引用次数最多的前10种中文期刊见表5-8。根据Web of Knowledge核心指标集提供的引证数据统计，被引10次及以上的英文文献数为139，占比28.43%。单篇最高引用率为224次，发表于期刊*Pain*。引用率前10的文献中2篇来源于期刊*Archives of Internal Medicine*，其余8篇分别来自*Pain*，*Annals of Internal Medicine*，*British Journal of Clinical Pharmacology*，*Journal of Internal Medicine*，*British Journal of Dermatology*，*Spine*，*Anti-Cancer Drugs*及*Clinical Pharmacology & Therapeutics*，这些期刊均属综合性杂志，无一属补充替代医学专刊。引用率最高的前10篇文献均为国外作者所著。平均单篇被引用次数最多的前10种英文期刊见表5-9。平均单篇被引用次数最多的前6种循证医学及补充替代医学杂志见表5-10。经分析中文期刊的等级、英文期刊的影响因子与每种期刊单篇平均被引用次数的相关性，发现中英文证据的引证高低有明显的期刊倾向性，研究者在引证时更偏向于引用发表在高质量期刊上的文献。

表5-8　单篇平均引用次数最多的中文期刊前十位

期刊名称	发表篇数（N）	被引篇数（N）	总引次数	平均单篇引用次数	单篇最高引用次数
《中国针灸》	31	26	495	15.97	60
《中医杂志》	19	18	255	13.42	150
《中国循证医学杂志》	107	96	1 039	9.71	55
《中国中西医结合杂志》	17	12	161	9.47	49
《中华中医药杂志》	58	45	293	5.05	49
《辽宁中医杂志》	80	65	318	3.98	29
《现代中西医结合杂志》	35	26	138	3.94	19
《中国实验方剂学杂志》	50	35	178	3.56	20
《中国中医药信息杂志》	36	29	125	3.47	14
《时珍国医国药》	41	29	142	3.46	26

表 5-9　单篇平均引用次数最多的英文期刊前十位

期刊名称	发表篇数（N）	被引篇数（N）	总引次数	平均单篇引用次数	单篇最高引用次数
Archives of Internal Medicine	2	2	241	120.50	167
British Journal of Clinical Pharmacology	2	2	186	93.00	156
Spine	2	2	101	50.50	99
Stroke	3	3	119	39.67	68
Rheumatology	3	3	80	26.67	52
Trials	3	3	54	18.00	29
Journal of Advanced Nursing	3	3	51	17.00	28
Phytotherapy Research	4	3	50	16.67	27
Respiratory Medicine	3	3	37	12.33	15
Expert Opinion on Investigational Drugs	4	4	49	12.25	17

表 5-10　单篇平均引用次数最多的循证医学 / 补充替代医学杂志前六位

期刊名称	发表篇数（N）	被引篇数（N）	总引次数	平均单篇引用次数	单篇最高引用次数
Journal of Alternative and Complementary Medicine	26	24	246	9.46	17
Chinese Medicine	2	2	15	7.50	11
Cochrane Database of Systematic Reviews	56	43	397	7.09	62
Complementary Therapies in Medicine	19	11	87	4.58	20
American Journal of Chinese Medicine	14	11	51	3.64	18
Evidence-Based Complementary and Alternative Medicine	64	39	131	2.05	16

（三）中医药系统评价 /Meta 分析的引证问题思考

文献引证往往具有偏倚风险，系统评价也不例外。中医药系统评价 /Meta 分析发表偏向是中文，引证偏向是英文。国内研究者更倾向于引用中文证据，而国外研究者更倾向于引用英文证据。中医药系统评价 /Meta 分析引证具有国籍倾向，国内研究者更倾向于引用国内作者发表的系统评价 /Meta 分析，国外研究者更倾向引用国外作者撰写的系统评价 /Meta 分析。产生这种现象，可能有以下几个原因：①国内学者通过会议或者其他相互交流的方式已经熟悉彼此的研究进展，所以他们在引用时并未进行广泛检索，而是直接“定位”某些文献，国外亦然；②自引或同团队的引证较多；③国内外研究的病种不一，重叠覆盖范围较少，引用时便会导致这种国籍倾向，后期需要进一步验证病种这个混杂因素。可能还存在其他原因。中英文系统评价/Meta分析更倾向于发表在补充替代医学杂志上，但是引证时更偏向专科杂志，引证次数与期刊质量成正比。语言的障碍让国外研究者无法获得中文证据，而他们能看到的英文证据只是中医药系统评价/Meta分析的一小部分，如何让国外研究者更充分地利用中文证据资源，如何使中文证据更易检索、更易发现、更全面地展现值得深思。没有直观的方式能清晰地展现目前所有的证据，所以研究者还是根据经验引用熟悉的文献，导致一定的国籍偏向，证据产生前的注册制可能为解决这些问题指明方向。中医药中文系统评价的注册平台应该尽快建立。

三、中医药二次研究证据产证—用证环的现状与展望

（一）现状

近年来系统评价/Meta分析应用于中医药研究，产生大量的证据。研究发现70%的证据都被引证使用过，单篇平均引证使用达5次，说明产证与用证的理念已经基本建立，也表明了循证医学在中医药领域落地生根、蓬勃发展。随着时间的推移，除了数量的增多，系统评价/Meta分析的影响范围和服务对象也越来越广，涉及基础研究（包括动物实验和中药药理）、中医教育、中医决策及指南制定、成本效益、方法学等多个领域。基础研究者逐渐开始在造模前使用系统评价/Meta分析总结和分析之前的经验。目前虽然中医领域以共识指南为主，但是循证指南制定越来越受到重视。

虽然系统评价/Meta分析在数量、深度、广度、影响力等诸多方面表现出良好发展态势，但又面临着质量较低的严峻形势，尤其是中文发表的中医药系统评价/Meta分析。中文文献虽然数量多，但是被使用的频率却不如英文文献，大量证据并没有被很好地利用，造成一定的浪费，引证与创证具有明显的倾向性。

（二）展望

针对目前存在的问题，不乏中医药领域的研究者、方法学家、统计学家等提出了相关的建议，但大多数都只能解决单个问题。想要同时解决或改善现状，借鉴Cochrane和PROSPERO的经验——加强推进中医药系统评价/Meta分析的注册制度、建立有效质量控制和数量监管平台开展系统评价/Meta分析的注册或为良策。由于英文系统评价/Meta分析可以在这两个平台上注册，且注册后不仅对其内容进行学科的分类整理，而且在方法学质量、人员设置上能对其进行一定的监管，且注册文献质量明显高于非注册中文研究，故中文发表的系统评价/Meta分析也可考虑推行这一制度。但由于语言限制、Cochrane平台注册的程序复杂和时限较长、平台维护人员时间与精力有限等因素，如果只是简单地推行大量中文发表的中医药系统评价/Meta分析到PROSPERO平台中注册登记，还是无法解决现有的问题。譬如国外研究者还是无法链接阅读这些中文证据，国内研究者还是无法获得方法学上的帮助，重复选题、混乱的结局指标还是无法避免等。

现由中国中医科学院牵头设立的中国中医药循证医学中心已然建立，其中推动建设了中医药证据的注册体系，集成了一批既具有中医专业背景知识又掌握方法学的研究人员对证据进行高效、持久、便捷的监管和转化。此举能提高中文证据的国际利用度，优化其方法学质量，提高中文证据制作的透明性；建立中文系统评价/Meta分析与国内随机对照试验的反馈调节模式，减少发表偏倚，增加阴性未发表文献的被追踪可能性，减少结局指标的选择性报告，并为建立中医药治疗各病种的核心指标集提供原始素材。

但中文系统评价 /Meta 分析注册平台的建立和运行维护需要各类人员的共同协作，包括期刊编辑、临床医生、统计学家、信息或数据专家、循证方法学家等，如何与临床试验或英文注册平台链接、推送、整合，都是下一阶段需要认真思考的问题。

首先，结合正在修订的 PRISMA 中药复方报告规范，一方面条目设置要突出中医药特色，另一方面又要不失规范。其次，中文注册平台应实现与英文注册平台内中医药系统评价 / Meta 分析板块能友好兼容、即时推送及相互链接，不仅避免了同期内重复选题，也打破了语言偏好，使国内外用证者更好地掌握当前证据全貌。第三，中文注册平台应在方法学上提供支持，平台应提供中国临床试验注册中心、GRADE 平台、指南制作平台等相关支撑平台的有效链接，真正实现随机对照试验 - 系统评价 /Meta 分析 - 中医循证指南全程透明化。

此外，还可加强中医药系统评价 /Meta 分析研究者的专业培训、登记研究者在本领域的研究背景和个人资质。或者，建立有效的数据传输和共享平台来登记、储存系统评价 /Meta 分析制作过程中的各个环节，更好地实现制作流程的透明化。

（王家莹　石兆峰　杨欣宇）

主要参考文献

[1] 海霞 . 广东省中医院治疗非典型肺炎临床经验[J]. 天津中医药，2003，20(3)：24-25.

[2] 李幼平，李静，孙鑫，等 . 循证医学在中国的起源与发展：献给中国循证医学 20 周年[J]. 中国循证医学杂志，2016，16(1)：2-6.

[3] 陈志峰，李成柱，刘少翔，等 . 中医药治疗原发性非小细胞肺癌疗效的 Meta 分析[J]. 中医杂志，1999，40(5)：287-289.

[4] 王家莹，王俊峰，承诗琪，等 . 中医药系统评价 /Meta 分析 19 年发展及现状分析[J]. 中医杂志，2017，58(11)：919-925.

[5] WANG JY，TIAN GH，LI YP，et al. Systematic Reviews/Meta-analyses of integrative medicine in Chinese need regulation and monitoring urgently and some suggestions for its solutions[J]. Chinese journal of integrative medicine. 2018，24(2)：83-86.

[6] LIU M，GAO Y，YUAN Y，et al. Efficacy and safety of integrated traditional Chinese and western medicine for Corona Virus Disease 2019(COVID-19)：a systematic review and meta-analysis[J]. Pharmacological Research. 2020，158：104896.

第六章　中医药临床实践指南研究

本章围绕中医药临床实践指南，依次对中医药循证临床实践指南的定义、制定现状、制定方法和报告规范进行介绍。重点介绍目前中医药临床实践指南制定过程中证据分级标准与推荐意见形成方法的研究。以目前中医药领域发表的影响因子较高的《中成药治疗成人流行性感冒临床实践指南》（*Clinical practice guideline on treating influenza in adult patients with Chinese patent medicines*）为例，对其制定过程中的各个环节进行分析、介绍。

第一节　中医药循证临床实践指南的定义

一、临床实践指南的产生和定义

20 世纪 80 年代，为了提高医疗服务质量、规范诊疗行为、降低医疗成本，在全球范围内开展了以临床实践指南（clinical practice guideline，CPG；以下简称“指南”）指导医疗实践的医学运动。1990 年，美国医学科学院（Institute of Medicine，IOM）首次定义指南为：针对特定的临床情况，系统制定的帮助医务人员和患者作出恰当处理的指导性建议（推荐意见）。1993 年指南被 MEDLINE 数据库收录为主题词，并于 2008 年得到更新。2011 年，随着循证医学的快速发展及其对指南的影响，IOM 组织了国际专家，首次对指南的定义进行了更新，将其重新定义为：基于系统评价的证据和平衡了不同干预措施的利弊，在此基础上形成的能够为患者提供最佳保健服务的推荐意见。这次指南定义变革充分反映了系统评价证据、利弊平衡及患者偏好和价值观在指南中的地位和作用。指南最初的使用人群是临床医生，现在已经逐渐扩展为政策制定者、管理者和患者。2012 版 WHO 指南定义为：任何包括了卫生干预推荐意见的文件，这些干预涉及临床、公共卫生、卫生政策，推荐意见告诉政策制定者、卫生保健提供者或者患者应该做什么，它指导我们在影响卫生保健和资源利用的不同干预之间作选择。2014 版 WHO 指南定义为：由 WHO 制定的任何包括了推荐意见的临床实践指南以及卫生保健政策，这些推荐意见告诉指南的使用者如何在具体的临床情况下单独或协同作出最佳临床决策；指南提供了不同的干预和措施，它们可以帮助改善患者健康以及促进资源的有效利用。指南的定义越来越明确，目前较为公认的是 2011 年 IOM 指南的定义。

指南作为医疗实践的指导性文件，是连接证据和临床实践的桥梁，可以帮助临床医生在循证的基础上进行高质量的临床实践，发现临床研究与实践的距离，提示未来临床研究的方向，促进创新性和高质量临床研究的开展。总之，随着循证医学的兴起，循证指南的制定成为新的趋势，对于提高医务人员医疗水平、规范医疗行为、提高服务质量、科学配置医药资源和保障患者的权益等起着重要作用。循证指南针对某一特定的问题、特定的人群，由特定的组织和人员按照规范化的流程，集合当前最佳的证据，根据证据形成推荐意见，用以指导临床医生从事预防、诊断、治疗、康复、健康管理工作。循证指南提升了指南的科学性、针对性、实用性水平，具有以下优点：①明确临床问题以及人群；②规范的证据质量评价和分级：科学规范地获取、评价证据，根据规范统一标准进行证据质量评价并给予分级；③根据证据质量结合利弊平衡、患者偏好和价值观、资源利用情况进行推荐，从而达到证据的临床转化；④实时更新：如果有新的证据出现，指南应作相应的调整。因此，循证指南是将质量最好的知识和研究证据进一步合成和过滤，从而形成的决策工具。

二、中医药循证临床实践指南的产生、定义和特点

20 世纪 90 年代后期，循证医学概念被引入我国，为中西医结合临床研究打开了新思路，许多学者认为循证医学理念与中医诊疗模式、思维方法有相通之处，可作为中药现代化、国际化的重要途径。1999 年起，循证医学逐渐得到我国卫生部（现国家卫生健康委员会）、国家中医药管理局、国家药品监督管理局和教育部领导及中医药界高层专家的高度重视。2002 年，WHO 发布传统医学发展策略，倡导以证据为基础评价传统医学。2013 年，《世卫组织 2014—2023 年传统医学战略》重新评估和发展了《世卫组织 2002—2005 年传统医学战略》，通过促进传统医学和补充医学的循证使用，协助拯救生命和改善健康，提出了此后 10 年传统医学和补充医学的方向。

中医药学是我国原创、历史悠久、经验性与实践性很强的学科，主要遵从由理论到实践再到经验的成长模式。因该模式受主观因素制约较大，缺乏由经验到证据的转化，一定程度上阻碍了中医药更为广泛的传播与应用。为了彰显中医药的特色与优势，使中医药理论体系更加科学化与国际化，促进中医师临床诊疗水平的提升，规范中医临床实践，国家中医药管理局和中医学界专家已达成共识，即循证医学是促进中医药现代化的最便捷途径。

中国是全球唯一一个在分级诊疗体系中各级均采用中西医并行的国家，其中中医药约占中国医疗服务的 40%。20 世纪 80 年代以来，国家逐渐重视中医药事业的发展和标准化体系建设，中医药在卫生保健方面的特色和重要性日益凸显。目前尚无公认的中医药循证指南的定义，基于 2011 年 IOM 对指南的定义，可将中医药循证指南定义为：以中西医结合优势病种为主题，采取病证结合的模式，在对当前可用证据进行严格系统评价的基础上，结合患者偏好与价值观、医疗成本和利弊平衡，综合分析后得出的辅助临床医生和患者共同进行临床决策的指导性意见。它作为中医药标准化工作的重要内容之一，是改善和规范中医药临床医务人员诊疗行为、高效利用和合理配置中医药领域卫生资源、提高决策科学性和整体医疗实践质量的重要措施。

中医药循证指南区别于西医指南的鲜明特点是贯穿了辨证论治的思想和病证结合的方法，主要包括：①以整体观念为指导原则的理论体系；②在诊疗过程中重视辨证论治的思维模式；③不仅要体现辨证，还应重视辨病，尤其是对中医疾病的辨别。总之，在中医药循证指南中，除了需要明确疾病的诊断标准、鉴别诊断等，还需关注中医辨病、辨证及依据，并根据不同主证及可能出现的兼证，提出相应的推荐意见。推荐意见不应局限于方药，还应包括针刺、艾灸、耳针、穴位贴敷等中医诊疗技术和已上市的中成药等。同时，还要处理好疾病和证

型之间的关系，做到辨病辨证并重，在明确疾病诊断后进行辨证施治。尽管中医临床实践强调医生的个人经验以及针对患者的、个体化的辨证论治方法，但质量高、可实施性好的中医药循证指南可以减少临床决策的不确定性，提高中医师个人对临床问题的处理能力，对其继续教育、专业培训和专业技能的提高有着积极的作用。

第二节　制定中医药循证临床实践指南的必要性

一、循证中医药蓬勃发展

循证医学，即临床实践需结合临床医生个人经验、患者意愿和来自系统的评价合成的研究证据。其特点为从临床问题出发，将临床技能与当前可获得的最佳证据结合，同时考虑患者的意愿与临床环境。最佳的临床证据是循证医学的关键部分。20 世纪 90 年代，循证医学传入中国后，国内中医药临床及研究人员迅速将其理念和方法引入中医药领域，经过多年的努力和实践，循证中医药学逐步形成，已成为循证医学的重要分支。循证中医药学致力于借鉴循证医学的理论和方法，收集、评价、生产、转化中医药的有效性、安全性和经济性证据，通过文献系统评价、临床疗效评价、安全性评价、证据转化、方法学构建、数据库建设等，揭示中医药临床作用特点和规律，并指导临床指南、路径和卫生决策制定。目前，循证中医药领域已取得一定的成果，以随机对照试验为主的临床研究数量快速增长，涌现了一批高质量、大规模、多中心、随机双盲对照试验；广泛开展以 Meta 分析和 / 或系统评价为主的二次研究；以报告规范为主的国际化研究取得突破性进展，制定了中药复方临床试验报告规范、针刺系统评价和 Meta 分析的报告规范，以及中医药临床实践指南报告规范；以真实世界研究为主的安全性评价得到广泛开展。

二、中医药领域循证临床实践指南的发展现状

根据临床实践指南制定方法的不同，大体可将其分为基于共识的临床实践指南和循证临床实践指南两大类。目前国际指南制定组织越来越提倡制定基于系统综述及平衡各种利弊因素的循证临床实践指南。高质量的临床实践指南在提升医护人员临床水平、规范医疗行为、改善医疗服务和提高“成本 - 效果比”等方面起到了巨大的作用，同时也极大地推动了临床医学的发展。

近年来在“推动中医药标准化、规范化”、《中医药标准发展规划（2006—2010 年）》《中医药标准化中长期发展规划纲要（2011—2020 年）》等政策方针指导下，国内已出版和发表了大量中医药临床实践指南与共识，对制定高质量的中医药临床实践指南也越来越重视。但目前发布的中医指南，主要以专家共识类为主，缺乏系统的方法学和临床研究证据支持，大多数并非真正意义上的循证临床实践指南。一篇关于我国心血管领域中医及中西医结合指南 / 共识的系统评价，共纳入 31 篇相关指南 / 共识，其中只有 4 篇为循证临床指南，其余 27 篇均为专家共识。该研究使用指南研究与评估的评价（appraisal of guidelines for research and evaluation，AGREE）Ⅱ工具对纳入的指南 / 共识进行方法学质量评价，结果显示，尽管近年来中医药心血管领域指南 / 共识的质量逐年提升，但其制定过程与报告规范与国际标准仍有很大差距。

三、中医药临床实践指南存在的问题及主要原因

（一）个体化治疗

辨证论治、整体治疗、三因制宜是中医治疗疾病的主要特点，许多中医疗法均来源于中医经典古籍记载的名医医案和个人经验，因而往往缺乏高质量的中医疗效评价研究，证据来源不足是中医药临床实践指南/共识质量普遍较低的主要原因。

（二）缺乏具有中医药特色的证据转化体系

目前在西医领域，针对临床研究方法、临床证据报告规范、证据质量分级及推荐意见强度分级均已形成较完善的体系，但中医药领域的临床试验方法及证据转化却仍处于起步探索阶段，依然缺少具有中医药特色的证据转化体系。另外，目前国际上制定指南时使用的证据质量分级、推荐意见强度分级方法也并不完全适用于中医药领域，这一点也使得中医药临床实践指南/共识在推荐意见的形成上缺乏适合的临床研究证据支持，存在诸如表述模糊、缺少强度分级、报告不规范等问题，严重阻碍了中医药临床研究证据向临床实践的转化。

因而，需要重视开展中医药高质量临床研究，积极开发符合中医药诊疗特色的证据转化工具，探索符合中医药特色的标准化道路，指导中医药循证临床实践指南的制定与开发。

第三节　中医药循证临床实践指南的制定方法

中医药循证临床实践指南的制定是在循证医学方法指导下实现中医药标准化的具体表现形式之一。正如国家中医药管理局颁发的《中医药标准化中长期发展规划纲要（2011—2020年）》所指出，中医药指南的制定是未来5~10年中医药标准化工作的重要任务之一。随着中医药相关研究的开展与发表，每年有大量的中医药指南由中华中医药学会、中国中西医结合学会等权威机构发布。与现代临床医学实践相比，在中医药领域，临床实践存在较大差异，甚至对同一临床情况诸如症状或证候的特性可能有着截然不同的判断和处理方法；尽管中医药指南发布的数量在增加，但其在数量、质量上仍存在明显差距，推广应用仍明显不足，应用质量低。有学者对国内发布的百余篇中医药指南进行了方法学质量评价，结果发现中医药指南总体质量高于国内指南的平均水平，但与国际指南相比，还有待提高。中医药行业仍须遵循国际规范研发、制定更多高质量的指南。

近年来，中医药指南特别是在循证指南的研发、制定方面得到学界和业界的高度重视，符合国际标准的中医药循证临床实践指南成为中医药行业追求的目标。针对如何提高指南的质量，WHO、英国国家卫生与临床优化研究所（National Institute for Health and Care Excellence，NICE）和苏格兰校际指南网络（Scottish Intercollegiate Guidelines Network，SIGN）等指南制定组织和机构均发布了指南制定手册。中国中医药出版社和人民卫生出版社也出版了2本关于中医药指南制定的手册。基于此，对中医药循证临床实践指南制定的原则、方法和步骤进行归纳和总结，以期为我国系统、科学地研发、制定中医药循证临床实践指南提供参考。

关于中医药领域的指南，同样须遵从循证指南的制定原则。2011年，IOM新的指南报告较1990年指南报告进一步提出高质量指南制定须遵守的原则，主要内容为：①应基于现

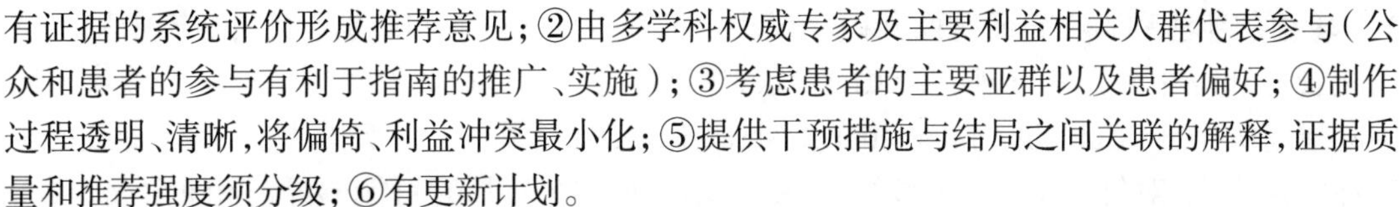

有证据的系统评价形成推荐意见；②由多学科权威专家及主要利益相关人群代表参与（公众和患者的参与有利于指南的推广、实施）；③考虑患者的主要亚群以及患者偏好；④制作过程透明、清晰，将偏倚、利益冲突最小化；⑤提供干预措施与结局之间关联的解释，证据质量和推荐强度须分级；⑥有更新计划。

中医药循证临床实践指南的制定，可考虑按照以下方法与主要步骤。

（1）遴选指南主题

选题方面须考虑中医药的优势和特点，对于西医疗效不佳、副作用较大或治疗成本较高，以及患者依从性较差的病种应该在制定指南时重点考虑。

（2）注册与撰写计划书

在国际实践指南注册与透明化平台（practice guideline registration for transparency，PREPARE）注册（http：//www.guidelines-registry.org/），并获取全球唯一注册号。计划书须涵盖指南制定的目标、时间表、任务安排、重要的流程及方法。

（3）成立指南工作组

一般而言，应成立由本领域资深专家组成的专家委员会或咨询委员会，实际参与指南制定。特别是需要一个多学科的推荐共识专家组，该专家组的成员人数可在 10~20 人之间，在平衡了专家级别、地域和性别的基础上，重点突出多学科性。例如制定肝癌术后如何使用中医药的指南，专家组成员除了中医、中西医结合和西医医生外，还可能需要营养科、临床药学、护理学、循证医学的专家，以及患者代表参与。同时，应对所有参与者的利益冲突进行管理。

（4）临床问题的调研、遴选与确定

一方面，指南制定小组成员通过系统检索本领域相关指南，对指南中的推荐意见进行分析；另一方面，通过 2~3 轮对一线临床医生的调研，收集和优选本指南拟解决的关键问题，并由指南工作组确定最终纳入的临床问题，与方法学家讨论后解构为人群、干预措施、对照和结局格式。

（5）证据的检索、筛选与合成

应尽可能制作相关的系统评价 /Meta 分析。系统评价 /Meta 分析并不是最高级别的证据，也不能提供最好的证据，但可以通过这种方式提供有关该临床问题的证据体，而非局部或片面的证据，并对纳入研究的质量进行严格评价，这样对研究的结果和解读会更客观。

（6）证据质量和推荐强度的分级

对证据质量和推荐强度进行分级，是指南制定中最为核心和关键的环节。证据质量是指对观察值的真实性有多大把握；推荐强度是指对指南使用者遵从推荐意见后对目标人群产生的利弊程度有多大把握。指南推荐意见须在综合考虑证据质量分级、患者偏好和价值观、干预措施的利弊平衡，以及所需的资源和成本的基础上决定最终的推荐级别。中医药领域指南的制定在证据分级和形成推荐意见时，在如何处理经典古籍文献和名老中医专家意见方面存在独特挑战，应考虑将中医特有的证据作为影响推荐意见的因素。

（7）推荐意见共识与确定

该过程需要一个清晰明确的共识规则，指南小组应该预先确定，是基于德尔菲法（Delphi method）达成共识，还是面对面专家讨论会达成共识，或者两者的结合。如果是基于德尔菲法达成共识，则每条推荐意见超过多少专家同意就算达成共识？德尔菲法需要进行几轮？如果面对面达成共识，如何处理争议和避免权威专家的影响？一般情况下，需通过

2~3 轮德尔菲法和 1~2 轮面对面共识会议确定推荐意见的内容和级别。此外，应规范化、透明化管理利益冲突。参与制定共识的专家，对推荐意见的形成具有直接的影响。建议按照国际指南协作网（Guideline International Network，GIN）管理利益冲突的方法，制定详细的利益冲突声明表，对每一位参与共识的专家，要求其如实公布所有可能的经济和非经济利益，并委托独立的第三方对利益冲突进行判断，从而确定哪些专家应该参与制定共识，哪些专家不能参与。专家的利益冲突声明表应及时对外公布。

（8）规范地撰写报告

可遵循国际实践指南报告规范——中医药指南扩展版，同时应特别考虑中医药干预措施的表述和呈现，力求推荐意见清晰、准确和具有可操作性。

（9）外审、公示和获得批准

根据不同情况和要求，指南在正式投稿之前需要公开收集医务人员、患者及其他相关方的意见和反馈，应确保外审的有效性和独立性，并获得主管部门的批准。

（10）发布与发表

在相关学术会议、网站或媒体上发布，在学术期刊上发表或以专著形式发表。

（11）指南更新

指南制定出来后需要定期进行更新，一般来说，每 2~3 年需要对指南重新进行评估。这就需要在指南发布后定期追踪文献，当有重要的新证据出现时，重新对原有指南推荐意见进行合理的审议和修订，使其能充分利用前沿的科研成果，基于当前最佳研究证据，符合医疗水平的需求。

中医药循证指南和西医循证指南的制定目的相同，均是为医务工作者的科学决策提供指导和依据。但因中医药在疾病预防、诊断或治疗方面具有特殊性，因此其指南在制定方法和流程上与西医循证指南存在一定差异，详见表 6-1。中医药循证指南的作用和意义是建立在指南的科学设计、严格制定和规范报告的基础上的。相信按照科学、严谨的制定方法，中医药循证指南的质量将会进一步得到提升，从而更高效地指导临床实践工作。

表 6-1　中医药循证指南和西医循证指南制定流程中的差异

项目	中医药循证指南	西医循证指南
指南选题	除西医指南须考虑的因素外，还须重点考虑中医优势病种和疾病诊疗的优势阶段	主要基于临床实际需求，同时考虑疾病负担、临床差异和新证据的出现等
疾病的定义	可能需要同时给出中医和西医的定义	西医的定义
疾病的诊断	可能需要同时给出中医和西医的诊断标准	西医的诊断标准
专家组构成	中医药专家为主的多学科工作组，可能同时需要纳入西医专家	由西医专家组成的多学科工作组
利益冲突声明	参与指南制定的所有人员均须声明是否存在利益冲突，并及时更新，应特别注意声明专业利益冲突（如名家验方的持有者同时也是指南制定者的情况）	参与指南制定的所有人员均须声明是否存在利益冲突，并及时更新
指南注册	国际实践指南注册与透明化平台，可能会同时被要求在主管单位备案注册	国际实践指南注册与透明化平台

续表

项目	中医药循证指南	西医循证指南
证据来源	在临床研究证据的基础上,可能会同时考虑古籍文献和名家验方	主要以数据库检索的临床研究或系统评价为主
证据质量分级	西医分级,或基于证据体的中医药临床证据分级标准建议	西医分级系统,如 GRADE 分级等
推荐意见内容	中医为主,部分指南可能也提供西医的推荐意见	西医为主,部分指南可能也提供中医的推荐意见;中国的西医指南在内容上可能会不同程度地受国际指南的影响
推荐意见分级	西医分级,或中医药临床指南或共识中推荐意见的分级标准	西医分级系统,如 GRADE 分级等
指南的报告	RIGHT 中医药指南扩展版	RIGHT
向公众征求意见	部分学会要求在规定时间向公众征求意见	一般无
与标准的关系	中医药指南的立项和制定方法,多数按照医学标准的管理办法,其发布也遵循医学标准的发布流程	西医的标准由国家卫生健康标准委员会管理

注:GRADE:the grading of recommendations assessment, development and evaluation(推荐分级的评估、制定与评价), RIGHT:reporting items for practice guidelines in healthcare(国际实践指南报告规范)。

第四节　中医药循证临床实践指南证据分级标准及推荐意见的形成方法

一、证据质量与推荐强度分级的概念及目前国外研究进展

循证临床实践指南是在广泛收集现有临床证据的基础上,平衡各种利弊因素,将证据质量与推荐意见的强度区分对待,系统、科学地制定出来的多组临床指导意见。证据质量与推荐强度分级是循证临床实践指南中的核心部分,从基本概念的提出到具有国际化统一标准,经历了半个多世纪,目前已较为完善。

(一)初始阶段——证据质量与推荐强度标准理念的提出

作为临床实践指南中的核心部分,证据质量与推荐意见强度分级的概念在 20 世纪六七十年代被首次提出,其中,证据质量分级概念是在 20 世纪 60 年代由美国两位社会学家首次提出的,并认为随机对照试验研究质量最高。1976 年,加拿大卫生部成立了加拿大定期体检特别工作组(Canadian Task Force on the Periodic Health Examination, CTFPHE),负责评价常规体检及免疫接种等医疗工作绩效。但在之后的工作中发现,医生在临床实践中的决策更多依据个人主观判断而非科学证据,因此造成了医疗资源的巨大浪费。因而在 1979 年 Fletcher 等人首次提出推荐意见强度概念,基于临床试验设计,将临床证据分为 3 级 4

等(表6-2),其中设计良好的随机对照试验级别最高,专家意见级别最低;推荐意见强度分为A~E五个级别(表6-3),根据证据支持及数目情况分为"支持考虑""不考虑""证据充分""证据尚可""证据缺乏"。然而,此时证据质量与推荐意见强度互相脱离,未能一一对应,强度确定标准模糊,且未考虑临床研究的质量问题。

表6-2　1979年CTFPHE证据分级

证据级别	定义
Ⅰ	至少一项设计良好的随机对照试验
Ⅱ-1	设计良好的队列或病例对照研究,尤其来自多个中心或研究组
Ⅱ-2	比较了不同时间、地点的研究证据,无论有无干预措施;或重大结果的非对照研究
Ⅲ	基于临床研究、描述性研究或专家委员会的报告,或权威专家的意见

表6-3　1979年CTFPHE推荐意见强度

推荐强度	定义
A	定期体检中支持考虑该疾病的证据充分
B	定期体检中支持考虑该疾病的证据尚可
C	定期体检中支持考虑该疾病的证据缺乏
D	定期体检中不考虑该疾病的证据尚可
E	定期体检中不考虑该疾病的证据充分

1986年,David Sackett教授在1979年标准的基础上,进行了更新和改进,提出了证据的五分法,将证据级别细化成5级(表6-4),首次对Ⅰ级证据的随机对照试验进行定义并说明质量标准,提出大样本随机对照试验优于小样本随机对照试验,并且将证据质量与推荐意见强度等级相互对应,即证据质量越高,其推荐意见强度等级也越高。但该标准没有对队列研究、病例对照研究等非随机对照试验进行区分,且未纳入专家意见。

以上两套系统创造性地提出证据分级及推荐意见强度理念,成为帮助临床决策的重要工具,同时也发展为循证医学的基本理念之一。

表6-4　1986年David Sackett证据分级及推荐意见强度

证据级别	定义	推荐强度	定义
Ⅰ	有确定结果的大样本随机对照试验	A	至少一项Ⅰ级证据支持
Ⅱ	结果不确定的小样本随机对照试验	B	至少一项Ⅱ级证据支持
Ⅲ	非随机的同期对照试验	C	只有Ⅲ、Ⅳ、Ⅴ级证据支持
Ⅳ	非随机的历史对照试验		
Ⅴ	无对照的系列病例报道		

(二)发展阶段——百家争鸣

继加拿大之后,20世纪90年代,不同国家的不同机构也陆续发布了各自的证据分级及推荐意见强度标准,证据质量与推荐意见强度也经历了由互相脱离到一一对应的转变。

1992 年，原美国卫生保健政策研究所（Agency for Health Care Policy and Research，AHCPR），现更名为美国医疗保健研究与质量局（Agency for Healthcare Research and Quality，AHRQ）在制定临床实践指南时提出将证据分为 4 级 6 等，推荐强度分为 3 级，并将随机对照试验的 Meta 分析作为最高级别证据（表 6-5）。

表 6-5　1992 年 AHCPR 证据分级及推荐意见强度

证据级别	定义	推荐强度
Ⅰa	随机对照试验的 Meta 分析	A
Ⅰb	至少 1 项随机对照试验	
Ⅱa	至少 1 项设计良好的非随机对照试验	B
Ⅱb	至少 1 项设计良好的准实验性研究	
Ⅲ	设计良好的非实验性研究，如对照研究、相关性研究和病例研究	
Ⅳ	专家委员会报告、权威意见或临床经验	C

1996 年，英格兰北部循证指南制定项目（North of England Evidence Based Guidelines Development Project，NEEBGDP）制定并发布了其证据分级和推荐意见强度标准（表 6-6），证据分级与推荐意见强度均分为 3 级且一一对应，将随机对照试验、Meta 分析和系统评价共同作为最高级别证据。

表 6-6　1996 年 NEEBGDP 证据分级及推荐意见强度

证据级别	定义	推荐强度	定义
Ⅰ	基于设计良好的随机对照试验、Meta 分析或系统评价	A	直接基于Ⅰ级证据的推荐
Ⅱ	基于设计良好的队列研究或病例对照研究	B	直接基于Ⅱ级证据或由Ⅰ级证据外推的推荐
Ⅲ	基于非对照研究或共识的建议	C	直接基于Ⅲ级证据或由Ⅱ级证据外推的推荐

其后，荷兰、新西兰、澳大利亚等国家分别于 1997 年、1999 年、2000 年先后在临床实践指南的制定中引入或制定了各自的证据分级和推荐意见强度标准。

2001 年，SIGN 制定并发布了其证据分级和推荐意见强度标准（表 6-7），均分为 4 个级别，且一一对应，其中 1、2 级又分别细分为 3 等，每类均进行了细致的说明。

表 6-7　2001 年 SIGN 证据分级及推荐意见强度

证据级别	定义	推荐强度	定义
1++	高质量随机对照试验的 Meta 分析、系统评价，或出现偏倚可能性很小的随机对照试验	A	直接适用于目标人群的 1++ 或 1+ 级证据
1+	较高质量随机对照试验的 Meta 分析、系统评价，或出现偏倚可能性小的随机对照试验		

续表

证据级别	定义	推荐强度	定义
1−	随机对照试验的 Meta 分析、系统评价，或出现偏倚可能性大的随机对照试验		
2++	高质量病例对照或队列研究的系统评价，或出现混杂、偏倚和机遇可能性很小而反映因果关联可能性大的高质量病例对照或队列研究	B	直接适用于目标人群的 2++ 级证据，或 1++ 或 1+ 级证据的外推证据
2+	出现混杂、偏倚和机遇可能性小而反映因果关联可能性较大的较高质量的病例对照或队列研究	C	直接适用于目标人群的 2+ 级证据或 2++ 级证据的外推证据
2−	出现混杂、偏倚和机遇可能性大且反映因果关联可能性明显不足的病例对照或队列研究		
3	非分析性研究，即病例报告、系列病例分析	D	3 或 4 级证据，或 2+ 级证据的外推证据
4	专家意见		

证据分级与推荐意见强度分级系统逐渐趋于完善，但仅局限于治疗领域。直至 1998 年，临床流行病学和循证医学专家共同制定涉及治疗、预防、病因、危害、预后、诊断、经济学分析 7 个领域的证据分级及推荐意见强度分级系统，于 2000 年 9 月首次发表在英国牛津循证医学中心（Oxford Centre for Evidence-Based Medicine，OCEBM）网站上（表 6-8，以治疗部分为例）。该标准因更具有针对性和适用性，成了大家公认的经典标准。

表 6-8　2001 年 OCEBM 证据分级及推荐意见强度（治疗部分）

证据级别	定义	推荐强度	定义
1a	同质随机对照试验的系统评价	A	1a 或 1b 或 1c 级证据
1b	单个随机对照试验（置信区间窄）		
1c	全或无病案系列		
2a	同质队列研究的系统评价	B	2a 或 2b 或 2c 或 3a 或 3b 级证据或 1 级证据的外推证据
2b	单个队列研究（包括低质量随机对照试验，如随访率 <80%）		
2c	结果研究，生态学研究		
3a	同质病例对照研究的系统评价		
3b	单个病例对照		
4	病例系列研究（包括低质量队列和病例对照研究）	C	4 级证据或 2 级、3 级证据的外推证据
5	基于经验未经严格论证的专家意见	D	5 级证据或其他证据的不确定、不一致研究

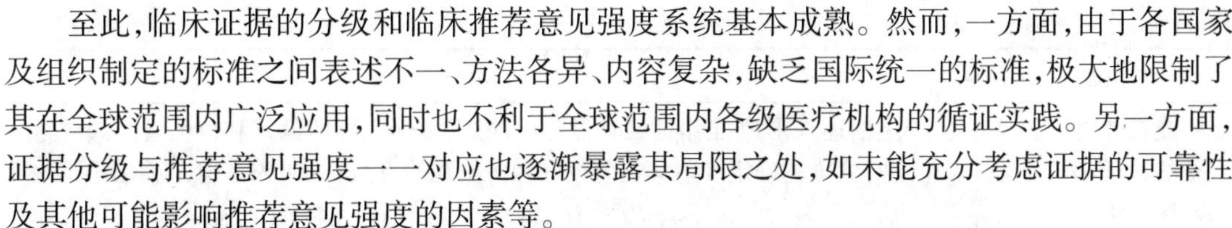

至此，临床证据的分级和临床推荐意见强度系统基本成熟。然而，一方面，由于各国家及组织制定的标准之间表述不一、方法各异、内容复杂，缺乏国际统一的标准，极大地限制了其在全球范围内广泛应用，同时也不利于全球范围内各级医疗机构的循证实践。另一方面，证据分级与推荐意见强度一一对应也逐渐暴露其局限之处，如未能充分考虑证据的可靠性及其他可能影响推荐意见强度的因素等。

（三）完善阶段——形成国际统一标准

直至 2000 年，由 19 个国家和国际组织共同成立了包括临床指南制定专家、循证医学专家及各权威标准制定者的“推荐分级的评估、制定与评价（the grading of recommendations assessment, development and evaluation, GRADE）”工作组，于 2004 年推出国际统一的证据质量分级与推荐意见强度标准（表 6-9、表 6-10）。该标准打破了以往通过研究设计角度评价证据质量的常规，主张通过综合考虑研究设计、研究质量、研究结果间一致性及证据支持结果的直接性。评估当前证据对推荐意见影响的利弊程度后，将推荐强度简化为强弱两级。该标准已被 WHO、Cochrane 协作网等多个国际组织采纳，代表了目前证据分级分类的国际最高水平，但 GRADE 标准并未涵盖生物医学领域的全部证据，仍以强调临床有效性证据为主。

表 6-9　2004 年 GRADE 证据质量分级

证据质量分级	具体描述
高	未来研究几乎不可能改变现有疗效评价结果的可信度
中	未来研究可能对现有疗效评估有重要影响，可能改变评价结果的可信度
低	未来研究很有可能对现有疗效评估有重要影响，改变评估结果可信度的可能性较大
极低	任何疗效的评估都很不确定

表 6-10　2004 年 GRADE 推荐意见强度

推荐强度	具体描述
强	明确显示干预措施利大于弊或弊大于利
弱	利弊不确定或无论质量高低的证据均显示利弊相当

在临床实践指南报告规范方面，由我国学者牵头启动，在 2013 年联合 11 个国家及卫生组织，历时 3 年完成了国际实践指南报告规范（reporting items for practice guidelines in healthcare, RIGHT）声明，并于 2017 年 1 月发表在《内科学年鉴》（*Annals of Internal Medicine*）上，在国际范围内产生了很大反响。该声明包括 7 大领域共 22 个条目，其中针对指南中推荐意见报告规范进行了详细的描述（表 6-11）。

表 6-11　2013 年 RIGHT 清单（推荐意见部分）

领域 / 主题	编号	条目
推荐意见	13a	应提供清晰、准确且可实施的推荐意见
	13b	如果证据显示在重要的亚组人群中，某些影响推荐意见的因素存在重大差异，应单独提供针对这些人群的推荐意见
	13c	应描述推荐意见的强度以及支持该推荐的证据质量

续表

领域 / 主题	编号	条目
形成推荐意见的原理和解释说明	14a	应描述在形成推荐意见时，是否考虑了目标人群的偏好和价值观。如果考虑，应描述确定和收集这些偏好和价值观的方法；如果未考虑，应给出原因
	14b	应描述在形成推荐意见时，是否考虑了成本和资源利用。如果考虑，应描述具体的方法（如成本 - 效果分析）并总结结果；如果未考虑，应给出原因
	14c	应描述在形成推荐意见时，是否考虑了公平性、可行性和可接受性等其他因素
从证据到推荐	15	应描述指南制定工作组的决策过程和方法，特别是形成推荐意见的方法（例如，如何确定和达成共识，是否进行投票等）

至此，推荐意见强度分级系统无论从报告规范还是分级标准均已趋于完善，但 GRADE 和 RIGHT 标准均未涉及如何对中医药指南 / 共识中推荐意见强度进行分级。

二、中医药临床实践指南证据质量和推荐强度分级的研制现状

国内目前大多数研究者致力于对中医药证据质量分级系统进行探索研发，针对中医药临床实践指南推荐强度分级标准的制定尚处于探索阶段。截至目前，国内学者结合中医辨证论治及临床证据类型特点，对中医药证据分级及推荐意见强度分级做了许多突破性尝试。

2007 年，刘建平教授提出当前中医药领域存在一种从经验研究跨越非随机研究而直接采用随机对照试验的方法来评价的倾向，因而导致了中医药随机对照试验在设计、实施过程中存在诸多问题。因此他将循证医学中强调的由病例报告、病例系列、回顾性病例对照研究、队列研究等一系列证据构成的“证据体”概念引入到中医药领域中。其后，结合中医药临床研究实践特点，提出了基于证据体的中医药临床证据分级参考建议（表 6-12）。

表 6-12　中医药临床证据分级参考建议

证据级别	分级依据
Ⅰa	由随机对照试验、队列研究、病例对照研究、病案系列这 4 种研究中至少 2 种不同类型的研究构成的证据体，且不同研究结果的效应一致
Ⅰb	具有足够把握度的单个随机对照试验
Ⅱa	半随机对照试验或队列研究
Ⅱb	病例对照研究
Ⅲa	历史性对照的病例系列
Ⅲb	自身前后对照的病例系列
Ⅳ	长期在临床上广泛运用的病例报告和史料记载的疗法
Ⅴ	未经系统研究验证的专家观点和临床经验，以及没有长期在临床上广泛运用的病例报告和史料记载的疗法

注：表中的随机对照试验，包括随机双盲安慰剂的、实用性的、等待名单的、单个病例的、集团的及技能型的随机对照试验等各种随机研究的方法。

2008 年，刘保延教授团队在编制与世界卫生组织西太地区传统医学办公室合作项目《针灸临床实践指南》时，充分考虑针灸干预措施的特点及临床研究证据现状，通过头脑风

暴法、德尔菲法及问卷调查法，最终形成了针灸临床实践指南制定中文献分类评估、证据评估及推荐意见强度标准的建议（表 6-13、表 6-14）。

表 6-13　现代文献证据等级建议表

现代文献		证据等级建议
Ⅰ	Ⅰa	高质量的随机对照研究（随机对照试验）的 Meta 分析
	Ⅰb	A、B、C 级的随机对照试验研究
Ⅱ		非随机临床试验（非随机同期对照）
Ⅲ		病例序列研究
Ⅳ		个案报道及专家经验集

注：应用 Jadad 量表将随机对照试验评为 A、B、C 三个等级。

表 6-14　推荐意见强度标准建议表

推荐方案强度标准等级	详细描述
A 级	符合以下两者之一可评为 A 级推荐强度： ①针对同一针灸治疗方案的一系列的Ⅰa 级证据 ②1 个或针对同一针灸治疗方案的 A 级随机对照试验证据 + 该针灸治疗方案一系列低偏倚的Ⅱ、Ⅲ级证据或名老中医经验集或古代文献记载
B 级	符合以下三者之一可评为 B 级推荐强度： ①1 个Ⅰb 中的 A 级随机对照试验的研究 ②1 个或针对同一针灸治疗方案的多个 B 级随机对照试验证据 + 该针灸治疗方案一系列低偏倚的Ⅱ、Ⅲ级证据或名老中医经验集或古代文献记载 ③针对同一针灸治疗方案一系列低偏倚的Ⅱ级证据群 + 该针灸治疗方案一系列低偏倚的Ⅲ级证据或名老中医经验集或古代文献记载证据群
C 级	符合以下四者之一可评为 C 级推荐强度： ①针对同一针灸治疗方案低偏倚的Ⅱ级证据群、Ⅲ级证据群 ②针对同一针灸治疗方案名老中医经验集证据群 ③针对同一针灸治疗方案古代文献记载证据群 ④1 个Ⅰb 中的 B 级随机对照试验的研究

2009 年，徐浩提出以临床实践数据为基础，构建中西医结合临床指南的设想，即通过前瞻性研究设计，分析足够的样本量，利用数据二次分组分析个体化特征与临床疗效的相关性。2013 年，刘保延教授以制定常用中成药临床实践指南为例，提出采用一种衍变的基于临床实践专家共识法制定中成药临床实践指南的方法。具体方法为选择具有代表性的专家到临床一线面对具体患者选择合适的中成药，然后将其选药依据运用主题模型进行数据挖掘，进一步通过专家讨论和三角互证对中成药形成推荐，最终形成指南。

2009 年，李敬华认为中医治疗是以辨证论治为基础，并以不同药物之间的配伍组合为治疗方案，因此其文献证据等级的划分不应与西医完全相同，提出对中医治疗文献证据等级的划分应以辨证论治为第一要素，临床研究的类型为第二要素，设计方案及完成质量为第三要素。依此理论，提出了中医治疗文献证据等级体系（表 6-15）。

表 6-15　中医治疗文献证据等级体系

分级	依据
Ⅰ级	辨证论治的研究
Ⅰa 级	辨证论治的随机对照试验，设计及完成治疗良好
Ⅰb 级	辨证论治的其他类型临床研究，设计及完成质量良好
Ⅰc 级	辨证论治的专家经验总结，记录者和专家层次高
Ⅰd 级	辨证论治的个案，资料完整，疗效肯定
Ⅱ级	非严格辨证论治的研究
Ⅲ级	非辨证论治的研究

2010 年，王阶教授团队在回顾大量中医诊疗指南、标准及规范的基础上，进行了多轮专家咨询，制定了符合中医文献特色的临床证据分级及评分体系（表 6-16）。

表 6-16　中医临床证据分级与评分体系

证据级别		证据	评分
Ⅰ类	Ⅰa	目前仍在使用的四大经典医籍	每项 10 分
		目前仍在使用的国家标准及行业制定的标准	每项 9 分
	Ⅰb	多个随机对照试验的系统评价	每项 9 分
		经过系统整理的名老中医经验（以国家中医药管理局确认的名老中医为准）	每项 9 分
Ⅱ类	Ⅱa	单个的正确设计的随机对照试验的结果	每项 7 分
		目前仍在使用的国家统编教材	每项 6 分
	Ⅱb	设计良好的半随机对照试验	每项 6 分
Ⅲ类		目前仍在使用的其他古代经典医籍	每项 5 分
Ⅳ类		无对照的病例观察	每项 2 分
		医案医话	每项 2 分

2012 年，汪受传教授团队在制定《中医儿科常见病诊疗指南》的过程中，借鉴国际成熟的临床实践指南证据分级与推荐意见强度分级，结合中医学特色，对国际感染论坛于 2001 年制定《2004 年严重感染和感染性休克治疗指南》时提出的分级体系进行了修订，提出了“中医文献证据分级标准”（表 6-17）。并提出在制定中医药指南的过程中，应将“古代医家经验”提取并合成为指南的证据，具体方法为在对古代医家文献资料系统整理上，编写调查问卷，并根据以上结果，召开专家论证会，从而确定“辨证论治”部分的治疗建议和推荐级别。

表 6-17　中医文献证据分级标准

推荐级别	证据分级
A 至少有 2 项Ⅰ级研究结果支持	Ⅰ 大样本，随机研究，结果清晰，假阳性或假阴性的错误很低
B 仅有 1 项Ⅰ级研究结果支持	Ⅱ 小样本，随机研究，结果不确定，假阳性和 / 或假阴性的错误较多

续表

推荐级别	证据分级
C 仅有Ⅱ级研究结果支持	Ⅲ 非随机，同期对照研究和基于古代文献的专家共识
D 至少有 1 项Ⅲ级研究结果支持	Ⅳ 非随机，历史对照和当代专家共识
E 仅有Ⅳ级或Ⅴ级研究结果支持研究	Ⅴ 病例报道，非对照研究和专家意见

2014 年，衷敬柏教授提出将中医诊疗证据分为理论传承证据与研究证据，其中理论传承证据主要包括医案医话、医家经典著作、教科书、行业标准规范等文件。在制定中医药临床实践指南过程中，他建议研究证据的分级与推荐意见强度标准可采用与国际标准接轨的分级方法，并提出能够体现中医传承与发展特色的理论传承证据的分级与推荐意见强度标准（表 6-18、表 6-19）。他指出在形成推荐意见时，如果理论传承证据与研究证据不一致，应以理论传承证据为主，或者通过专家会议解决。

表 6-18　理论传承证据分类、分级与评价

类别	诊断措施	干预措施
Ⅰa	《黄帝内经》《伤寒杂病论》《黄帝八十一难经》等东汉及东汉之前的著述支持	《黄帝内经》《伤寒杂病论》《黄帝八十一难经》等东汉及东汉之前的著述支持
Ⅰb	晋到清代医家相关的论述，具有较好的传承	晋到清代医家相关的论述，具有较好的传承
Ⅱ	晋到清代医家相关的论述，传承存在不一致	晋到清代医家相关的论述，传承存在不一致
Ⅲa	近现代（民国—当代）名中医的著述中明确阐述	近现代（民国—当代）名中医的著述中明确阐述
Ⅲb	近现代（民国—当代）名中医的医案能体现	近现代（民国—当代）名中医的医案能体现
Ⅳa	教材、行业规范性文件	教材、行业规范性文件、专著
Ⅳb	专著	一定数量的单个病例报道

表 6-19　理论传承证据用于诊断与干预措施推荐分级

推荐级别	推荐依据
A	全部 4 类，或Ⅰ类证据加Ⅱ~Ⅳ类证据中的 3 类，具有一致结论，今后研究中不可能形成否定性证据
B	Ⅱ~Ⅳ类证据中的 2 类，具有比较一致结论，今后研究中形成否定性证据可能性小
C	Ⅱ~Ⅳ类证据中的 1 类
D	无证据支持或观点分歧

2017 年廖星借鉴国际上公认的共识形成方法，融合中医药特色经典和传承经验证据，提出了中医药临床实践指南“共识”形成的流程，提倡应将中医理论传承证据、现代临床研究证据和临床专家经验综合考虑后，通过正式共识法形成推荐意见及强度。

2018 年，在之前汪受传教授提出的“中医文献证据分级标准”的基础上，王雷补充了在文献证据不足时，如何单纯通过专家共识产生推荐意见强度分级的方法，从而形成了完整的“基于专家共识的循证临床实践指南证据分级、推荐等级标准”（图 6-1）。

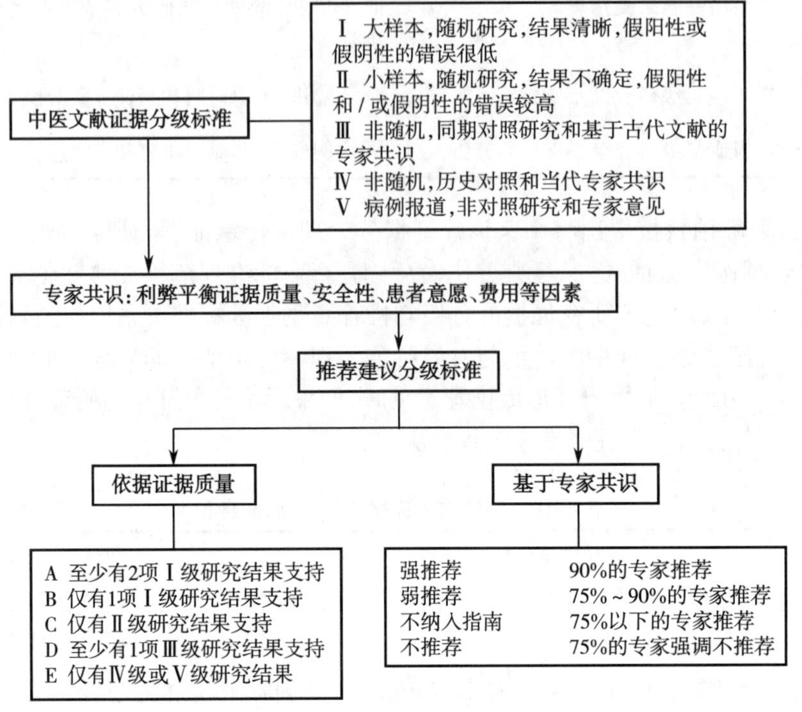

图 6-1　基于专家共识的循证临床实践指南证据分级、推荐等级标准

2019 年，陈薇教授将 2007 年刘建平教授团队提出的“基于证据体的中医药临床证据分级参考建议”进行了更新和完善，将中医药现代临床研究证据质量分级划分为有效性与安全性两个方面，并借鉴国际公认的证据质量评价标准，结合中医药临床研究特点，针对不同研究类型提出了升降级的评判标准（表 6-20）。

表 6-20　中医药临床研究证据的分级标准

证据等级	有效性	安全性
Ⅰ	随机对照试验及其系统综述、N-of-1 trial 系统综述	随机对照试验及其系统综述、队列研究及其系统综述
Ⅱ	非随机临床对照试验、队列研究、N-of-1 trial	上市后药物流行病学研究、Ⅳ期临床试验、主动监测（注册登记、数据库研究）
Ⅲ	病例对照研究、前瞻性病例系列	病例对照研究
Ⅳ	规范化的专家共识①、回顾性病例系列、历史性对照研究	病例系列/病例报告
Ⅴ	非规范化的专家共识②、病例报告、经验总结	临床前安全性评价，包括致畸、致癌、半数致死量、致敏和致毒评价

注：①规范化的专家共识，指通过正式共识方法（如德尔菲法、名义群组法、共识会议法，以及改良德尔菲法等），总结专家意见制定的，为临床决策提供依据的文件。②非规范化的专家共识，指早期应用非共识方法如集体讨论、会议等所总结的专家经验性文件。

2019年,商洪才教授团队结合GRADE标准与RIGHT条目各自的优势,结合中医药证据特点、不同中医药干预措施等特点,制定了《中医药临床指南/共识推荐意见分级标准》。该标准既包括推荐意见分级,还包括由证据到推荐意见生成过程及推荐意见的报告规范;将中医药指南/共识中的推荐意见分为"强推荐""弱推荐""不推荐""不确定"四级,相较于GRADE的"强推荐""弱推荐""强不推荐""弱不推荐"更具有临床操作指导意义。其中的"不确定",因目前证据信息有限,无法权衡利弊关系,临床医生可根据临床情况使用。

三、具有中医药特色的证据分级及推荐意见分级标准

西医指南与中医指南均旨在为医务工作者提供科学决策的指导和依据,两者制定目的相同,但因中医药具有独特的理论及临床诊疗体系,在指南制定方法和流程上与西医指南存在一定差异。

在中医药循证临床实践指南的制定过程中,需要具有中医药特色的证据分级及推荐意见分级标准方法进行证据评价并形成合理的推荐意见,如《基于证据体的中医药临床证据分级标准建议》与《中医药临床指南/共识推荐意见分级标准》。

(一)《基于证据体的中医药临床证据分级标准建议》

1. 分级标准

中医药临床研究证据的分级标准建议如表6-20所示,将中医药临床研究证据等级按照有效性与安全性各分为5个级别(Ⅰ~Ⅴ级)。

2. 降级标准(基于专家共识)

本标准借鉴国际上公认的证据质量评价标准,并综合考虑了中医药临床研究的特点,按照影响证据质量的因素及不同的研究设计类型,分别提出了升降级参考标准。

(1)系统综述降级标准

降级的标准为:总分9~10分,不降级;3~8分,降一级;0~2分,降两级。系统综述质量评价标准见表6-21。

表6-21　系统综述质量评价标准

条目	评价指标
1	有明确的临床问题,并正确按照PICO(研究对象、干预措施、对照措施、结局指标)原则进行结构化(2分)
2	纳入标准恰当(1分)
3	纳入研究的选择和数据提取具有可重复性(1分)
4	检索全面,提供了明确的检索策略(1分)
5	描述了纳入研究的特征(1分)
6	评价和报告了纳入研究的方法学质量(1分)
7	数据综合方法正确(2分)
8	无相关利益冲突(1分)

(2)随机对照试验降级标准

降级的标准为:总分7~8分,不降级;5~6分,降一级;0~4分,降两级。随机对照试验方法学质量评价标准见表6-22。

表 6-22 随机对照试验方法学质量评价标准

条目	评价项目	评价指标
1	随机序列的产生	计算机产生的随机数字或类似方法（2 分） 未描述随机分配的方法（0 分） 采用交替分配的方法如单双号（0 分）
2	随机化隐藏	中心或药房控制分配方案，或用序列编号一致的容器、现场计算机控制、密封不透光的信封或其他使临床医生和受试者无法预知分配序列的方法（1 分） 未描述随机隐藏的方法（0 分） 交替分配、病例号、星期日数、开放式随机号码表、系列编码信封以及任何不能防止分组可预测性的措施（0 分） 未使用（0 分）
3	盲法	采用了完全一致的安慰剂片或类似方法，且文中描述表明不会被破盲（2 分） 未施行盲法，但对结果不会产生偏倚（2 分） 只提及盲法，但未描述具体方法（1 分） 未采用双盲或盲的方法不恰当，如片剂和注射剂比较（0 分）
4	不完整结局报告	无研究对象失访（1 分） 虽然有研究对象失访，但与总样本对比，失访人数少且失访理由与治疗无关，失访情况对结果不会造成影响（1 分） 未报告失访情况或失访情况会对结果造成偏倚（0 分）
5	选择性报告结局	研究方案可及，未改变研究方案中的结局指标（1 分） 研究方案不可及，但是报告了该疾病公认的重要结局（1 分） 研究方案不可及，未报告该疾病公认的重要结局（0 分） 文章的结果部分与方法学部分的结局指标不符（0 分）
6	样本含量	提供了样本含量估算公式，样本含量计算正确，保证足够的把握度（1 分） 未提及如何计算样本含量（0 分）

（3）N-of-1 trial 降级标准

降级的标准为：总分 7~9 分，不降级；0~6 分，降一级。N-of-1 trial 方法学质量评价标准见表 6-23。

表 6-23 N-of-1 trial 方法学质量评价标准

条目	评价项目	评价指标
1	随机序列的产生	计算机产生的随机数字或类似方法（2 分） 未描述随机分配的方法（0 分） 采用交替分配的方法如单双号（0 分）
2	随机化隐藏	中心或药房控制分配方案，或用序列编号一致的容器、现场计算机控制、密封不透光的信封或其他使临床医生和受试者无法预知分配序列的方法（1 分） 未描述随机隐藏的方法（0 分） 交替分配、病例号、星期日数、开放式随机号码表、系列编码信封以及任何不能防止分组可预测性的措施（0 分） 未使用（0 分）

续表

条目	评价项目	评价指标
3	盲法	采用了完全一致的安慰剂片或类似方法，且文中描述表明不会被破盲（2 分） 未施行盲法，但对结果不会产生偏倚（2 分） 只提及盲法，但未描述具体方法（1 分） 未采用双盲或盲的方法不恰当，如片剂和注射剂比较（0 分）
4	选择性报告结局	研究方案可及，未改变研究方案中的结局指标（1 分） 研究方案不可及，但是报告了该疾病公认的重要结局（1 分） 研究方案不可及，未报告该疾病公认的重要结局（0 分） 文章的结果部分与方法学部分的结局指标不符（0 分）
5	试验周期	试验周期 3 个及以上（1 分） 试验周期 3 个以下（0 分）
6	试验设计适合度	干预措施与疾病适合该设计类型（如试验药物进入体内能迅速起效，停药后可快速被清除；慢性疾病，在一段时期内症状稳定；罕见病等）（1 分） 干预措施或疾病不适合该设计类型（0 分）
7	洗脱期	洗脱期充足，前面干预对后面干预（残留效应）的影响较小（1 分） 洗脱期不足，前面干预对后面干预（残留效应）的影响较大（0 分） 无洗脱期（0 分）

（4）非随机对照试验降级标准

降级的标准为：总分 8~10 分，不降级；0~7 分，降一级。非随机对照试验质量评价标准见表 6-24。

表 6-24　非随机对照试验质量评价标准

条目	评价指标
1	所定义的问题应该是精确的且与可获得文献有关（1 分）
2	所有具有潜在可能性的患者（满足纳入标准）都在研究期间被纳入了（无排除或列出了排除的理由）（1 分）
3	终点指标能恰当地反映研究目的（1 分）
4	对客观终点指标的评价采用了评价者单盲法，对主观终点指标的评价采用了评价者双盲法。否则，应提出未行盲法评价的理由（1 分）
5	随访时间足够长，以使得能对终点指标进行评估（1 分）
6	失访率低于 5%（1 分）
7	提供了样本含量估算公式，样本含量计算正确，保证足够的把握度（1 分）
8	对照组应是能从已发表研究中获取的最佳干预措施（1 分）
9	对照组与试验组应该是同期进行的（非历史对照）（1 分）
10	对照组与试验组起点的基线标准应该具有相似性，没有可能导致结果解释产生偏倚的混杂因素（1 分）

（5）队列研究降级标准

降级的标准为：总分 7~8 分，不降级；0~6 分，降一级。队列研究质量评价标准见表 6-25。

表 6-25　队列研究质量评价标准

条目	评价项目	评价指标
1	样本含量	提供了样本含量估算公式，样本含量计算正确，保证足够的把握度（1分） 未提及如何计算样本含量（0分）
2	暴露组的选择	暴露组可以代表目标人群中的暴露组特征（1分） 未描述暴露组来源（0分） 暴露组与目标人群存在差异，会对结果产生偏倚（0分）
3	非暴露组的选择	非暴露组可以代表目标人群中的非暴露组特征（1分） 未描述非暴露组来源（0分） 非暴露组与目标人群存在差异，会对结果产生偏倚（0分）
4	研究开始时结局是否已经发生	否（1分） 是（0分）
5	组间可比性	研究控制了可能的混杂因素，并使用一些手段使两组基线可比（1分） 研究未报告可能存在哪些混杂因素及采取的手段（0分） 两组基线指标不可比（0分）
6	随访时间	随访时间足够长（1分） 随访时间不充分，可能观测不到某些结局的发生（0分）
7	失访情况	无研究对象失访（1分） 虽然有研究对象失访，但与总样本对比，失访人数少且失访理由与治疗无关，失访情况对结果不会造成影响（0分） 未报告失访情况或失访情况会对结果造成偏倚（0分）
8	结局评价方法	盲法评价结局（1分） 客观结局，不容易受评价者主观影响（1分） 档案记录（0分） 主观结局，且容易受到评价者或被评价者主观影响（0分） 未报告评价方法（0分）

（6）病例对照研究降级标准

降级的标准为：总分 7~8 分，不降级；0~6 分，降一级。病例对照研究质量评价标准见表 6-26。

表 6-26　病例对照研究质量评价标准

条目	评价项目	评价指标
1	样本含量	提供了样本含量估算公式，样本含量计算正确，保证足够的把握度（1分） 未提及如何计算样本含量（0分）
2	病例的确定	有明确的诊断标准（1分） 诊断标准不明确或缺失（0分）
3	病例组的选择	病例组可以代表目标人群中的暴露组特征（1分） 未描述病例组来源（0分） 病例组与目标人群存在差异，会对结果产生偏倚（0分）

续表

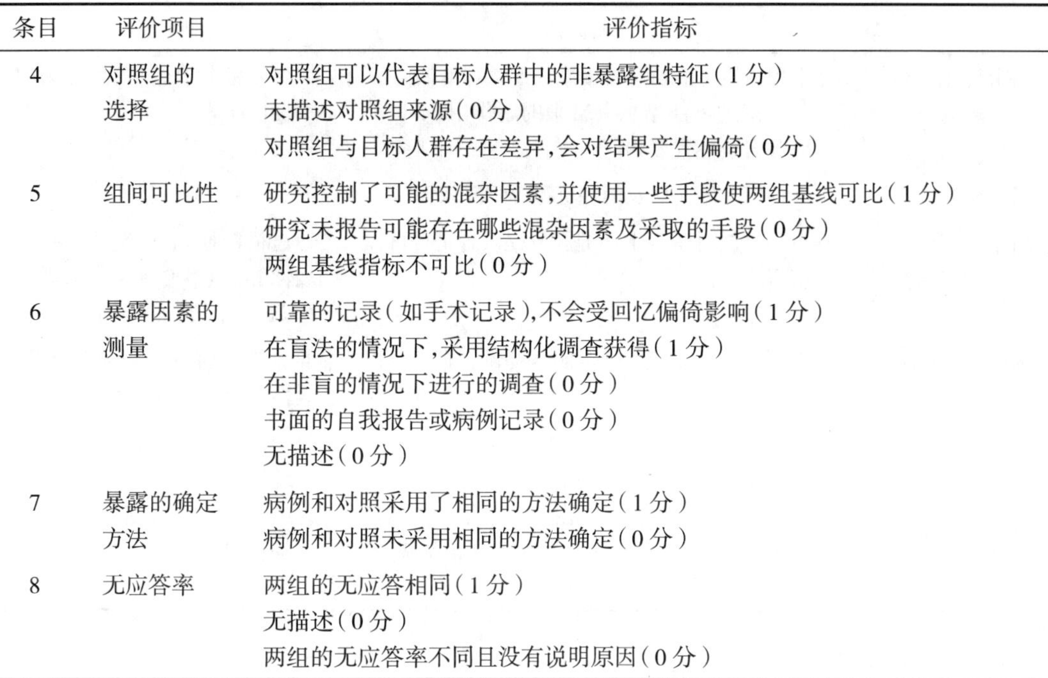

条目	评价项目	评价指标
4	对照组的选择	对照组可以代表目标人群中的非暴露组特征（1 分） 未描述对照组来源（0 分） 对照组与目标人群存在差异，会对结果产生偏倚（0 分）
5	组间可比性	研究控制了可能的混杂因素，并使用一些手段使两组基线可比（1 分） 研究未报告可能存在哪些混杂因素及采取的手段（0 分） 两组基线指标不可比（0 分）
6	暴露因素的测量	可靠的记录（如手术记录），不会受回忆偏倚影响（1 分） 在盲法的情况下，采用结构化调查获得（1 分） 在非盲的情况下进行的调查（0 分） 书面的自我报告或病例记录（0 分） 无描述（0 分）
7	暴露的确定方法	病例和对照采用了相同的方法确定（1 分） 病例和对照未采用相同的方法确定（0 分）
8	无应答率	两组的无应答相同（1 分） 无描述（0 分） 两组的无应答率不同且没有说明原因（0 分）

3. 升级标准

适用于总分 8~10 分的非随机对照试验，以及总分 7~8 分的队列研究或病例对照研究。满足以下条件可以升一级：①效应值大，*RR*/*OR* 值 >2 或 <0.5；②可能的混杂因素会降低疗效；③存在明确的剂量效应关系。

目前病例系列、病例报告、历史性对照研究、专家共识及经验总结无升级标准，其质量评价标准可参照国际相应质量评价标准。

（二）《中医药临床指南 / 共识推荐意见分级标准》

1. 推荐意见形成方法报告原则

（1）中医药临床指南和专家共识中应报告参与推荐意见形成共识过程专家的基本信息，如姓名、单位、专业、相关利益声明等。

（2）中医药临床指南和专家共识中应报告形成推荐意见的共识方法及原因。

（3）中医药临床指南和专家共识中应报告达成共识的标准。

（4）中医药临床指南和专家共识中应报告达成共识的具体过程。

2. 影响推荐意见的因素

表 6-27 示，在中医药临床指南和专家共识制定过程中，形成推荐意见时，应综合考虑以下因素。

表 6-27 中医药临床指南和专家共识制定过程中影响推荐意见的因素

因素	解释	判断方法
临床研究证据	来自随机对照试验、非随机对照试验、病例系列、个案报道、专家经验等临床研究的证据	参照中医药临床证据分级标准
古代文献证据	1911 年以前的文献和古代专家经验	参照中医古籍证据级别标准

续表

因素	解释	判断方法
临床获益与风险	干预措施可能给患者带来的疗效程度如何 干预措施可能给患者带来的副作用、不良反应等安全性程度如何	如患者症状改善情况、药物的不良反应等
卫生经济学	干预措施的花费及消耗资源等情况如何	如成本 - 效果分析等
临床可行性	干预措施对于卫生保健服务提供者是否可以获得或执行	通过横断面调查，选择具有代表性的卫生保健服务提供者进行调查、半结构化访谈
临床可接受性	干预措施对于卫生保健服务提供者是否可以接受	通过横断面调查，选择具有代表性的卫生保健服务提供者进行调查、半结构化访谈
患者意愿	患者对于健康及生活的观点，以及信念、期望、价值观和目标的优先排序，也指个人衡量某种治疗方案对比另一种方案的潜在获益、危害、成本和优先性的过程	系统评价文献或选择具有代表性的患者进行横断面调查、半结构化访谈

3. 推荐意见强度分级及表述

中医药临床指南和专家共识中推荐意见强度及其表述应符合表 6-28 列出的要求。

表 6-28　中医药临床指南和专家共识中推荐意见强度分级及含义

推荐级别	解释	表述
强推荐①	综合考虑影响因素后，大多数专家②认为该干预措施利远远大于弊，强推荐使用	强推荐使用 ×××
弱推荐	综合考虑影响因素后，大多数专家②认为该干预措施利略大于弊，弱推荐使用	弱推荐使用 ×××
不推荐	综合考虑影响因素后，大多数专家②认为该干预措施弊大于利，不推荐使用	不推荐使用 ×××
不确定	根据目前已有的信息，无法确定该措施的利弊情况，因而无法做出推荐	对 ××× 利弊情况存在不确定性，实施者应根据临床情况判断是否使用

注：①若某种干预措施利远远大于弊，但是不同目标人群患者意愿差别较大的情况，此时应单独针对不同目标人群产生推荐意见。②指南制定专家组规定的达成共识所需的一定比例的专家。

4. 推荐意见的内容报告

（1）指南中的推荐意见应有明确的定位词，如“推荐意见”。

（2）在指南的正文前（指南首页 / 指南封面页后），应当附有“推荐意见汇总表”。

（3）推荐意见的报告条目及相应内容应包括：①实施者。②目标人群。包括中医疾病诊断、中医证候诊断、西医疾病诊断、西医分型 / 分期诊断、临床表现、病机。其中，根据不同的临床问题，病机可选择性在推荐意见中或推荐意见说明中报告。③干预措施。包括治法、治则、干预措施类型、治疗时机、用法用量 / 操作、疗程、注意事项。④临床研究证据分级。⑤推荐意见强度分级。⑥推荐依据。包括指南推荐意见形成过程中所依据的临床研究证据、古代文献证据、临床获益与风险、卫生经济学、临床可行性、临床可接受性、患者意愿，并标注相应参考文献。⑦推荐意见说明。此为针对推荐意见的进一步阐述、补充和解释。

（4）指南中不同干预措施的推荐意见核心报告内容应符合表 6-29 列出的要求。

表 6-29　中医药临床指南及专家共识中不同干预措施的推荐意见核心报告内容

干预措施	内容 1	内容 2	内容 3	内容 4	内容 5	内容 6	内容 7	内容 8
方剂	方名	来源	药物组成	剂量	用法	加减法	疗程	注意事项
中成药	药名	来源①	药物组成②	用法用量③	疗程④	注意事项		
针刺（包括体针、头针、梅花针、电针等）	针刺类型	主穴	配穴	辨证/对症取穴	操作⑤	疗程④	注意事项	
灸法	灸法类型	主穴	配穴	操作⑤	疗程④	加减法	注意事项	
拔罐	拔罐类型	取穴	操作⑤	疗程④	加减法	注意事项		
推拿	主穴	配穴	手法	疗程④	加减法	注意事项		
外治法（包括灌肠、熏洗、贴敷等）	药物组成	用法用量③	疗程④	注意事项				

注：①该药物涉及的方剂来源。②国家保密配方除外。③包括干预措施的具体给药途径、使用方法及剂量。④包括用药、针刺、艾灸等干预措施的治疗时间、频次等。⑤包括针刺、拔罐、艾灸等干预措施的具体操作方法，如进针、行针方法等。

第五节　中医药循证临床实践指南报告规范介绍

一、RIGHT 中医药指南扩展版的产生及意义

医学指南研究报告作为医学指南的主要呈现形式，是记录指南指导意见的主要载体，直接影响指南报告与阅读，在医学指南的研究中具有重要价值。高质量的报告会完整、清晰地阐述指南制定过程，明确、客观地提出指导意见，可供其他研究者验证并应用；而低质量的报告，即使指南的制定过程被很好地计划与实施，也会阻碍报告指南具体内容的呈现结果，从而阻碍使用者对证据的整合与评估，甚至误导基于证据的决策。

针对现有指南报告规范的不足，基于其他报告规范的发展和经验积累，2013 年，由中国学者发起，联合来自美国、加拿大、英国、德国等 12 个国家以及包括 WHO、提高卫生研究质量和透明度（Enhancing the Quality and Transparency of Health Research，EQUATOR）协作网、

GIN、Cochrane 协作网、GRADE 工作组、AGREE 工作组等国际组织的 30 余名专家，共同成立了 RIGHT 工作组。该工作组历时 3 年，完成了包含 7 个领域 22 个条目的报告清单，旨在为卫生政策与体系、公共卫生和临床实践领域的指南提供报告标准。2017 年 1 月，RIGHT 声明全文在《内科学年鉴》（*Annals of Internal Medicine*）上正式发表，旨在为国内外指南制定者、指南使用者和期刊编辑在指南的报告和撰写方面提供参考。

传统中医药是世界上历史最悠久的医学体系之一，其理论体系具有独特的中华文化和哲学思想特点，并且有丰富的临床经验积累。如中医具有辨证论治的特点，以及与现代医学不同的药物来源等。中医对疾病的认识有别于西医，其指南亦体现着自己鲜明的特点和中国的传统文化特色，其指南呈现形式和现代医学指南同样有区别，RIGHT 报告规范并不能完全适用。中医药治疗疾病有其独特的历史沿革，中医药指南的推荐意见应注重对中药复方具体的理法方药内容规范报告，推荐依据中须对中医古籍及名家经验的证据质量分级情况进行清晰、明确的报告等。总之，中医药指南的报告规范更应该体现中医药自身的特色。因此，须研制中医药指南的报告规范，该想法也得到了 RIGHT 工作组的认可，并组织了多学科专家对 RIGHT 声明的中医药扩展版（RIGHT for traditional Chinese medicine，RIGHT for TCM）进行共同研究。

二、RIGHT 中医药指南扩展版的制定方法

RIGHT 中医药指南扩展版采用 EQUATOR 协作网所推荐的报告指南制定的方法学指导，并根据实际情况，通过以下三个步骤完成：成立研究工作组；文献系统评价与条目池建立；专家共识与条目筛选。

（一）成立研究工作组

RIGHT 中医药指南扩展版工作组共分为三个小组：①核心工作小组，包括循证医学、流行病学、医学信息学和指南方法学专家以及临床医生等。主要负责检索文献、提取初始条目、收集并统计分析调查问卷、撰写报告规范。②专家共识组，包括各科室临床医生，循证医学、流行病学专家等。主要职责是对条目进行德尔菲法共识、筛选和推荐。③专家指导委员会，包括原 RIGHT 工作组成员、指南方法学专家。其职责是指导研究过程、监督指南制定流程、监测并评估更新需求。

（二）文献系统评价与条目池建立

主要步骤为：①指南文献系统检索：对已发布的中医药临床指南进行全面检索。②指南报告质量评估：由受过统一培训的研究员对检索到的所有指南进行报告质量评价并进行报告质量分析。③条目提取与条目池建立：用 RIGHT 框架对中医药指南进行数据分析，包括提取其中关于指南报告的内容和数据，并与 RIGHT 报告规范进行比较分析，对 RIGHT 声明中未包含的内容进行提取，最后由核心工作小组进行面对面会议，建立初始条目池。

（三）专家共识与条目筛选

采取德尔菲法，通过网上问卷调查的形式进行两轮专家意见调查。德尔菲法中的专家组对每个条目按要求判定结果并在最后提出意见。根据调查结果和意见反馈，进行条目的修改调整后再推进共识。通过专家共识条目筛选所形成的初始条目，经由制定小组进行讨论整理后反馈，进一步完善报告条目，从而形成最终版的 RIGHT 中医药指南扩展版条目及推荐强度（表 6-30）。

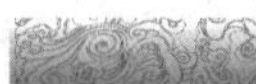

表 6-30　RIGHT 中医药指南扩展版条目及推荐强度

条目号	条目内容	推荐强度	备注
1	应能够通过题目判断为中医药临床指南	强推荐	对 RIGHT 1a 条目（基本信息）的扩展
2	可描述基于生物医学理论和 / 或传统中医学理论对疾病的认识	弱推荐	对 RIGHT 背景领域的扩展
3	可描述基于生物医学理论和 / 或传统中医学理论诊断该疾病的依据	弱推荐	
4	可描述基于传统中医学理论对疾病病机的认识	弱推荐	
5	可描述使用传统中医学治疗该疾病的具体理由	弱推荐	
6a	应描述在推荐意见中使用传统中医学治疗的治则和 / 或治法	强推荐	对 RIGHT 13a 条目（推荐意见）的扩展
6b	可描述是否对疾病进行传统中医学辨证分型	强推荐	
6c	应对干预措施中的中药复方内容进行清晰准确的描述（至少包含以下一项内容）	强推荐	
6c-（1）	可对中药复方的名称、出处进行描述	弱推荐	
6c-（2）	可对中药复方中具体组成药物的名称、加减和剂量进行描述	弱推荐	
6c-（3）	可对中药复方的煎煮方法进行描述	弱推荐	
6c-（4）	应描述给药途径（如口服、外用）、服用频数的具体信息	强推荐	
6c-（5）	可对中药复方治疗需要的持续时间进行描述	弱推荐	
6d	可对干预措施中的中成药内容进行清晰准确的描述（至少包含以下一项内容）	弱推荐	
6d-（1）	可描述中成药的使用剂量	弱推荐	
6d-（2）	可对中成药的给药途径（如口服、外用）及服用频数进行描述	弱推荐	
6d-（3）	可对中成药治疗需要的持续时间进行描述	弱推荐	
6e	应对干预措施中的针刺内容进行清晰准确的描述（至少包含以下一项内容）	强推荐	
6e-（1）	应对针刺操作中的使用穴位、主穴、配穴以及穴位加减信息进行描述	强推荐	
6e-（2）	可对针刺过程中所使用的针具规格具体信息进行描述	弱推荐	
6e-（3）	可对针刺的行针手法、进针深度、留针时间进行描述	弱推荐	
6e-（4）	可对针刺所需要的治疗频数进行描述	弱推荐	
6e-（5）	可对针刺所需要的持续时间进行描述	弱推荐	

注：推荐此清单与“国际实践指南报告规范（RIGHT）”结合阅读。

三、RIGHT中医药指南扩展版的条目分析

RIGHT中医药指南扩展版清单共分为6个主题，23个条目，包括7个强推荐的子条目和16个弱推荐的子条目。在题目部分，规范了指南题目中应该报告的重要信息，建议在题目中标明类似“中医药”等相关的字眼，从而有利于指南的使用者迅速判断该指南的基本信息。该条目的意义主要在于使读者能够快速检索和确证所需要的指南，也有利于数据库工作人员对其进行正确的标引。在背景部分，对于中医药指南，其理论基础无论基于生物医学理论或是传统中医学理论，都可以进行阐明。中医对疾病的认识有别于西医，可以从中医的角度描述在疾病过程中病理变化的一般规律及其基本原理，更能体现中医自身的特色。同时，研究者应提供选择这种治疗的理由，包括诊断的合理性等。本部分最好包括相关研究或者历史背景等文献参考。在推荐意见部分，为了让推荐意见更加具有可操作性，该规范将中医药辨证论治的理念引入，并同时规范了中医药在治疗过程中的报告细则，目前主要规范了干预措施中的中药复方、中成药以及针灸方面的具体报告细则。

7个强推荐条目表示在报告规范中应当出现的条目。条目1能够通过题目判断为中医药临床指南，这条有利于对中医药指南的迅速判断、筛选及分类。条目6a应描述在推荐意见中使用传统中医学治疗的治则和/或治法，中医药指南的核心是使用中医药干预措施对疾病进行治疗，治则治法又是中医药干预措施的核心，包括治疗疾病的总原则和基本方法，其基于整体观念和辨证论治，对临床治疗的理法方药具有普遍指导意义。条目6b可描述是否对疾病进行传统中医学辨证分型。辨证论治是中医认识疾病和治疗疾病的基本原则，是理、法、方、药运用于临床的过程，包括辨证和论治两个过程。条目6c应对干预措施中的中药复方内容进行清晰准确的描述，中药复方是指由两味或两味以上药味组成，有相对规定性的加工方法和使用方法，针对相对确定的病证而设的方剂，是中医方剂的主体组成部分，因此有必要对中药复方进行一个规范化准确的报告。条目6c-（4）应描述给药途径（如口服、外用等）、服用频数的具体信息。给药途径和服用频数亦是影响药物疗效的途径之一，中药的传统给药途径，主要以内服和外用（口服和皮肤用药）为主。此外还有吸入、舌下给药、黏膜表面给药、直肠给药等多种途径，临床用药时，应当具体选择给药途径和合理的服用频数，而目前仅有4%和0.3%的指南对给药途径进行了描述，应当加强对此的报告。条目6e应对干预措施中的针刺内容进行清晰准确的描述，针灸是中医药干预措施的重要组成部分，在临床上疗效显著，应当对针刺内容进行规范化的报告。条目6e-（1）应对针刺操作中的使用穴位、主穴、配穴以及穴位加减信息进行描述。此条目是对具体针刺内容的规范，穴位既是经络之气输注于体表的部位，又是疾病反映于体表的部位，是针刺的直接施术部位，因此应当对针刺取穴的相关内容进行清晰准确的描述。

四、本节小结

RIGHT中医药指南扩展版与RIGHT声明的宗旨一致，旨在共同提高中医药指南的报告质量，一方面能提高指南呈现形式中的科学性和透明性，把控指南制定过程中的偏倚风险；另一方面便于使用者快速准确地把握指南的具体内容，对指南作出全面、客观的判断，促进中医药指南的转化利用。中医药的干预措施还包括艾灸、推拿、拔罐、贴敷等干预方式，目前RIGHT中医药指南扩展版仅对最常用的中药复方、中成药及针刺等干预方式的规范化报告进行研究，而对于其他的干预方式在指南中的规范化报告，期待在未来进行进一步的研究。

第六节 《中成药治疗成人流行性感冒临床实践指南》实例分析

2020 年 7 月 31 日发表在 *Pharmacological Research* 上的《中成药治疗成人流行性感冒临床实践指南》(*Clinical practice guideline on treating influenza in adult patients with Chinese patent medicines*),是在同行评审期刊上检索到的影响因子较高的中医药领域指南。现以该指南为例,分别从指南编制过程中的各个环节进行分析。

流行性感冒(流感)是由流感病毒引发的急性呼吸道感染性疾病,属于中医“时行感冒”“时疫”“风温”等范畴。每年流感在全球可造成 29 万~65 万人死亡。目前,以化学药物治疗流感具有价格高、易产生耐药性、疫苗研制周期长、病毒容易变异等缺点。传统中医药在治疗流感上具有丰富的经验,已有许多中成药上市,临床应用中成药预防及治疗流感较为常见。

《中成药治疗成人流行性感冒临床实践指南》的编制方法依照 2014 年 WHO 临床实践指南制定手册及 AGREE Ⅱ工具,最终版依照 RIGHT 报告规范报告。具体制定过程见图 6-2。

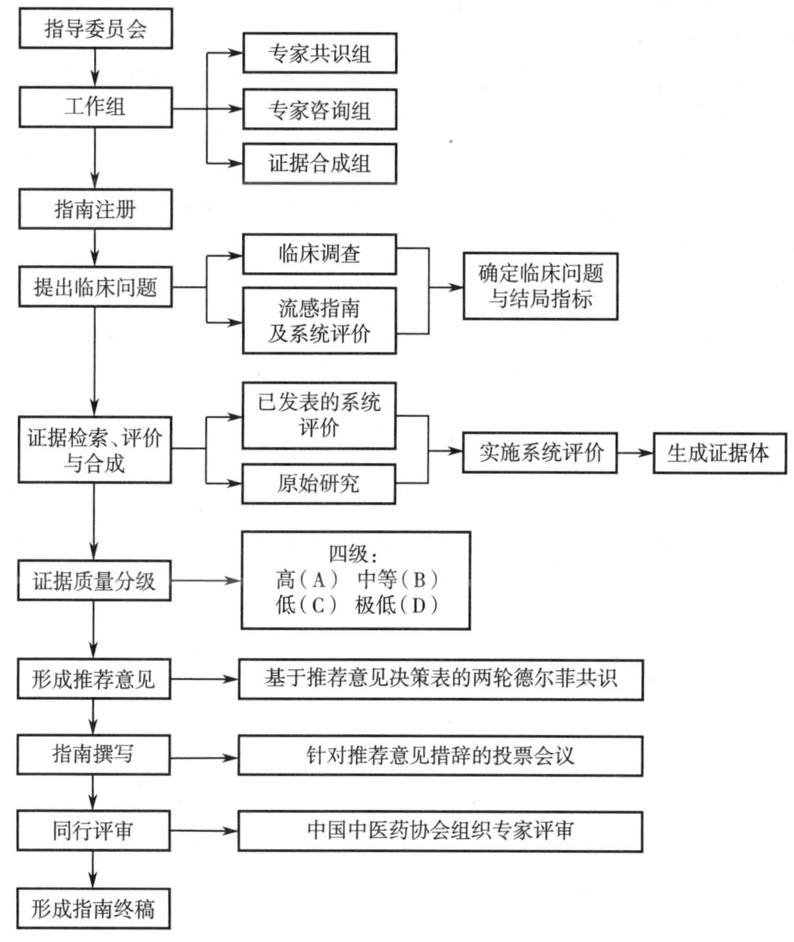

图 6-2 《中成药治疗成人流感指南》制定流程图

一、指南制定方案及注册

《中成药治疗成人流行性感冒临床实践指南》已在国际实践指南注册与透明化平台注册（注册号：IPGRP-2017CN028）。

二、指南范围

《中成药治疗成人流行性感冒临床实践指南》侧重使用中成药治疗成人流感患者，面向全科医生、呼吸科医生、急诊科医生、临床药师及普通大众。普通内科医生和其他参与流感管理的卫生保健专业人员和政策制定者也可以参考本指南。

三、工作小组及会议

指南制定组成立以下四个小组，共同制定《中成药治疗成人流行性感冒临床实践指南》。

（一）指导委员会

由 2 名主要临床专家及 1 名主要方法学专家组成。临床专家对指南的制定负主要责任，在制定的各个阶段做最终决策，并主导指南的终稿撰写。方法学专家负责指南的顶层设计，提供方法学指导与培训，以及指南制定过程中的质量控制。

（二）专家共识组

由 16 名中医药专家、2 名西医专家和 1 名临床药师组成。主要负责确定临床问题、对推荐意见进行投票，达成共识。

（三）专家咨询组

由 7 名中医药专家和 7 名西医专家组成。在指南制定过程中，提供必要的咨询帮助。

（四）证据合成组

由 6 名参与者组成，包括 2 名循证医学研究者、2 名临床医生、2 名经过循证医学培训的学生。主要负责证据的检索、评价、合成及分级，实施系统评价，并生成结果总结表及推荐意见决策表。

四、临床问题的调研、遴选与确定

《中成药治疗成人流行性感冒临床实践指南》通过两轮问卷调查构建初始临床问题。首先，针对 17 名包括主任医师、主治医师及住院医师在内的临床医生发放调查问卷，每人收集 10 个临床问题。去掉重复问题后，共征集到 64 个临床问题。根据指南的范围及目的筛选，共有 38 个问题被纳入第二轮问卷调查中，并被发送给 200 名医生，由这 200 名医生对不同的问题及结局指标进行重要性评分。最终，在 12 个省、自治区、直辖市回收共计 106 名受访者的问卷。

经过小组讨论，最终确定 5 个评分最高的临床问题，合并与特定中成药有关的问题，最终确定《中成药治疗成人流行性感冒临床实践指南》关注的临床问题为：①如何使用中成药治疗轻型成人流感患者？②如何使用中成药治疗重型成人流感患者？③如何使用中成药治疗孕产期流感患者？④如何使用中成药治疗老年流感患者？⑤使用中成药治疗成人流感患者的有效性和安全性如何？

五、证据检索、评价与合成

针对《中成药治疗成人流行性感冒临床实践指南》中需要解决的5个临床问题，分别按照PICO原则，检索证据并制作系统评价。检索数据库包括：MEDLINE、Embase、Cochrane Library、CNKI、CBMdisc、万方数据知识服务平台、维普网。检索有关系统评价、Meta分析及随机对照试验，在上述证据不足的情况下，可纳入检索观察性试验结果。

本次检索时限为各数据库建库至2019年4月30日。检索式均通过外部专家的同行评审。由2名研究者分别独立进行数据提取及文献质量评价。

使用AMSTAR（a measurement tool to assess systematic reviews）工具评估系统评价及Meta分析类文献的偏倚风险；使用Cochrane协作工具评估随机对照试验研究的偏倚风险；使用NOS评估观察性研究的偏倚风险；使用RevMan 5.3对现有证据进行Meta分析。

六、证据质量和推荐强度的分级

使用GRADE系统对证据质量进行分级并确定推荐意见的强度。在GRADE证据质量分级系统中，分别有5项降级因素（偏倚风险/不一致性/间接性/不精确性/发表偏倚）和3项升级因素（效应值很大/有剂量-效应关系/负偏倚）。证据合成组总结证据概要表和GRADE证据决策表，清晰地呈现不同干预的利弊情况。具体证据体被评为高（A级）、中等（B级）、低（C级）和极低（D级）。专家共识小组充分考虑利弊因素、证据质量、资源可及性与可行性，以及患者的价值观与偏好等因素，形成推荐意见。

七、推荐意见共识与确定

专家共识小组通过两轮改良德尔菲法对推荐意见进行投票，75%以上专家同意即达成共识。推荐意见强度分为强推荐（一级）和弱推荐（二级），并参考中医的辨证论治理论。

八、撰写报告及发表

《中成药治疗成人流行性感冒临床实践指南》已按照RIGHT声明条目撰写报告，并于2020年7月31日发表在*Pharmacological Research*上。

九、结果

对于《中成药治疗成人流行性感冒临床实践指南》拟解决的5个临床问题进行文献检索，发现针对"使用中成药治疗成人流感患者的有效性和安全性如何"，在纳入的药物数据库中检索到102个可能有效的中成药，排除3个治疗小儿流感的药物、15个包含西药成分的药物、10个藏药的药物，合并具有相同成分、剂量或剂型不同的品种，对剩余的37个中成药进行证据检索。仅对其中的15个中成药检索到相关临床研究，其中的10个药物相较于对照组差异无统计学意义或不优于对照组。最终，专家共识小组权衡利弊后，由于证据不足，未对该10种药物形成推荐意见。在对剩余的5个中成药治疗流感的有效性和安全性进行系统评价和Meta分析后，针对不同的中医证型，选择最合适的中成药进行推荐。

针对"如何使用中成药治疗轻型成人流感患者"和"如何使用中成药治疗重型成人流感患者"问题，可以通过现有的证据进行回答，并将其整合至"使用中成药治疗成人流感患者的有效性和安全性如何"问题中。

针对"如何使用中成药治疗孕产期流感患者"和"如何使用中成药治疗老年流感患者"问题，指南制定组未检索到相关证据，因而未生成相关推荐意见。

最终，《中成药治疗成人流行性感冒临床实践指南》共生成6条针对特定中成药治疗轻型或重型流感的有效性和安全性的推荐意见，见图6-3、表6-31。

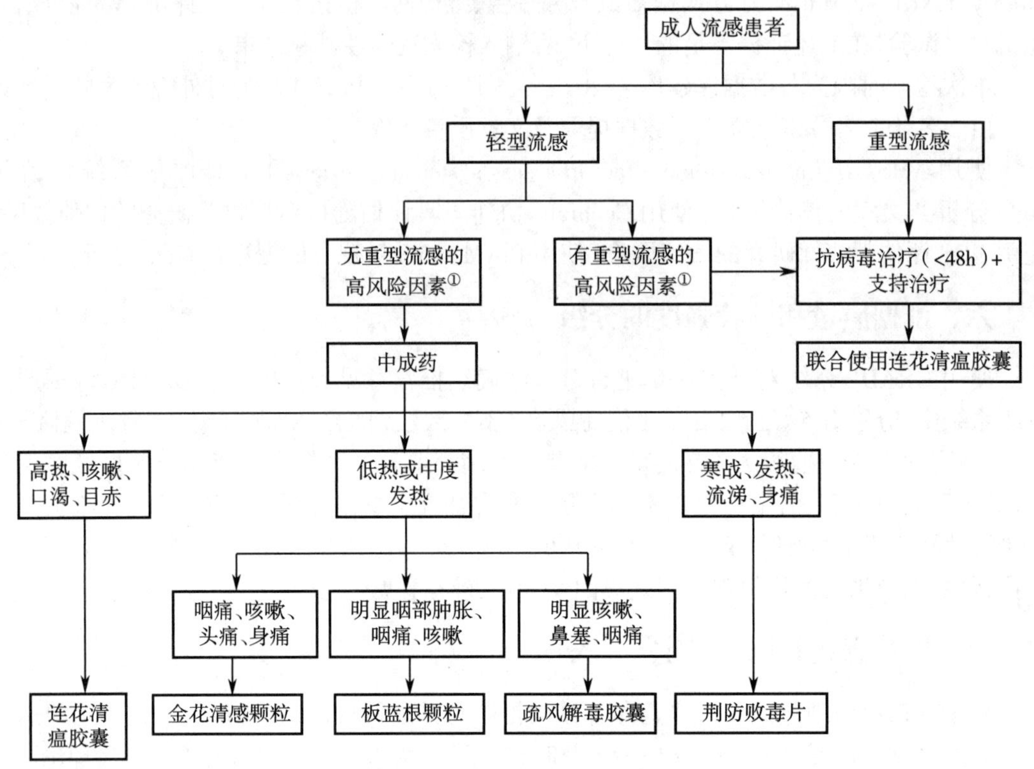

图6-3　中成药治疗成人流感流程图

注：①重型流感的高风险因素：a. 年龄≥65岁；b. 患有慢性肺部、心脏（高血压除外）、肾脏、肝脏、血液、神经和肌肉、代谢紊乱、肿瘤、免疫抑制疾病；c. 肥胖（BMI≥30kg/m^2）；d. 孕产期妇女。

表6-31　临床推荐意见

序号	推荐意见	人群	干预措施	对比措施	结局指标	推荐意见强度	置信度
1	连花清瘟胶囊可以被用来治疗成人轻型流感，临床表现为高热、咳嗽、目赤	成人轻型流感	连花清瘟胶囊	奥司他韦	退热时间、总有效率、不良事件	弱推荐	中等
2	金花清感颗粒可以被用来治疗成人轻型流感，临床表现为低热或中度发热，咽痛、咳嗽、头痛、身痛	成人轻型流感	麻杏石甘-银翘散（金花清感颗粒、汤剂）	奥司他韦	退热时间、总疗效、不良事件	弱推荐	低

续表

序号	推荐意见	人群	干预措施	对比措施	结局指标	推荐意见强度	置信度
3	板蓝根颗粒可以被用来治疗成人轻型流感，临床表现为低热或中度发热，明显咽部肿痛、咳嗽	成人轻型流感	板蓝根颗粒+奥司他韦	奥司他韦	3天内发热消退的概率、症状缓解、住院时间、不良事件	弱推荐	低
4	疏风解毒胶囊可以被用来治疗成人轻型流感，临床表现为低热或中度发热，明显咳嗽、鼻塞、咽痛	成人轻型流感	疏风解毒胶囊	奥司他韦	总有效率、肺炎发生率、不良事件	弱推荐	低
5	荆防败毒片可以被用来治疗轻型流感，临床表现为寒战、发热、流涕、身痛	成人轻型流感	荆防败毒汤（荆防败毒片）	无	症状缓解时间	弱推荐	极低
6	对于重型流感和具有进展为重型流感的高风险轻型流感患者，可采用连花清瘟胶囊联合抗病毒药物和支持疗法	成人重型流感	连花清瘟胶囊+奥司他韦+支持疗法	奥司他韦+支持疗法	病死率、总有效率	弱推荐	低

注：置信度基于主要结果的证据质量。

（李承羽　苟杨芹　陈耀龙）

主要参考文献

[1] Institute of medicine. Clinical practice guidelines we can trust[M]. Washington, DC: The National Academies Press, 2011.

[2] GRILLI R, MAGRINI N, PENNA A, MURA G, LIBERATI A. Practice guidelines developed by specialty societies: the need for a critical appraisal[J]. Lancet, 2000, 355(9198): 103-106.

[3] 陈可冀，宋军．循证医学的提出对中西医结合的启发[J]．中国中西医结合杂志，1999，19(11)：643-644.

[4] 陈耀龙，胡嘉元，李承羽，等．中国临床实践指南的发展与变革[J]．中国循证医学杂志，2018，18(8)：787-792.

[5] SCHÜNEMANN H J, AL-ANSARY L A, FORLAND F, et al. Guidelines International Network: principles for disclosure of interests and management of conflicts in guidelines[J]. Annals of internal medicine, 2015, 163(7): 548-553.

[6] WU L, CHEN Y L, MA Y F, et al. Clinical practice guideline on treating influenza in adult patients with Chinese patent medicines[J]. Pharmacological research, 2020, 160: 105101.

第七章　循证中医药的方法学研究

第一节　循证中医药个体化诊疗与评价方法研究

一、中医药个体化诊疗与评价研究概述

(一) 中医药个体化诊疗与评价研究问题的提出

中医药的临床疗效已在数千年的实践中得到了验证。然而,自近代西医东渐,从俞樾的"废医存药"论,到 1929 年余云岫等"废止旧医以扫除医事卫生之障碍案"的提出,中医药的生存和发展受到了前所未有的冲击和威胁。一方面,中医药自身临床疗效难以被否认。"废医存药"论是在承认中医药临床疗效的基础上提出"医可废,药不可尽废"的观点,余云岫也在其发难文章《科学的国产药物研究之第一步》中进一步承认中医的实际疗效。但另一方面,中医根植于阴阳、五行的中国传统哲学理论体系,其世界观与现代科学难以融合,因而其理论体系不能较好地与西方医学兼容和沟通;中医临床实践的疗效评价没有可靠的方法学指导,疗效评价常常依靠个案报告,即通过个人的求医经验来支持或反对中医之存废。理论体系的不兼容和疗效评价手段的缺失,导致中医无法被普遍接受。中医出于自身生存和发展的需要,必须探索出一条能在世界舞台上被认可的发展道路。

事实上,中国古代已探索并形成了临床疗效评价的雏形。如前篇所述《本草图经》中关于上党人参验真的相关记载,即通过两人的运动对照试验方法来判定药物效果、鉴别药物真伪。在古籍医案中,常有根据治疗前后证候和/或病机的变化来评价临床疗效的相关描述。但这些临床评价方法学的萌芽并未得以保留和发展,同时由于其自身的局限性,也难以真正实现临床疗效的客观评价。

(二) 临床流行病学与循证医学研究模式的引入和探索

循证医学模式下证据的生产主要是在临床流行病学方法指导下进行。自 1938 年美国耶鲁大学 Jonh R. Paul 教授提出临床流行病学概念到 20 世纪六七十年代,临床流行病学方法不断完善,形成了以临床科研的设计、测量、评价为核心内容的学科,被普遍接受以指导临床研究。临床流行病学研究设计中的随机对照试验至今仍被认为是临床疗效评价的"金标准"。中医药领域的第一个随机对照试验发表于 1983 年,其后,中医药领域随机对照试验数量不断增加,高质量的临床证据不断产出。

辨证论治和整体观念作为中医临床的两大指导思想,赋予了中医临床诊疗的个体化特征。中医临床采用辨证论治理论指导下的个体化诊疗模式,通过四诊合参,全面收集患

者临床信息，通过综合分析明确疾病的病因、病性、病位和状态，从而确定相应的个体化治疗方案。中医个体化诊疗呈现复杂、动态的特点，临床医生针对同一种疾病可以有多种干预方式，同一种干预方式又可应用于多种疾病。临床疗效一直是中医学存在和发展的基础，需要对其进行客观和规范的评价。正如美国国立卫生研究院补充与替代医学研究中心曾指出的“中医学作为传统医学的重要组成部分，有效性评价是一个关键和核心的问题”。

然而，照搬临床流行病学方法进行中医药临床疗效评价忽略了中医自身辨证论治的临床诊疗特点，难以客观证实中医真正的临床疗效。要真实、客观地评价中医的临床疗效，应当在辨证论治的框架下进行个体化临床疗效评价，这与临床流行病学以同质化人群为研究对象的要求相悖，同时也指明以临床流行病学为代表的群体化研究方法所产生的证据难以直接应用于差异化的个体患者，无法指导中医个体化临床实践。

为探索适应中医临床诊疗个体化特征的疗效评价和证据应用方法，逐渐形成了中医药个体化诊疗与评价研究领域：即在中医理论指导下，关注个体差异性、复杂性数据与信息，研究中医临床证据的生产和个体化临床应用的方法学。

（三）中医临床个体化诊疗与评价研究的定位

以证据为核心，生产证据和应用证据的工作共同构成了循证医学的临床决策模式，而中医辨证论治的个体化诊疗特征与循证医学的研究方法不相适应是循证中医药研究者关注的重点问题。

中医临床个体化诊疗与评价研究是连接中医临床辨证论治个体化诊疗与循证医学决策模式的纽带。对中医临床诊疗而言，临床个体化诊疗与疗效评价能够在维持中医理论指导的前提下，关注辨证论治中的个体特征和信息，从而对中医临床疗效进行规范和真实的评价；从循证决策的角度来说，临床个体化诊疗与疗效评价要求引入多学科方法对既往证据生产方法进行创新，并研究将证据应用于中医临床诊疗个体决策的方法学。中医临床个体化诊疗与评价研究将中医临床个体化的信息引入证据的生产和使用过程中，并构建适当的方法和规范来优化中医辨证论治临床实践的科学研究过程，提升中医循证个体化临床实践的合理性与规范性，使得中医临床疗效在现代医学语境下具有可解释性，促进中医理论体系与现代科学观指导下的医学理论体系的沟通互融。

二、中医药个体化诊疗与评价的研究内容及方法

在循证医学决策模式下，中医药个体化研究内容可以分为临床诊疗与疗效评价两个方面。其中，个体化诊疗研究侧重关注证据在临床具有差异性的个体患者中的应用；个体化评价以获得循证证据为主，同时关注某一环节的数据组织方法，或者某一过程的信息规范工具。因此，中医药个体化研究的主要研究对象是高异质性个体及其所承载的中医临床复杂多元信息，研究在方法学上集中于测量、分析和传播。下面将选择中医药个体化研究中的代表性研究或观点，分别从评价与诊疗的角度对研究内容与方法进行介绍。

（一）中医药个体化评价的研究内容及方法

在循证决策模式中，临床评价离不开循证医学与临床流行病学的理念与方法。既往中医药评价方法学研究在两学科方法框架的不同环节均有所开展，对中医个体化的复杂多元信息问题进行了关注。

1. 中医个案报道与 N-of-1 trial

传统中医诊疗将个体化病案记录作为主要的证据生产途径，但存在缺乏有效对照、排除混杂因素困难和可重复性低的缺陷，所以个案证据等级较低。个案本身可以体现不同医生的独特诊疗方式及患者的差异，其在中医药个体化评价中的价值不能被忽视。有学者组建工作小组，对 2006—2010 年发表的 1 800 多份病例报告进行了系统回顾，在了解中医病例报告总体质量和深入讨论的基础上建立中医病例报告清单，并通过专家咨询的方式，形成基于共识的中医病例报告建议。该建议包括 16 项报告条目与条目的报告规范，提高了中医临床个案报道的质量，详见本章第二节第六部分。

N-of-1 trial 即以单个病例自身作为对照、双盲、随机、多次交叉，通过观察患者对干预措施的反应，来评价某种药物与安慰剂或另一种药物比较的疗效，以此选择出对于个体患者更好的治疗措施。2010 年，该方法第一次被应用于中医证据产出环节，评价牛黄降压胶囊治疗轻、中度原发性高血压的剂量效应关系，结果表明 N-of-1 trial 设计在中医药临床研究和实践中是可行的。在适当范围内应用 N-of-1 trial 取得中医药充分严谨的证据，既可以保持中医个体化诊疗特色，又能将个案研究提升到科学研究高度。

2. 从临床流行病学角度改良个体化证据生产环节

临床流行病学的研究方法被概括为设计、测量、评价三个主要步骤，是贯穿循证医学证据产出环节的主要方法学。

（1）真实世界研究与围绕辨证论治特点的方法设计

在方法设计层面，新的研究理念的引入使临床数据与实际临床背景更加接近，进而体现出患者的个体化的特征。真实世界研究指在真实临床、社区或家庭环境下获得数据，从而评价某种治疗措施对患者健康的真实影响。其研究人群为临床实际诊疗的患者，纳入排除标准相对宽泛，采集数据更加多样化，可以契合中医个体化诊疗特点，作为随机对照试验的延续和补充，有望为中医辨证论治的疗效评价开辟一条新的道路。2013 年，有学者总结提出了临床科研一体化的真实世界中医临床科研范式。中医药领域已经围绕新药或疗法评价、证候分析等应用真实世界方法开展了多项研究。有研究者将真实世界的数据与基于证据的文献分析相结合，对舒血宁注射液的临床应用和不良反应进行评价，提供了更科学、直观的参考。也有研究者通过对 26 491 例慢性阻塞性肺疾病住院患者的信息进行分析，了解真实世界中患者的包括病因病机、证候、用药在内的临床特征。

方法设计还应从辨证论治实际出发，从病机和证候的视角考虑中医临床实践特点。病机是中医理论的核心概念之一，辨识病机是辨证论治诊疗中的关键一环。有研究通过梳理古今医家对病机理论的论述和发挥，总结中医病机内涵要素，提出了以病机为主导集成中医临床个体化信息、探索建立中医药个体化评价方法的思路。证候是辨证论治诊疗的核心内容，中医证候的变化规律是证候研究的重要组成部分。有研究调查了现有的证候变化规律研究文献，分析证候变化规律的研究现状，在此基础上总结评价证候演变规律的形式与要素，探索证候相关的中医药个体化评价的设计方法。还有学者通过对病证结合等模式的研究，建立适应性的证候疗效评定标准，完善个体化疗效评价指标体系。

（2）个体高异质性信息的测量

在中医药个体化评价中，关注测量环节的研究主要体现在采集、承载和规范复杂多元信息方面。中医辨证论治的个体化诊疗信息具有复杂多维的特点，蕴藏的信息与数据数量庞大，并存在缺失、折叠与混杂，难以直接应用于疗效评价。简单的数据工具和现有数据库系统的模式和内容已难以满足中医个体化信息的数据采集需求。数据挖掘技术可以从海量的、不完全的、有噪声的、模糊的、看似随机的数据集合中，提取隐含其中的、事先未预知的、但又有价值的知识和规律，可成为连接中医临床个体化实践与中医药评价研究的有效工具。目前，数据挖掘技术在方剂、证候、医案等研究方面得到了较多应用。在此技术基础上开发成功的中医传承辅助平台，在当代名老中医经验总结、文献医案的整理分析、疾病用药规律分析、中药应用规律总结、新药研发和处方筛选等领域都可得到应用，对名老中医学术思想和临床经验传承意义重大。

此外，建设中医临床诊疗信息库并形成数据平台也是个体化信息收集与测量环节的重要内容。有研究在建立中医疗效评价信息平台，全面收集中医疗效信息的基础上，构建具有相对评价标准的临床疗效指标数据库。还有研究建立了个体诊疗临床科研信息一体化平台，在临床术语规范研究的基础上，实现对中医临床病历数据的结构化采集，并通过临床数据的集成管理，实现数据存储、数据转换、数据整理、多维分析和数据挖掘等功能。

（3）个体复杂诊疗信息的处理与评价

在中医药个体诊疗信息评价方法的基础上，需要应用适当的数据处理工具，以适应中医个体化诊疗的动态性和时相性等特征的评价。医学试验中的纵向数据是指对观察对象按时间顺序进行重复测量所获得的资料。纵向数据分析法可以通过测量同一患者在不同时点的指标，观察其变化差异，在个体中识别和控制不同因素对结局的作用，从而对个体复杂信息进行有效的处理和评价。有研究者应用纵向数据构建具有中医特色的缺血性中风复发早期预警模型，认为其可体现中医证候“动态时空、多维界面”属性在缺血性中风复发早期的预测价值，且能较早地对缺血性中风的复发进行预测，为缺血性中风二级预防评估提供一定的参考价值。

（二）中医药个体化诊疗的研究内容及方法

中医重视临床医案等医学文献在理论、实践上的指导意义，这同循证医学强调以最佳证据指导临床决策有异曲同工之处。但最佳证据只是临床决策的开端，将循证证据应用于中医药个体化诊疗的过程受到诸多复杂因素的影响，包括个体证候、体质的差异，证候随时间的变化、治疗随患者的变化等。因此，中医辨证论治和循证决策都一样需要将最佳证据应用于真实临床背景中的个体患者，辨证论治诊疗更需要通过用证后的合理评价得到反馈，以客观疗效为基础调整、停止干预，达到干预获益的最大化。而当前还比较缺乏针对个体的中医证据应用指导与后效评价方法，有学者提出应建立客观、规范的方法指导证据向个体实践转化，并通过疗效反馈及时调整决策方案。

目标成就评量法（goal attainment scale，GAS）即在研究者（医生）与服务对象（患者）共同讨论的基础上，针对特定个体设定若干指标，给予每一个体最终评价分。在患者个体评价指标不同的前提下，保持个体间的可比性。该方法以患者个体而不是某种疾病为评价核心，构建基于患者个体的评价指标，有助于医生分析患者需求。有研究将 GAS 与循证医学的评价方法相融合，建立了“循证目标成就评量法”，将现有最佳证据应用于其方法构建之中，达到了将个体患者的主观与客观指标相结合，在临床疗效评价中突出个体化特征，达到个体化与标准化统一的目的。

此外，有研究团队建立了中医循证病例报告系统（traditional Chinese medicine evidence based case report system，CECS），旨在对群体证据的实践效果进行个体化评价，优化中医证据应用模式。该系统以中心化电子数据管理系统为基础，根据患者、疾病信息在数据库中定位适合该患者的最佳群体证据，支持初步临床决策。初步决策后通过个性化的评价指标，动态追访、评价个体患者疗效，将客观的个体化疗效反馈给医生，促进医生经验的发挥；同时将通俗的个体化疗效直观地体现给患者，以指导其意愿和价值观的合理表达，实现个体循证决策“三要素”的有机结合。最终，CECS 可生成患者应用最佳证据的个体化疗效评价病例报告，从而客观评价疗效，提升证据质量。

三、循证目标成就评量法在中医临床个体化评价中的应用

循证目标成就评量法的前身是目标成就评量法，是在 20 世纪中后期形成的并广泛应用于精神卫生领域的评价方法。该方法是研究者（医生）根据服务对象（患者）的实际情况来个性化制定目标和干预，并根据目标来定量计算和评价服务对象的结果。其特点是在个体差异化评价指标的前提下保持个体间的可比性，与中医临床评价方法的相通之处是均注重医生经验和患者感受；不同之处是目标成就评量法在方法学上更加科学客观，令人信服。随着循证医学在中医临床评价方法学中的应用和发展，在关注辨证论治临床经验的同时，更加关注对现有高等级的临床证据的应用。由循证医学和目标成就评量法结合而成的循证目标成就评量法，在体现中医个体化评价特色的同时，更好地促进了中医临床疗效的科学表达和客观评价。循证目标成就评量法作为当前中医个体化疗效评价方法中的代表方法之一，本文将对其设计方法和具体临床应用进行介绍。

（一）循证目标成就评量法的设计方法

1. 原理

循证目标成就评量法是在目标成就评量法基础上融合循证医学的评价方法，针对目标成就评量法中存在的主观性和自主性等局限性，将现有最佳证据应用于其方法构建之中。循证目标成就评量法具体包含三项要素：①指标体系的主观性和客观性结合；②指标的筛选和构建严格以现有最佳证据为支撑；③评价实施和计算方法遵循传统目标成就评量法的设计思路。循证目标成就评量法在中国提出和应用已经有十余年，为中医临床评价研究作出了巨大贡献。

2. 方法步骤

（1）确定研究目的

确定研究疾病和需要解决的临床问题。应选择关注临床危害严重，同时中医个体化治疗能够充分发挥显著优势的疾病，针对治疗后患者病证动态变化和证治方药临床定位，客观量化评价中医个体化临床疗效。

（2）确定研究设计类型

首先根据是否给予人为干预，确定研究设计类型是观察性研究还是实验性研究；然后根据研究过程的时序性确定研究设计类型是前瞻性研究还是回顾性研究。这里需要说明，由于循证目标成就评量法的实施需要医生与患者共同制定个体化评价指标，并在后续定量分析中进行纵向数据的动态疗效评价，这就要求研究设计从时序上被划归为前瞻性研究。接着根据研究设计类型，选择相应的试验报告规范，例如观察性研究选择观察性流行病学研究报告规范（strengthening the reporting of observational studies in epidemiology，STROBE），并根据中医药个体化干预和循证目标成就评量法的特点进行适应性调整。最后确定研究实施中心和开展的时间范围。

（3）确定研究对象

根据研究选择的疾病类型确定中医和西医诊断标准；在明确诊断标准的基础上，按照研究设计类型、科学假设，以及中医个体化干预因素制定符合要求的纳入标准，并在满足纳入标准的研究对象中，制定相应的排除标准，使研究因素效应被真实地反映。需要注意，循证目标成就评量法在中医个体化疗效评价中的实施应当更贴近真实世界医疗环境，因此纳入排除标准设定不能太过严格，但是仍需要对关键混杂因素进行控制，不能违反伦理学要求。例如应考虑是否存在竞争风险，即研究对象是否患有其他严重疾病。最后设定患者脱落、退出、失访、中止的标准和处理方法，例如脱落是指受试者未完成所有随访，由于脱落率超过20%会对研究质量造成较大影响，因此需要扩大样本量进行处理。

（4）制订治疗方案

根据研究设计类型确定干预组和对照组的治疗方案，以及研究分组的模式。例如评价中医个体化疗效的干预组选用具有动态变化特点的中医汤药加减治疗，更加贴近真实中医辨证论治的诊疗模式；对照组可选择安慰剂对照、标准对照、自身对照等。最后确定研究时间窗、随访时间范围及信息采集时间点。

（5）样本量计算

样本量计算根据不同研究的设计类型设定，但是循证目标成就评量法模式下的设计较为严谨，关注中医个体化疗效的动态变化和个体间疗效的差异性，治疗方案和结局指标的选择建立在循证医学现有最佳证据基础上，临床有效率较高。因此，对样本量的设置不宜过大，不能盲目追求将大规模临床研究作为评价一切干预措施的金标准。

（6）循证目标成就评量法的制定

制定方法如下：①确定重要性和困难度的权重分值（表 7-1）：分值的设定方法参考传统目标成就评量法制定，权重分值的区间在 0 分至 3 分之间，但是临床应用中权重分值一般设定在 1~3 分之间，如果分值为 0，则目标评价指标将被消除。后续分值的选择则由医生和患者共同制定。②建立治疗目标（表 7-2）：循证目标成就评量法的治疗目标应该与中医个体化临床实践相一致，治疗目标通过临床医生、患者及其亲属共同制定。目标的主体是患者想要通过中医个体化治疗所实现的内容，表现在不同类型临床评价指标的动态变化方面。治疗目标中评价指标的选择以系统综述方法获得的证据为指导，并结合医生临床经验，最大程度突出循证医学在制定过程中的重要性。目标的基线分值通常设定为 −1 分，如果有较大的提升潜力，则设定为 −2 分。需要注意目标制定要遵守 SMART（具体 specific、可测量 measurable、可实现 achievable、现实性 relevant、时效性 time-bound）准则，从而辅助医生和患者进行目标的选择。治疗目标根据患者个体情况限定为 3~5 个。③确定评量尺度（表 7-3）：采用李克特（Likert）5 级评量法对治疗目标实现程度分级定义，从而确定结果的信度和效度。其中 −2 分为个体化治疗结果远低于期望目标，−1 分为治疗结果稍微低于期望目标，0 分为治疗结果与期望目标大体相似，1 分为治疗结果稍微高于期望目标，2 分为治疗结果远高于期望目标。需要注意定义的内容不固定，可以涵盖感情、行为、能力、技术等内容，此步骤同样需要医患共同参与制定。④确定结果（表 7-4）：基于现有证据、医生临床经验以及患者个体真实情况，设定预期结果（5 级 Likert 量表中的 0 级），预期结果的完成标志着规定治疗期内目标的实现。根据患者经过中医个体化治疗后所达到的评量尺度设定实际结果。⑤结果计算：每一阶段治疗结束后由专业人员根据评分和 GAS 计算公式（公式 7-1）完成计算。

表 7-1 重要性和困难度权重分值表

重要性	困难度
0= 不重要	0= 不困难
1= 有点重要	1= 有点困难
2= 重要	2= 困难
3= 非常重要	3= 非常困难

表 7-2 治疗目标表

治疗目标	重要性	困难度	权重	基线
1.				

表 7-3 评量尺度表

评量尺度	–2	–1	0	1	2
1.					

表 7-4 评价计算表

治疗目标	权重	基线	期望结局	实际结局
1.				

$$GAS=50+\frac{10\sum(W_iX_i)}{\sqrt{((1-p)\sum w_i^2+p(\sum w_i^2))}}$$

X_i 代表第 i 项得分；W_i 代表第 i 项指标权重；p=0.3

公式 7-1 目标成就评量法计算公式

（7）统计分析

循证目标成就评量法计算可使用 SPSS 19.0 软件进行统计分析。所有统计分析均将显著性水平定为 0.05，用 95%*CI* 或双侧检验表示。对基线和人口特征的定量指标的描述将计算平均值、标准差、中位数和最大值。定性指标的描述将计算频率和百分比。采用重复测量方差分析对不同时间点的循证目标成就评量法治疗评分进行分析，观察个体化疗效的动态特征。在重复测量方差分析中，采用多变量检验（以 *Pillai's Trace*，*Wilks'Lambda*，*Hotelling's Trace*，*Roy's Largest Root* 为统计量）来判断不同时间点的效率差异；*Mauchly* 的球度测试用于确定是否需要校正测试（Greenhouse-Geisser 法，Huynh-Feldt 法，下界法）；被试内效应的检验结果与多变量检验是否一致；受试者内对比试验，评价疗效的变化是否符合曲线的形式；受试者间效应的检验将用于确定每个时间点两两比较的有效性是否具有统计学意义。

（8）其他项目

包括不良事件和严重不良事件的定义、范围和处理方法，不良反应和中医个体化治疗之间因果关系的判断；对研究可能存在的选择偏倚、信息偏倚以及混杂偏倚的定义和质量控制的方法；数据管理和监查项目的设定以及注意事项。

（二）临床应用举例

以严重危害人民生命健康，同时中医辨证论治诊疗能够发挥治疗优势的疾病——非 ST 段抬高型急性冠脉综合征为范例，以采用循证目标成就评量法对 1 名患者经过 1 次中医个体化治疗前后分数计算进行举例。

（1）确定重要性和困难度的权重分值设定（表 7-1）。

（2）建立治疗目标

基于前期循证医学理念指导下所制定完成的中医个体化干预该疾病的结局指标集，临床医生或研究者根据临床经验和结局指标集与该患者及其亲属共同制定治疗目标，并根据治疗目标确定重要性、困难度和基线分数，后完成权重分值（重要性与困难度乘积）的计算，结果见表 7-5。

表 7-5　患者治疗目标设定表

治疗目标	重要性	困难度	权重	基线
1. 能否改善患者胸痹心痛症状	2	1	2	−2
2. 能否提高患者生活质量（SF-36 量表）	3	1	3	−2
3. 能否减少患者药物使用	3	2	6	−1
4. 能否减轻患者经济负担	2	2	4	−1
权重总和			15	

（3）评量尺度

评价尺度内容根据治疗目标进行相应制定，评价尺度分值对应内容记录在表格中，该患者评量尺度见表 7-6。

表 7-6　患者评量尺度表

评量尺度	−2	−1	0	1	2
1. 患者胸痹心痛症状	发作频率增加、疼痛程度加重、持续时间延长	发作频率、疼痛程度、持续时间没有变化	发作频率、疼痛程度、持续时间稍有减少	发作频率、疼痛程度、持续时间显著减少	无任何胸痹疼痛症状
2. 患者生活质量（SF-36，①生理功能；②生理职能；③身体疼痛；④总体健康；⑤活力；⑥社会功能；⑦情感职能；⑧精神健康）	8 项维度中 2 项以上明显加重	8 项维度中没有明显改善	8 项维度中 1~2 项明显改善	8 项维度中 3~4 项明显改善	8 项维度中 4 项以上明显改善

续表

评量尺度	−2	−1	0	1	2
3. 患者药品使用情况	使用量和种类显著增加	使用量和种类同前没有变化	使用量减小；种类减少 1~2 类	使用量显著减小；种类减少 2 类以上	状况良好，遵医嘱暂时停药
4. 经济负担（患者、医院与社会）	资金投入增加，因医疗导致的经济负担明显加重	资金投入同前没有变化	资金投入减少，因医疗导致的经济负担稍有减轻	资金投入减少，因医疗导致的经济负担明显减轻	资金投入大为减少，已无因医疗导致的经济负担

（4）确定结局分数

如表 7-7 所示，该患者经中医个体化治疗后治疗目标中的“改善胸痹心痛症状”达到个人预期水平，即“发作频率稍有降低、疼痛程度稍有减轻、持续时间稍有缩短”，所以实际结局分数为 0 分。然而治疗目标中的剩余 3 项均低于预期水平，相应期望结局记录在表格之中，实际结局分数均为 -1 分。

表 7-7　患者治疗目标与分数表

治疗目标	权重	基线	期望结局	实际结局
1. 能否改善患者胸痹心痛症状	2	−2	发作频率稍有降低、疼痛程度稍有减轻、持续时间稍有缩短	0
2. 能否提高患者生活质量（SF-36 量表）	3	−2	8 项维度中 1~2 项明显改善	−1
3. 能否减少患者药物使用	6	−1	使用量减小；种类减少 1~2 类	−1
4. 能否减轻患者经济负担	4	−1	资金投入减少，因医疗导致的经济负担稍有减轻	−1

（5）结果计算

将该患者治疗目标、权重、基线和实际结局 4 项分数带入目标成就评量计算公式中分别计算出基线分数和治疗后分数，如下所示。

基线循证目标成就评量分数：$GAS=50+\frac{10\times(-20)}{\sqrt{(0.7\times65+0.3\times225)}}=31.19$。

治疗后循证目标成就评量分数：$GAS=50+\frac{10\times(-13)}{\sqrt{(0.7\times65+0.3\times225)}}=31.77$。

治疗后循证目标成就评量分数高于基线分数，其分值为正数值：37.77−31.19=6.58。

可以分析得出该患者经过中医个体化治疗疗效提升，达到患者预期水平。

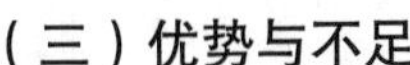

（三）优势与不足

循证目标成就评量法将循证医学中以证据支持临床决策的理念与目标成就评量个性化疗效评价相结合，不仅能够将患者个体的临床需求最大化，匹配当前的生物 - 心理 - 社会医学模式，而且在一定程度上避免了医生与患者对评价指标和治疗目标的主观化设定，使得循证医学理念和对现有证据的重视融入方法模式之中，能够更好地将中医个体化临床疗效转化为国际认可的通用模式，有利于中医临床疗效的推广。

但循证目标成就评量法仍然存在一些问题：①循证目标成就评量法的构建过程根据患者个人治疗倾向和恢复目的进行，虽然与循证医学相结合，但是其在中医个体化疗效评价中的实用性和可接受性仍存在争议，需要不断进行临床验证并拓展适用疾病范围；②该方法需要对患者进行观察和随访，不能排除回忆偏倚、随访偏倚等问题，同时由于涉及对患者个体真实数据信息的采集和详细询问对接，患者的依从性受到一定影响；③循证目标成就评量法所归属的研究设计类型属于观察性研究设计，获得的临床证据虽能反映中医个体化治疗的特点，但证据等级仍处于较低水平（Ⅱ-3 水平：美国预防服务任务组；C 级：牛津循证医学中心）；④中医临床疗效个体化评价应基于真实世界，关注患者个体间疗效的差异以及随时间动态变化的趋势，但是当需要对多名患者进行多次测量评价时，现有的以重复测量方差分析为代表的统计分析方法无法满足对疗效整体的内部差异和造成差异的原因进行进一步阐释，需要拓展采用统计模型。

（四）小结

循证目标成就评量法探索并优化了中医临床疗效个体化评价的方法模式，推动了中医临床证据产出和推广模式的创新。虽然存在诸多局限性，但值得进一步完善和改进，将为中医药的发展和繁荣作出贡献。

（石兆峰　关曼柯　魏旭煦　赵　晨）

第二节　中医药临床研究报告规范

一、中医药临床研究报告规范的分类与研究现状

20 世纪末，倡导以最佳研究证据指导临床决策的循证医学诞生，提出“慎重、准确和明智地应用当前所能获得的最好证据，以确定患者的治疗措施”，而最佳的研究证据只有通过规范的报告与发表，才能够促进高质量证据的传播与应用，为进一步促进证据的转化提供借鉴与支持。1994 年，以 David Moher 教授为首的试验报告规范（the standards of reporting trials，SORT）工作组便制定和发表了第一份临床试验报告标准的声明，随后，CONSORT 声明正式发表。至今，CONSORT 声明经过 2000 年及 2010 年两次修订，并衍生出了其他试验类型的扩展版。CONSORT 声明不仅开创了一系列循证研究报告规范制定的先河，更重要的是对提高随机对照试验报告质量起到了十分积极的作用。

一系列临床研究报告规范对临床证据的产生及应用起到了很大的推动作用，为循证医学的发展作出了重要贡献。然而，这些报告规范在设立之初，均基于西方医学的理论及其应用体系，未能充分考虑到中医药理论体系及其治疗手段如中草药、针刺、灸法、推拿、拔罐等特色，很难直接用于指导中医药相关临床研究的报告，导致其并不能完全适用于中医药临床

研究报告。

循证中医药学将循证医学的理念与方法应用于中医临床研究与实践，是提高中医临床实践与研究水平的重要途径。制定能够体现中医药研究特色且面向国际的中医药临床研究的报告规范是循证中医药学的重要研究内容之一。

经过我国学者的努力，目前已发表的中医药临床研究报告规范主要包括：①含草药、针刺、灸法的中医药干预性试验方案报告规范（standard protocol items：recommendations for interventional trials-TCM，SPIRIT-TCM）；②中医药临床试验注册报告规范（WHO trial registration data set extension for TCM，WHO TRDS-TCM）；③中医病案报告规范（consensus-based recommendation for case report in Chinese medicine，CARC）；④随机对照试验报告规范：中药复方（CONSORT-CHM Formulas）、针刺（standards for reporting interventions in clinical trials of acupuncture，STRICTA）、灸法（standards for reporting interventions in clinical trials of moxibustion，STRICTOM）、拔罐（standards for reporting interventions in clinical trials of cupping，STRICTOC）；⑤中医药 N-of-1 trial 报告规范（CENT（CONSORT extension for reporting N-of-1 trials）for TCM）；⑥系统评价及 Meta 分析的报告规范：中药（PRISMA-CHM）、针刺（PRISMA for acupuncture）、灸法（PRISMA for moxibustion）；⑦研究证据的转化（RIGHT for TCM）。

这些报告规范涉及中医药临床试验的前期设计和准备、不同的研究设计类型、原始研究结果的系统评价以及研究证据的转化等方面，可以说已经基本完成了中医药临床研究报告规范体系的构建工作（图 7-1）。STRICTA 2010 和 CONSORT-CHM Formulas 分别是我国学者第一个参与制定和第一个牵头制定的中医药临床试验报告规范，具有里程碑式的重大意义。这两项报告规范已经得到国内外学者的一致认可，并在中医药临床研究中被积极地推广应用，为建立成熟的中医药临床研究报告规范体系打下了坚实基础。

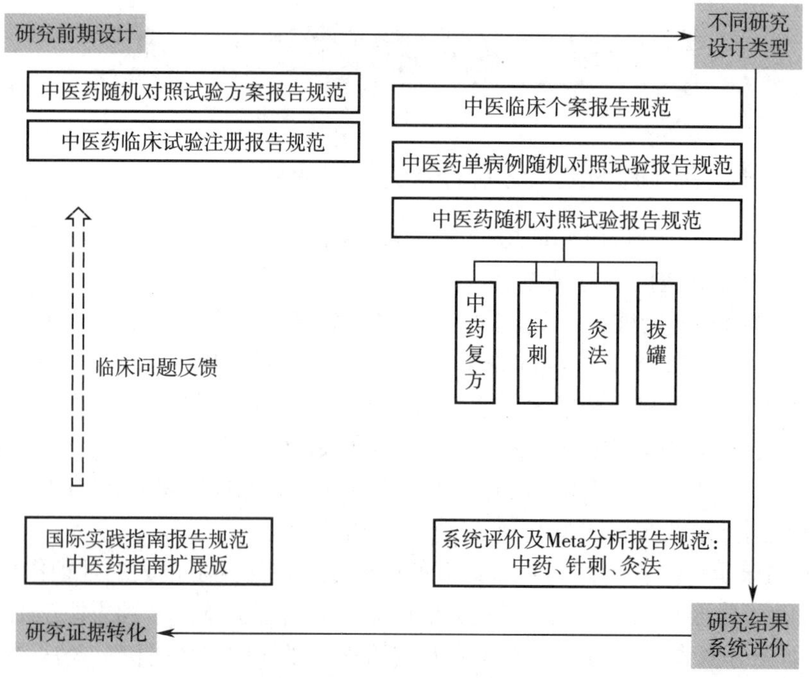

图 7-1　中医药临床研究报告规范体系的构建示意图

二、中药复方临床随机对照试验报告规范

中药复方是传统中医药最主要的干预方式。自 1982 年第一篇中药随机对照试验发表之后，目前已有数万篇与中药复方相关的临床试验报告发表。然而这些研究报告的质量并不十分理想，这将阻碍中医药在临床实践与患者护理中的应用和发展。

2007 年，CONSORT-CHM Formulas 的初稿以中文、英文同时发表，并公开征求各方意见。此后，工作组在不同的学术会议中报告及解说 CONSORT-CHM Formulas 的内容，以引起同行的关注及讨论。根据反馈的意见和建议，工作组分别在成都和北京召开了专家会议，深入讨论了 CONSORT-CHM Formulas 的相关内容，对修改内容进行汇总和整理后，最终于 2016 年底完成修订。

2017 年 6 月 27 日，CONSORT-CHM Formulas 在 *Annals of Internal Medicine* 正式发表，这是该刊自创刊以来首次以英文、中文简体和中文繁体同时发表一篇研究文章，并配发编者按，这体现了国际医学界对中医药临床研究的重视。CONSORT-CHM Formulas 的发表对提高中医药临床试验报告质量，提升中医药临床研究证据的国际认可度具有里程碑式的重要意义。

CONSORT-CHM Formulas 是在 CONSORT 2010 声明的基础上，加入中医证候和针对中药复方特点的条目内容，新增了 1 个子条目“关键词”，便于中药复方临床试验报告的索引及文献检索，并对其中 7 个条目的内容进行扩展，包括文题和摘要、背景和目的、受试者、干预措施、结局指标、可推广性和解释，另针对中药复方的危害说明进行了修改，同时提供了报告实例和详尽的解说。CONSORT-CHM Formulas 条目清单见表 7-8。

表 7-8　CONSORT- 中药复方条目清单

报告项目	条目编号	标准清单条目	CONSORT- 中药复方
文题、摘要和关键词	1a	文题能识别是随机临床试验	说明中药临床试验是针对某个中医证型、某个西医定义的疾病或某个具有特定中医证型的西医定义的疾病（如适用）
	1b	结构性摘要，包括试验设计、方法、结果、结论几个部分（具体的指导建议参考“CONSORT for abstracts”）	说明复方的名称、剂型及所针对的中医证型（如适用）
	1c		确定适当的关键词，包括“中药复方”和“随机对照试验”
引言			
背景和目的	2a	科学背景和对试验理由的解释	基于生物医学理论和 / 或传统中医学理论的解释
	2b	具体目的或假设	说明中药临床试验是针对某个中医证型、某个西医定义的疾病或某个具有特定中医证型的西医定义的疾病（如适用）

续表

报告项目	条目编号	标准清单条目	CONSORT- 中药复方
方法			
试验设计	3a	描述试验设计（诸如平行设计、析因设计），包括受试者分配入各组的比例	
	3b	试验开始后对试验方法所作的重要改变（如合格受试者的挑选标准），并说明原因	
受试者	4a	受试者合格标准	如招募特定中医证型的受试者，应详细说明其诊断标准、纳入和排除标准。须使用公认的诊断标准，或提供参考出处，使读者能查阅其详细解释
	4b	资料收集的场所和地点	
干预措施	5	详细描述各组干预措施的细节以使其他研究者能重复试验，包括各干预措施实际上是如何及何时实施的	不同类型的中药复方，应包括以下内容： 5a. 固定组成的中药复方 （1）复方的名称、出处和剂型（如汤剂、颗粒剂、散剂） （2）复方中所有组成药物的名称、产地、炮制方法和剂量。中药名称最少以 2 种文字表示：中文（拼音）、拉丁文或英文，同时建议注明入药部位 （3）说明每种药物的认证方法，以及何时、何地、由何人或何机构、如何进行，说明有无保留样本。如有，说明在何处保存及可否获得 （4）组方原则、依据及方解 （5）支持复方疗效的参考数据（如有） （6）复方药理研究（如有） （7）复方制作方法（如有） （8）每种药物及复方的质量控制方法（如有），包括任何定量和 / 或定性测试方法，以及何时、何地、如何和由何人或何机构进行，原始数据和样品在何处保存，可否获得 （9）复方安全监测，包括重金属和有毒元素试验、农药残留试验、微生物限量试验、急性 / 慢性毒性试验（如适用）。如有监测，在何时、何地、如何和由何人或何机构进行，原始数据和样本在何地保存，可否获得 （10）复方剂量及其制定依据 （11）给药途径（如口服、外用）

续表

报告项目	条目编号	标准清单条目	CONSORT-中药复方
			5b. 个体化中药复方 （1）参见 5a（1）~（11）项的报告内容 （2）附加资料：复方如何、何时和由何人进行加减 5c. 中成药 （1）组成、剂量、疗效、安全性及质量控制方法等具体内容可参照已公开的文献资料（如药典） （2）说明复方的详细资料，包括：①产品名称（即商品名）；②生产厂家；③生产批号；④生产日期及有效期；⑤辅料在成品中的比例；⑥是否有附加的质量控制方法 （3）说明中成药在本试验中所针对的适应证是否与已公开的资料相同 5d. 对照组 （1）安慰剂对照 1）每种成分的名称和剂量 2）描述安慰剂和试验中药从颜色、气味、味道、外观和包装等的相似程度 3）质量控制和安全监测的标准和方法（如有） 4）给药途径、疗程和剂量 5）生产数据，包括何地、何时、由何人或何机构制作 （2）阳性对照 1）中药复方可参见 5a 至 5c 的内容 2）化学药品可参考 CONSORT 声明（24）中条目 5 的内容
结局指标	6a	完整而确切地说明预先设定的主要和次要结局指标，包括它们是在何时、如何测评的	详细报告与中医证候相关的结局指标
	6b	试验开始后对结局指标是否有任何更改，并说明原因	
样本量	7a	如何确定样本量	
	7b	必要时，解释中期分析和试验中止原则	
随机方法序列的产生	8a	产生随机分配序列的方法	

续表

报告项目	条目编号	标准清单条目	CONSORT- 中药复方
	8b	随机方法的类型，任何限定的细节（如怎样分区组和各区组样本多少）	
分配隐藏机制	9	用于执行随机分配序列的机制（例如按序编码的封藏法），描述干预措施分配之前为隐藏序列号所实施的步骤	
实施	10	谁产生随机分配序列，谁招募受试者，谁给受试者分配干预措施	
盲法	11a	如果实施了盲法，分配干预措施之后对谁设盲（例如受试者、医护提供者、结局评估者），以及盲法是如何实施的	
	11b	如有必要，描述干预措施的相似之处	
统计学方法	12a	用于比较各组主要和次要结局的统计方法	
	12b	附加分析的方法，诸如亚组分析和校正分析	
结果			
受试者流程（极力推荐使用流程图）	13a	随机分配到各组的受试者例数，接受已分配治疗的例数，以及纳入主要结局分析的例数	
	13b	随机分组后，各组脱落和被剔除的例数，并说明原因	
招募受试者	14a	招募期和随访时间的长短，并说明具体日期	
	14b	为什么试验中断或停止	
基线资料	15	用一张表格列出每一组的基线数据，包括人口学资料和临床特征	
纳入分析的例数	16	各组纳入每一种分析的受试者数目（分母），以及是否按最初的分组分析	
结局和估算值	17a	各组每一项主要和次要结局指标的结果，效应估计值及其精确性（如 95% 置信区间）	

续表

报告项目	条目编号	标准清单条目	CONSORT-中药复方
	17b	对于二分类结局，建议同时提供绝对效应值和相对效应值	
辅助分析	18	所做的其他分析的结果，包括亚组分析和校正分析，指出哪些是预先设定的分析，哪些是新尝试的分析	
危害	19	各组出现的所有严重危害或意外效应（具体的指导建议参考"CONSORT for harms"）	（此条目无扩展）
讨论			
局限性	20	试验的局限性，报告潜在偏倚和不精确的原因，以及出现多种分析结果的原因（如果有这种情况的话）	先导性试验的局限性，处理潜在偏倚的来源和其他有关可行性的不确定性
可推广性	21	试验结果被推广的可能性（外部可靠性、适用性）	讨论中药复方对不同中医证候和疾病的作用
解释	22	与结果相对应的解释，权衡试验结果的利弊，并且考虑其他相关证据	以传统中医学理论作解释
其他信息			
试验注册	23	临床试验注册号和注册机构名称	
试验方案	24	如果有的话，在哪里可以获取完整的试验方案	
资助	25	资助和其他支持（如提供药品）的来源，提供资助者所起的作用	

注：CONSORT for abstracts 请参见 HOPEWELL S，CLARKE M，MOHER D，et al. CONSORT for reporting randomised trials in journal and conference abstracts［J］. Lancet，2008，371（9609）：281-283. 以及 HOPEWELL S，CLARKE M，MOHER D，et al. CONSORT for reporting randomized controlled trials in journal and conference abstracts：explanation and elaboration［J］. PLoS medicine，2008，5（1）：e20.

CONSORT for harms 请参见 IOANNIDIS J P A，EVANS S J W，GØTZSCHE PC，et al；CONSORT GROUP. Better reporting of harms in randomized trials：an extension of the CONSORT statement［J］. Annals of internal medicine，2004，141（10）：781-788.

三、针刺随机对照试验报告规范

针刺临床试验干预措施报告规范（STRICTA）首次发表于 2001 年，目的是提高针刺随机对照试验中干预措施报告的完整性和透明度，以便更清楚地解释和重复这类试验。此后，进行了针对 STRICTA 清单应用情况的若干研究，这些研究结果表明：STRICTA 对提高针刺试验报告质量有帮助，但其中一些条目定义不够清晰且应用范围有限。此时，CONSORT 的扩展版已发展到非药物治疗和实用性试验的报告规范，然而针刺试验报告的一些特殊内容不能适用于这些扩展版。

2010 年，由我国学者——中国循证医学中心的李幼平、吴泰相教授参与修订的 STRICTA 2010 正式发表。这是全球范围内第一个针对中医药针刺干预措施研究的报告规范，旨在更准确地报告以针刺为干预措施的临床试验，提高试验的严谨性和科学性，确保试验的可重复性。

STRICTA 2010 是在 STRICTA 2001 的基础上进行修订的，STRICTA 工作组、CONSORT 工作组和中国 Cochrane 中心共同协作，召集由针灸师、期刊编辑和报告指南制定者等组成的 47 名专家小组对清单的修改稿提出反馈意见，后于德国弗莱堡召开工作会议，对清单和反馈意见进行进一步修订和对照检查，逐项讨论清单项目并对更新后的清单草案内容达成一致，同时制定对清单每一条目的解释。

STRICTA 2010 报告清单由 6 项条目、17 个二级条目组成，分别就针刺治疗的合理性、针刺的细节、治疗方案、其他干预措施、治疗师的背景以及对照干预措施进行了详尽的解释（表 7-9）。

表 7-9 STRICTA 2010 的条目清单

条目	细节
1. 针刺治疗的合理性	1a. 针刺治疗的类型（如中医针刺、日本汉方医学针刺、韩国韩医针刺、西医针刺、五行针刺、耳针等） 1b. 所提供针刺治疗的理由、依据的历史背景、文献来源和 / 或共识均须有适当的参考文献 1c. 说明何种治疗发生了改变
2. 针刺细节	2a. 每一受试对象每一治疗单元用针的数目（需要时用均数和范围表示） 2b. 使用的穴位名称（单侧 / 双侧）（如无标准名称则说明位置） 2c. 进针的深度，采用指定的计量单位或特定的组织层面 2d. 引发的机体反应（如得气或肌肉抽搐反应） 2e. 针刺激方式（如手工行针刺激和电刺激） 2f. 留针时间 2g. 针具类型（直径、长度和生产厂家或材质）
3. 治疗方案	3a. 治疗单元数 3b. 治疗单元的频数和持续时间
4. 辅助干预措施	4a. 对针刺组施加的其他附加干预的细节（如灸、拔罐、中药、锻炼、生活方式建议） 4b. 治疗场所和相关信息，包括对治疗师的操作指南，以及给患者的信息和解释
5. 治疗师的背景	5. 对参与研究的针灸师的描述（资质或从业部门、从事针刺实践时间、其他相关经历）
6. 对照或对照干预	6a. 援引资料证明研究相关信息中选择对照或对照措施的合理性 6b. 精确地描述对照或对照措施。如果采用假针刺或其他任何一种类似针刺对照，按照上述条目 1 到 3 详细描述

四、针刺系统评价与 Meta 分析报告规范

系统评价和 Meta 分析是公认的最高级别证据，也是临床实践指南中形成推荐意见的主要证据来源。为了提高系统评价和 Meta 分析文章报告的质量，2009 年由国际著名专家组成的系统评价和 Meta 分析的优先报告条目（PRISMA）小组发布了 PRISMA 声明。我国学者通过分析现有的针刺系统评价和 Meta 分析质量评价的研究，发现 PRISMA 不能完全适用于规范针刺领域，尤其是针刺干预的特征信息方面。2016 年，兰州大学杨克虎教授团队和 PRISMA 工作组合作，制定适用于规范针刺领域的针刺系统评价与 Meta 分析报告规范（PRISMA of acupuncture，PRISMA-A）。PRISMA-A 清单共 32 个条目，其中包含 5 个新增条目、6 个改编条目以及 21 个 PRISMA 原始条目（表 7-10）。

表 7-10　PRISMA-A 条目清单

条目	内容
标题	
标题	*1. 明确报告是系统评价、Meta 分析还是两者兼有；如果研究了具体的针刺类型，则应该在题目中说明，如手法针刺或电针
摘要	
结构式摘要	2. 提供结构式摘要，包括：研究背景、目的、资料来源、纳入排除标准、研究对象和干预措施、研究评价和综合的方法、结果、局限性、结论和主要发现、系统评价的注册号
前言	
理论基础	*3. 在背景中描述已知的针刺干预对目标疾病或症状的作用原理；若适用，须具体到拟研究的特定类型的针刺干预，并描述不同针刺类型之间的效果是否有差异
研究目的	4. 基于研究对象、干预措施、对照措施、结局指标和研究类型（PICOS）5 个方面提出所需解决的清晰明确的研究问题
方法	
方案和注册	5. 如果已有研究方案，则说明方案内容并给出可获得该方案的途径（如网址），并且提供现有的注册信息，包括注册号
纳入排除标准	6. 详细说明作为纳入排除标准的研究特征（如 PICOS 和随访时间）和报告特征（如发表年份、语言和发表状态），并给出理由 △6a-（1）描述目标疾病的西医诊断标准 △6a-（2）如果适用，描述目标疾病在传统医学中的诊断标准，例如中医 △6b. 描述拟纳入的具体针刺类型，如手法针刺、电针或火针等 △6c. 如果适用，描述拟关注结局指标在传统医学中（例如症状缓解得分）或西医中（例如疼痛强度量表和视觉模拟评分）的评估或分类标准或工具
信息检索来源	*7. 描述检索的所有信息来源（例如数据库、检索时间范围、是否联系研究作者确定是否存在更多相关研究），并报告最后检索的日期。如果适用，报告检索的针刺或传统医学相关的数据库或补充检索方法

续表

条目	内容
文献检索	*8. 提供至少 1 个常用数据库（例如 MEDLINE）完整检索策略，包括所有限定条件，以保证检索方法的可重复性。当系统评价同时检索了常用综合数据库和传统医学数据库时，则至少提供 1 个常用综合数据库和 1 个传统医学数据库完整检索策略
研究筛选过程	9. 说明纳入研究的筛选过程（包括初筛、合格性判断及纳入系统评价等步骤，还可包括纳入 Meta 分析的过程）
数据提取过程	10. 描述资料提取方法（如设计提取表格、独立提取、重复提取）以及任何向纳入研究作者获取或确认资料和数据的过程
数据提取条目	*11. 列出并定义要搜集的所有数据类型（如 PICOS 和资金来源）；如适用，描述参考用于制定数据提取表的工具（如 STRICTA 和 TIDieR），对于干预措施信息的提取，针刺干预组和对照组（如假针刺）的详细程度应该一致
单个研究偏倚	12. 描述用于评价单个研究偏倚风险的方法（包括该方法是用于研究层面或结局层面），以及在资料合并中该信息如何被利用
概括效应指标	13. 说明主要的综合结局指标，如相对危险度（risk ratio）、均值差（mean difference）
结果综合	14. 描述结果综合的方法，如果进行了 Meta 分析，则说明异质性检验方法
研究偏倚	15. 详细评估可能影响数据合并结果的偏倚（如发表偏倚和研究中的选择性报告偏倚）
其他分析	16. 描述研究中的其他分析方法，如敏感性分析或亚组分析、Meta 回归分析等，并说明哪些分析是预先计划的
结果	
研究筛选结果	17. 报告文献筛选的相应数量，包括每个步骤排除的文献数量和原因、最终纳入文献的数量，最好提供清晰的流程图
研究特征	*18. 对于每项研究，报告提取的研究特征（例如研究样本量、PICOS、随访时间）并提供所纳入研究的引文。参考 TIDieR 模板和 STRICTA 总结针刺干预特征，将每项研究的针刺干预细节总结在表格中 △18a. 报告所纳入研究对实施针刺后出现的典型针刺感应（即“得气”）的描述情况
单个研究偏倚	19. 报告每个研究中可能存在的偏倚风险评价结果和相关信息，如果条件允许，还需要说明结局层面的评价结果
单个研究结果	20. 针对所有结局指标（有效性或安全性），说明每个研究中各个干预组结果的简单合并，以及综合效应值及其置信区间，最好以森林图的形式报告
结果综合	21. 报告每个 Meta 分析的结果，包括置信区间和异质性检验结果
研究间的偏倚	22. 报告对研究间可能存在的偏倚评价结果，如发表偏倚
其他分析	23. 如果做了其他分析，则报告其他分析的结果，如敏感性分析、亚组分析和 Meta 回归分析等

续表

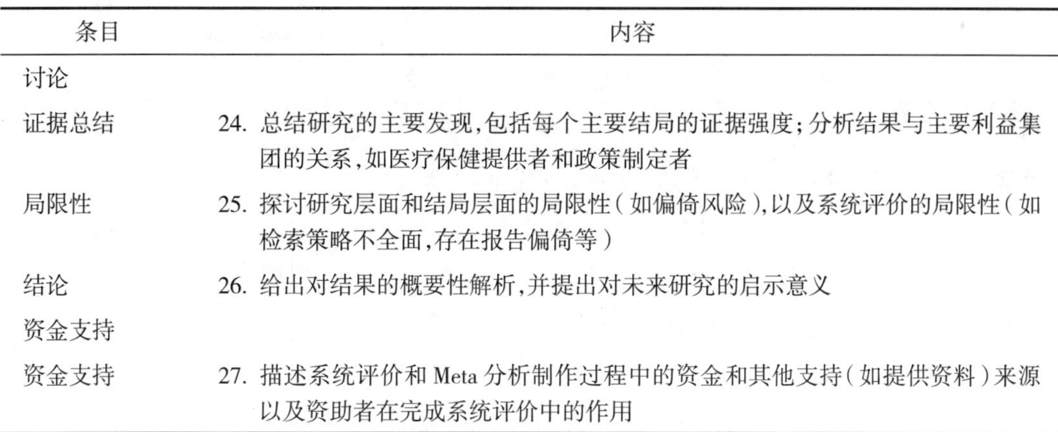

条目	内容
讨论	
证据总结	24. 总结研究的主要发现，包括每个主要结局的证据强度；分析结果与主要利益集团的关系，如医疗保健提供者和政策制定者
局限性	25. 探讨研究层面和结局层面的局限性（如偏倚风险），以及系统评价的局限性（如检索策略不全面，存在报告偏倚等）
结论	26. 给出对结果的概要性解析，并提出对未来研究的启示意义
资金支持	
资金支持	27. 描述系统评价和 Meta 分析制作过程中的资金和其他支持（如提供资料）来源以及资助者在完成系统评价中的作用

注：* 为改编条目；△为新增的条目；其余为 PRISMA 原始条目。

五、中医药 N-of-1 trial 报告规范

N-of-1 trial 是随机对照试验的一种类型，随着个体化医疗的发展及 4P（preventive、predictive、personalized、participatory）医学模式的深入，N-of-1 trial 因有效规避传统随机对照试验的平均效应，且能获得针对单个患者的最佳临床方案和循证决策，受到越来越多研究者的关注，成为循证医学中生产高质量临床证据不可或缺的研究方法。

2002 年，N-of-1 trial 的设计理念和思路被引入中医药临床研究中。其后，国内学者开展了许多中医药 N-of-1 trial，但因为缺乏试验报告规范的指导，出现了试验报告不完整、报告质量较低的问题，而 CONSORT 声明的 N-of-1 trial 扩展版（CENT）中未对中医药试验病例的筛选、诊断、治疗及结局指标选择进行规范。

2019 年 8 月，由商洪才研究员团队牵头制定的中医药 N-of-1 trial 的报告国际规范正式发表。该规范在 2015 年 CENT 的基础上进行修订，扩展了 CENT 的内容，并深入地探讨了 N-of-1 trial 在中医证候辨识及不同中医干预措施等中的使用问题，同时提供了中医药 N-of-1 trial 报告清单和解释清单供研究者使用，旨在规范中医药 N-of-1 trial 的方法学和报告质量。报告清单共包括 6 个领域的 25 个条目，其中的 8 个条目对 CENT 2015 清单条目进行了扩展和详细说明（表 7-11）。

表 7-11　中医药 CENT 条目清单

章节 / 主题	CENT 声明		中医药 CENT 清单	
	条目	描述	条目	描述
标题、摘要和关键词	1a	题目中确认是“N-of-1”试验或“系列 N-of-1”试验	1a	题目中确认是中医药“N-of-1”试验或“系列中医药 N-of-1”试验
	1b	结构化摘要概述试验设计、方法、结果和结论	1b	
	1c		1c	定义合适的关键词，包括“中医药”和“（系列）单病例随机对照试验”

续表

章节/主题	CENT 声明		中医药 CENT 清单	
	条目	描述	条目	描述
前言				
背景	2a-(1)	科学背景和原理的解释	2a-(1)	
	2a-(2)	使用“单病例随机对照”的原因	2a-(2)	解释应用单病例随机对照设计的必要性和原理
目的	2b	具体试验目的或假设	2b	
方法				
试验设计	3a	描述试验设计,计划实施的周期数,每个周期的时间(如果合适,应该包括磨合期和洗脱期); 系列单病例随机对照:是否每一个参与者实施单病例随机对照,以及如何实施,并解释系列设计	3a	
	3b	试验开始后对试验方法所作的重要改变(如受试者的纳入标准),并说明原因	3b	
受试者	4a	诊断或疾病,诊断标准,合并症,同时给予的治疗; 系列单病例随机对照:受试者纳入标准	4a	疾病的西医诊断和中医证候; 系列单病例随机对照:受试者纳入和排除标准,明确说明诊断和辨证标准,给出详细解释及参考文献
	4b	数据收集的场所和地点	4b	
	4c	试验是否代表一个研究,若是,是否获得伦理机构的批准	4c	
干预措施	5	详细描述每个周期干预措施的细节,包括何时、如何实施,以使试验能够被重复	5	详细描述每个周期干预措施(治疗、对照措施)的细节,详述中医药干预措施类型,包括中药复方、针刺,中药复方的报告指导见中药复方 CONSORT,针刺的报告指导见 STRICTA 2010 声明

续表

章节 / 主题	CENT 声明		中医药 CENT 清单	
	条目	描述	条目	描述
结局指标	6a-(1)	完整定义预先设定的主要、次要结局指标,包括测量时间、方法	6a-(1)	主要、次要结局指标,包括中医证候相关的结局指标
	6a-(2)	结局指标测量工具及其性质(效度和信度)	6a-(2)	
	6b	试验开始后结局指标是否有任何更改,说明原因	6b	
样本量	7a	如何确定样本量	7a	
	7b	必要时,解释中期分析和试验中止原则	7b	
随机化				
序列产生	8a	治疗周期的顺序是否随机及其原理,随机序列的产生方法	8a	
	8b	随机方法的类型,限定细节(个体配对、区组),如适用	8b	
	8c	完整设定的周期序列	8c	
分配隐藏机制	9	随机分配机制(个体按序编码的密闭信封),干预措施分配前隐藏序列的步骤	9	
实施	10	谁产生随机分配序列,谁招募受试者,谁给受试者分配干预措施	10	
盲法	11a	若实施盲法,分配干预措施后的设盲对象(如受试者、医生、照护者、结局评价者),盲法如何实施	11a	分配中医药干预措施后的设盲对象(如受试者、医生、照护者、结局评价者),若干预措施不能够被设盲,说明原因
	11b	描述干预措施的相似性,如适用	11b	描述中医药干预措施的相似性,包括安慰剂(具体的对照措施的报告指导见条目 5)

续表

章节 / 主题	CENT 声明		中医药 CENT 清单	
	条目	描述	条目	描述
统计方法	12a	总结数据，比较各组主要、次要结局指标的统计方法	12a	
	12b	系列单病例随机对照：个体试验数据的定量合并分析方法，包括亚组分析、校正分析及如何评估受试者间的异质性（报告多个试验合并分析的指南见PRISMA 声明）	12b	系列单病例随机对照：个体试验数据的定量合并分析方法，包括亚组分析（异质性评价）、贝叶斯分析、校正分析（报告多个试验合并分析的指南见 PRISMA 声明，贝叶斯分析报告指南见 ROBUST 标准）
	12c	期后效应、阶段效应、内部相关性统计方法	12c	
结果				
受试者流程（推荐流程图）	13a-（1）	完成的周期数和序列，任何不同于原试验方案的改变及原因	13a-（1）	
	13a-（2）	系列单病例随机对照：纳入和接受分配的受试者数量，主要结局指标分析的受试者数量	13a-（2）	
	13b	系列单病例随机对照：治疗分配后受试者的退出和排除，说明原因；说明发生在哪个周期，如适用	13b	
招募受试者	14a	招募期、随访期	14a	
	14b	是否有试验提前中止，和 / 或试验提前停止，说明原因	14b	
基线数据	15	表格显示受试者的基线人口学、临床特征信息	15	
纳入分析数量	16	每种干预措施纳入分析的周期数量； 系列单病例随机对照：如果进行定量合并分析，说明合并分析的试验数量	16	
结局指标和估计值	17a-（1）	每个试验周期的主要、次要结局指标结果，建议显示数据图	17a-（1）	

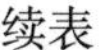

续表

章节/主题	CENT 声明		中医药 CENT 清单	
	条目	描述	条目	描述
	17a-（2）	每个主要、次要结局指标的效应估计值及其精度（如 95% 置信区间） 系列单病例随机对照：若进行定量合并分析，计算合并后主要、次要结局指标的效应值及其精度	17a-（2）	
	17b	对于二分类数据指标，建议给出相对效应值和绝对效应值	17b	
辅助分析	18	其他分析结果：期后效应、阶段效应、内部相关性分析 系列单病例随机对照：亚组分析和敏感性分析	18	
危害	19	每种干预措施出现的所有危害或非预期效应（具体的报告指导见"危害 CONSORT 声明"）	19	
讨论				
局限性	20	试验局限性、潜在偏倚和不精确的来源；报告多种分析结果，如适用	20	
推广性	21	试验结果的推广性（外部有效性、适用性）	21	试验结果是否适用于其他患者，说明原因
解释	22	与试验结果一致的解释，权衡试验结果的利弊，考虑其他相关证据	22	
其他信息				
注册	23	临床试验注册机构和注册号	23	
方案	24	哪里可获取完整的试验方案，如适用	24	
资助	25	资助和其他支持（例如提供药品）的来源，资助者所起的作用	25	

六、中医病案报告规范

病案是中医药传承与交流的主要形式之一，也是中医药证据体系中的重要组成部分。而许多已发表的中医病案报告具有随意性及不完整性，在内容和形式上具有很大差别，严重地影响和限制了中医临床经验和个体化研究证据的传播与推广。由北京中医药大学东直门医院商洪才研究员和香港浸会大学中医药学院卞兆祥教授牵头制定了中医病案报告规范（CARC），并于2016年正式发表。CARC以传统中医经验传承和个性化辨证论治为原则，运用流行病学及循证医学的调研和共识方法制定，根据对中医病案报告的系统综述，首先拟定初始清单问卷，然后经过两轮的专家问卷调查，最后确定CARC的报告清单。CARC的16个条目包含完整的病案报告所必需的内容，着重阐述了中医诊断及辨证、中医干预措施（包括中药复方、针刺、灸法、综合疗法及其注意事项等信息）。CARC在提高中医病案报告的透明性以促进中医临床经验的传播与应用方面具有积极意义。韩国学者认为CARC涵盖了所有的传统中医干预措施，其所做的努力反映了中医诊疗过程不仅基于西方医学的诊断，更重要的是基于传统中医的四诊和辨证而选择最佳的干预措施。CARC条目清单见表7-12。

表7-12 中医病案报告规范（CARC）条目清单

报告项目	编号	内容
标题	1	a. 标题中应使用“病案”报告字样或类似词汇（如验案、个案） b. 说明报告病案数量（一则 / 两则；一例 / 两例）
摘要	2	简述病案特色，陈述可能引发的思考或结论。可参照结构式摘要（例如患者基本特征，辨病、辨证，治疗，疗效评价指标，治疗结果，病案特色）
关键词	3	用3~5个关键词描述病案的关键（如病案、病名、证候、治疗方案）
英文概要	4	用英文报告标题、摘要及关键词
引言	5	a. 说明报告此病案的原因 b. 征得患者或其监护人员同意后获得的知情同意
患者信息	6	a. 列出患者姓名（直接用“患者”二字；患者姓氏 + 某；其他形式可用门诊号或住院号等）、性别、年龄、就诊时间、依据病案情况可报告二十四节气 b. 建议报告患者身高、体重、婚姻状况、职业、来源（医院名称，门诊 / 住院），治疗或书写病案报告的医生资质等信息
临床发现	7	主诉，现病史，既往史，中医症状、体征、舌脉等条目为必须书写项目，其他可选择的条目包括：过敏史，社会 / 生活史，家族 / 遗传病史
临床诊断	8	a. 中医诊断病案 必须报告中医证候诊断，诊断 / 辨证标准（依据）可用参考文献形式列出 b. 西医诊断病案 报告西医检查结果及西医疾病诊断，西医诊断标准（依据）可用参考文献形式列出 依据病案具体情况可报告西医鉴别诊断 c. 中西医结合诊断病案 同时报告8a及8b的内容

续表

报告项目	编号	内容
治疗方案	9	a. 中医治疗原则 b. 中药治疗 对于中成药治疗，必须报告药品名称、用量用法、用药疗程等，其他包括药品生产厂家、批号也必须报告，同时建议报告药品质量控制标准 对于中药汤剂治疗，必须报告药物组成，各成分剂量、剂量单位及煎煮方法，服法与用量，用药疗程等，其他包括药材产地、特殊药材炮制方法、药材的质量控制标准等 c. 针刺治疗 必须报告具体选穴及手法（针刺角度、补泻手法）、留针时间、疗程（频次）等条目，同时建议报告具体选穴原则、针具类别 / 型号、进针深度（基于指定计量单位 / 特定组织水平） 如配合电针治疗，建议报告电针仪型号以及电针仪电压、电流、频率、波形选择 d. 灸法治疗 必须报告具体选穴、施灸材料、施灸方法、疗程（频次）等条目，同时建议报告具体选穴原则、所用材料规格、每次所灸数 电热灸建议报告电灸器 / 温灸器类型及使用的电压、电流 e. 如果治疗方案为以上几种疗法的结合，参考条目 9b、9c 和 9d 进行报告 f. 若采用未包括在以上疗法的其他疗法，必须报告具体操作方法、疗程等条目 g. 各种疗法均应报告治疗期间的注意事项
疗效判定	10	首推广泛使用的金标准作为疗效判定标准，可以依据具体情况采用自拟标准，但需要进行详细解释
随访	11	a. 在治疗期间，治疗方案变更的原因及经过需要报道 b. 需要报告随访记录的具体随访时间及结果
调护	12	饮食、情志、生活起居综合调理及注意事项
讨论	13	指出病案在诊断或治疗中的要点、难点，病案的特色之处；进一步说明处方依据、方解、病案带来的思考与启示
致谢	14	可报告致谢部分
参考文献	15	可报告参考文献（具体数量不予限定）
图片 / 表格	16	可使用图片 / 表格（具体数量不予限定）

（胡嘉元　蒋　寅）

第三节　中医临床研究核心指标集的构建与应用研究

一、中医临床研究核心指标集的定义与研究意义

目前中医临床研究中结局指标的选择有以下特点：同类临床研究结局指标选择差异大；以中间替代指标为主，缺少远期终点指标；没有报告或者没有完整报告主要结局指标；安全

性指标报告不足；复合指标报告较多；患者报告结局指标不足；中医证候指标报告不充分等。

目前普遍存在同类临床研究结局指标选择差异大的情况，可能会造成许多临床研究无法纳入系统评价，无法为临床实践提供更高级别的证据，在一定程度上降低了临床研究价值和经费浪费；没有报告或者没有完整报告主要结局指标及安全性指标报告不足的情况，意味着可能存在选择性报告偏倚；复合指标的定义不清或疗效评估以主观判断为主时，可能会造成夸大或缩小实际疗效；缺少中医证候指标，可能无法体现中医的特色和优势。

目前中医临床研究中存在的大部分问题，也普遍存在于国内外西医临床研究中。针对这些问题，国外循证医学领域的专家提出构建临床研究中必须报告的最小的结局指标集合，即“核心指标集”这一概念。核心指标集是指特定疾病 / 健康领域所有临床研究中应当报告的最小指标集合。2010 年，国际知名的循证医学领域专家发起“有效性试验核心结局指标测量（core outcome measures in effectiveness trials，COMET）”行动，致力于核心指标集的构建、实施、传播和更新。2013 年，核心指标集的概念引入我国，并主要在中医临床研究领域应用。

核心指标集是在不同利益相关群体中达成共识的，适合在所有相关临床研究中进行报告，其中的结局指标是固定的。因此，若临床研究中使用了核心指标集，可以更容易地通过是否报告了核心指标集的所有指标而判断是否存在选择性报告偏倚。当然，报告核心指标集的结局指标并不意味着不能报告其他指标，但是使用核心指标集则可以提高同类临床研究中结局指标报告的一致性，使更多的临床研究可以纳入系统评价以进行同类比较或数据合并，这能在一定程度上提高研究价值，减少浪费。

二、构建中医临床研究核心指标集的方法学研究

目前，西医辨病与中医辨证相结合的现代病证结合诊疗模式的临床研究是中医临床研究和实践的重要模式。这种模式决定了诊断和疗效评估需要在辨证论治基础上进行证候疗效评估。许多中医药领域的研究者都提到需要把中医证候指标加入中医临床研究核心指标集的构建中，但对于如何面对中医证候研究存在的问题，如中医术语概念模糊、中医证候分类不一、证候名称不统一、证候诊断标准不规范等情况甚少提出合适的解决方案。

基于目前中医临床研究中存在的问题和中医研究的特点，有学者提出了在中医临床研究核心指标集构建中的中医证候命名规范化研究的方法，并将其应用到相关研究中。由于中医证候的独特性，可以将中医临床研究核心指标集分为两部分：普适性的核心指标集及中医核心证候指标集（即特定疾病核心证候的核心症状 / 体征）。普适性的核心指标集构建方法如下。

1. 确定中医临床研究核心指标集的适用范围

构建核心指标集的第一步是确定核心指标集的适用范围，包括目标疾病、目标人群及干预措施。研究者应首先明确核心指标集的适用范围，是适用于某一疾病的全部人群或部分人群（如适用于所有乳腺癌患者，或仅适用于转移性乳腺癌患者）；是适用于所有类型的干预措施或某种干预措施（如手术、化疗）；是适用于效果研究、效力研究或临床实践等。

构建核心指标集的初衷是为了减少临床研究中结局指标报告不一致的情况，主要是为临床研究者 / 系统评价者服务，相当于临床研究者 / 系统评价者选择结局指标的指南，因此，中医临床研究核心指标集一定要考虑到目标疾病要具有中医治疗优势；由于不同年龄、不同疾病类型的证候差异可能比较大，可能会造成不同利益相关群体关注的结局指标的差异，因

此，目标人群应尽量具有同质性；干预措施应考虑药物、针灸、推拿或其他非药物疗法各自的特点。

2. 明确构建中医临床研究核心指标集的必要性

构建中医临床研究核心指标集的第二步是通过全面的文献检索和构建结局指标矩阵明确制作核心指标集的必要性。COMET 数据库比较全面地收录了已经完成的和正在进行的核心指标集研究，可以通过检索 COMET 数据库，查询是否存在相关的核心指标集。

若核心指标集已完成并发表，则须评估研究的方法学质量及核心指标集的适用范围是否覆盖将要开展的研究，以判断是否有必要制作新的核心指标集；若有其他工作组已注册相关研究，为避免重复和浪费，应慎重考虑是否进行新的研究，或寻求与其他工作组合作，以完善当前的研究。若经过评估有必要进行新的研究，也应检索文献，通过系统评价获得目前临床研究中报告的结局指标，通过判断结局指标的异质性及潜在的结局指标报告偏倚，为构建核心指标集提供基础。

目前已完成的 300 多个核心指标集大部分由国外研究者发起，即使有些研究达成了国际性的共识，其范围也仅限于少数发达国家，甚少有中、低收入国家参与。并且，构建中医临床研究核心指标集要有中医临床研究提供原始结局指标；从临床推广应用的角度看，也应补充国内外西医临床研究，以完善结局指标。

在开始核心指标集研究前，研究者需要在 COMET 数据库进行注册，以避免与其他研究者进行相同的研究，减少浪费。

3. 制定研究方案和伦理审查

国内外核心指标集注册平台都未要求在注册时提交完整的研究方案及伦理批件。但是研究者在正式开始研究前，应制定研究方案，并通过所在机构伦理委员会的审查。中医临床研究普适性核心指标集的构建方法如下。

（1）确定不同利益相关群体

研究者应明确参与核心指标集研究的利益相关群体（如医生、研究者、患者、政策制定者、企业代表及公众）。在选择利益相关群体时，应考虑不同群体的参与者人数、代表性、参与能力以及潜在的利益冲突。一般而言，至少应包括卫生技术专业人员和患者。不同利益相关群体样本量的确定目前并不标准，研究者可选择滚雪球法、简单抽样、立意抽样等。

（2）构建原始结局指标清单

构建原始结局指标清单可分为两步进行：①系统评价：在进行系统评价时，文献检索时间可缩短到最小（如过去 24 个月），一方面减少文献研究的工作量，另一方面帮助研究者获得最新的结局指标；制定文献检索策略及文献纳入排除标准；从符合标准的文献中逐字提取结局指标名称、结局指标定义、指标测量工具及测量时间等。②定性研究：对患者进行半结构化访谈，获得患者所关注的结局指标，补充原始结局指标清单。

（3）制定规范 / 合并结局指标的策略

由于临床研究中结局指标名称不规范，如用不同名称表达同一结局指标，或不同结局指标存在交叉或包含的关系，因此应对结局指标进行规范 / 合并，一般应由 2 名研究者一起进行。

（4）将结局指标归类

根据《COMET 手册》的推荐，可将结局指标分为病死率、生理学或病理生理学指标、感染、疼痛、生活质量、心理健康、社会心理学指标、功能或功能状态、治疗依从性、治疗满意度、资源利用或医疗资源利用、不良事件或副作用12类。COMET工作组成员进一步完善了结局指标分类，共分为38个结局指标域，分类如下：

1）病死率/生存率。

2）生理/临床指标：血液和淋巴系统指标，心脏指标，先天性、家族性和遗传性指标，内分泌指标，耳部指标，眼部指标，胃肠道指标，一般指标，肝胆指标，免疫系统指标，感染相关指标，伤害和中毒相关指标，代谢和营养学指标，肌肉骨骼和结缔组织指标，肿瘤相关指标[包括良性、恶性和未特指的（包括囊肿和息肉）]，神经系统指标，妊娠期、产褥期和围产期指标，泌尿系统指标，生殖系统和乳腺指标，精神指标，呼吸、胸和纵隔指标，皮肤和皮下组织指标，血管指标。

3）功能指标：身体功能，社会功能，角色功能，情绪功能，认知功能，生活质量，感知的健康状况，提供护理（包括满意度/患者偏好；可接受性和可获得性；依从性；退出治疗；治疗的适当性；过程、实施和服务指标），个人情况。

4）资源利用：经济学指标，住院，需要进一步干预，社会/护理负担，不良事件/反应。

（5）制作中医临床研究核心指标集调查问卷

将结局指标归类、总结后，研究者可制作调查问卷以开展进一步研究。调查问卷应针对不同人群而选择采用专业术语或简洁的语言介绍研究内容、研究目的、结局指标等；应确保问卷结构清晰，各结局指标的顺序有条理。另外研究者可以选择在问卷的开头或结尾加入开放性问题，以获得对参与者而言最重要的结局指标或补充新的结局指标。评分系统的选择目前并没有统一标准，其中采用GRADE工作组推荐的9分Likert评分法最多，其中1~3分代表“不重要”，4~6分代表“重要”，7~9分代表“非常重要”。另外也有选择7分Likert评分法、5分Likert评分法的研究，但哪种方法较好，目前并不明确。

（6）德尔菲法调查

德尔菲法调查应至少进行两轮。研究者在方案中应明确德尔菲法的调查轮次、调查方式（如电子问卷或信函）、每轮德尔菲法调查的时间、保留或删除结局指标的方法、调查数据的分析方法、反馈上一轮德尔菲法调查结果的方法、失访或失访偏倚的评估、不同轮次德尔菲法调查专家打分变化、提高专家依从性的方法等。

（7）共识会议

研究者应在方案中明确共识会议的内容及流程，如共识会议专家的选择策略（专家人数、资质、地域等）、共识会议的流程、达成共识的标准。参考文献中常用的共识的标准的定义见表7-13。值得注意的是，国内外研究者选择打1~3分的普遍较少，因此在德尔菲法调查中，很少能对排除结局指标达成共识。因为，有研究更正“对排除结局指标达成共识”的定义为：50%或更少参与调查的专家打分为7~9分。

表7-13　共识的标准

共识类型	内容	定义
对纳入结局指标达成共识	对结局指标应该纳入核心结局指标集达成共识	70%或更多参与调查的专家打分为7~9分，并且<15%的专家打分为1~3分
对排除结局指标达成共识	对结局指标不应该纳入核心结局指标集达成共识	70%或更多参与调查的专家打分为1~3分，并且<15%的专家打分为7~9分
未达成共识	不确定结局指标的重要性	以上两种情况之外的

（8）形成中医临床研究核心指标集

参会专家达成共识后，可以初步形成中医临床研究核心指标集。严格来说，核心指标集除包含应当测量的结局指标外，也应包含测量时间及测量工具。研究者可根据近期指标或远期指标的不同推荐相关指标的测量时间；若纳入的主观指标较多，可以参照《核心指标集中结局指标测量工具的选择指南》，为每一个结局指标推荐一个合适的测量工具。中医临床研究核心指标集的构建流程见图 7-2。

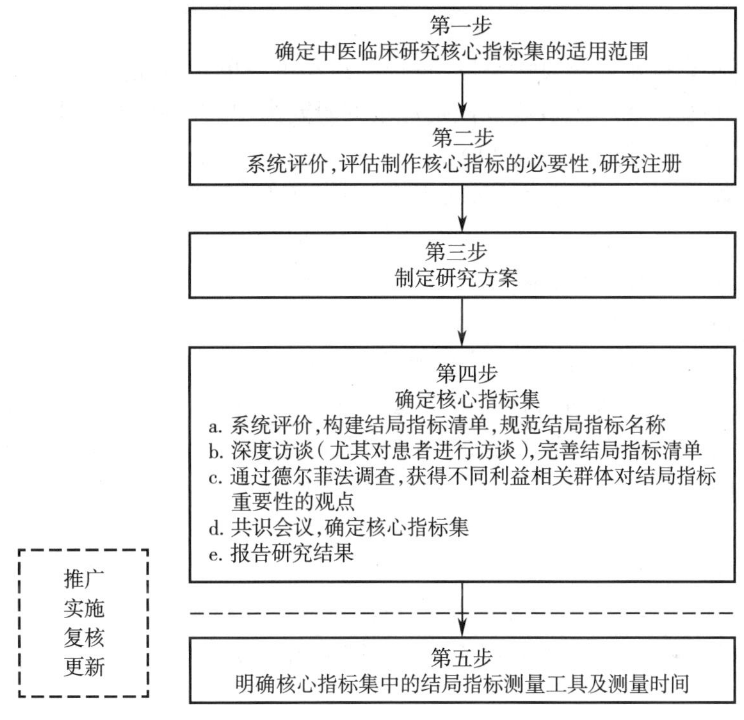

图 7-2 中医临床研究核心指标集的构建流程

中医核心证候指标集的构建方法如下：

（1）形成特定疾病中医证候原始清单

目前中医临床研究中证候指标报告不足，因此，从文献中可能无法全面获得特定疾病中医证候的分布及核心证候的类型；加上目前中医证候分类不一、证候名称不规范、证候诊断标准不一致等问题，给研究者的选择带来难题。如前期从《中药新药临床研究指导原则》、中华人民共和国中医药行业标准《中医内科病证诊断疗效标准》、《中医内科学》（第二版，人民卫生出版社，国家卫生健康委员会“十二五”规划教材，全国高等中医药院校教材）、《中医内科学》（第二版，上海科学技术出版社，普通高等教育“十一五”国家级规划教材）等资料中查到心悸的证候类型及证候特征有较大差异。这些文献对心悸证候的分类不同，证候名称不同，甚至同一个证候在不同文献中的诊断标准也不同。

这些指南或标准反映的可能是不同群体的专家的意见，都具有一定的权威性。为确保最终形成的核心证候指标集能广泛应用，便于不同研究进行比较，结合前期提出的中医证候命名规范化的方法，通过构建特定疾病中医证候名称数据集，并通过共识的方法确定每类证候合适的证候名称。中医证候名称数据集的形成方法如下：

1）文献回顾：文献反映的大多是研究者的观点。文献来源包括相关疾病的中医临床实践指南、中医临床研究、证候分布研究、相关行业标准、教科书等。从文献中获得特定疾病的中医证候，将中医证候名称、中医证候诊断标准等逐字提取。

2）病例回顾性研究：对临床病例进行回顾性研究，主要提取相关疾病的中医证候名称，以获得临床医生对特定中医证候名称的使用偏好。由于中医核心证候指标集的目的是应用于临床研究，在进行数据提取时，研究者应制定纳入排除标准，将一些可能不适合参加临床研究的病例，如年龄偏大或偏小、有严重的合并症或精神、心理疾病的患者剔除。

3）提取证候要素及证候要素靶位：证候的最小组成单元是证候要素，可分为病位证候要素、病性证候要素。在中医核心证候指标集的研究当中，可将证候要素分为 29 类，包括：①外感六淫：风、寒、暑、湿、燥、火；②内生五气：内风、内寒、内火、内湿、内燥；③气相关因素：气滞、气虚、气郁、气逆、气脱、气陷；④血相关因素：血瘀、血虚、血燥、血脱、出血；⑤阴阳相关因素：阴虚、阳虚、阴盛、阳亢；⑥毒、痰、水等。提取特定疾病中医证候的证候要素和证候要素靶位，形成中医证候名称数据集。

（2）通过横断面调查获取证候分布情况

由于证候的分类及诊断标准不同，为避免差异，可从疾病相关的所有证候分类及诊断标准中提取出每个证候包含的症状 / 体征，并结合临床，形成中医证候四诊信息采集表，通过横断面调查，获得特定疾病的常见中医证候分布。横断面调查的对象应具有代表性。将调查的结果进行聚类分析或因子分析，并结合临床，获得特定疾病常见的证候类型。

（3）制作调查问卷

从横断面调查中获得证候分布情况后，提取证候要素和证候要素靶位，与中医证候名称数据集比对，将数据集中证候要素及证候要素靶位相同或类似的证候名称作为该证候的备选名称。

将从横断面调查中得到的核心证候类别与临床相结合，完善每类证候的四诊信息，制作调查问卷。问卷分为四部分：①问卷说明：介绍调查问卷的相关背景；②证候命名：请专家根据每类证候的特征，从备选证候名称中选择最合适的一个，作为该证候的名称；③确定核心症状 / 体征：请专家对每类证候中每个症状 / 体征的重要性进行打分，可采用目前在核心指标集研究中最常用的 9 分 Likert 评分系统；④补充问题：在每类证候的最后，应补充两个开放性问题，一是请参与者列出他们认为合适，但问卷中没有列出的证候名称；二是请参与者列出他们认为重要，但问卷中没有列出的症状 / 体征。

（4）德尔菲法调查

调查问卷制作完成后，即可进行至少两轮德尔菲法调查。德尔菲法调查方法同普适性核心指标集的构建。由于无中医学教育背景的利益相关者难以理解中医术语，可能无法做出合理判断，因此，中医核心证候指标集的参与者可仅有中医临床医生及研究者参与。

（5）共识会议

德尔菲法调查完成后，研究者可组织召开共识会议。共识会议的主要内容是讨论每类证候的名称及哪些核心的症状 / 体征可纳入核心证候指标集，针对未达成共识的症状 / 体征，参与者可继续打分 / 投票，直至达成共识，初步形成中医核心证候指标集。共识的标准参考普适性核心指标集的标准。中医核心证候指标集的构建流程见图 7-3。

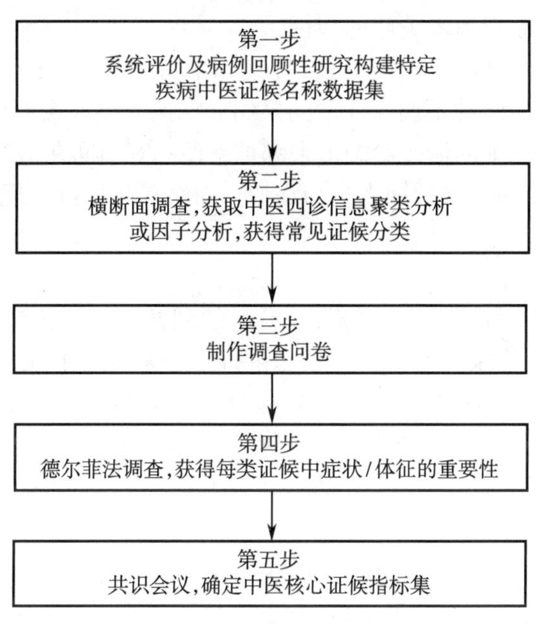

图 7-3　中医核心证候指标集的构建流程

三、中医临床研究核心指标集的临床应用（非瓣膜性房颤、原发性痛经的中医临床研究核心指标集的构建）

中医临床研究核心指标集的构建方法已应用于非瓣膜性房颤和原发性痛经的核心指标集研究中。其中非瓣膜性房颤中医临床研究核心指标集已完成，应用如下。

1. 非瓣膜性房颤中医临床研究核心指标集适用范围

疾病类型：非瓣膜性房颤

患病人群：50~75 岁患者

干预措施：中药

研究类型：不限

2. 注册及伦理审查

该项研究在 COMET 数据库进行注册（http://www.comet-initiative.org/studies/details/941）并通过研究机构的伦理审查，研究方案发表在 *Trials* 上。

3. 普适性核心指标集研究

（1）系统评价构建原始结局指标清单

该项研究检索了 CNKI、万方数据知识服务平台、中国生物医学文献服务系统（SinoMed）、Web of Science、PubMed、Cochrane Library。检索范围从 2015 年 1 月 1 日—2017 年 6 月 1 日。共检索中文、英文数据库文献 13 896 篇，去重后剩下 8 963 篇，根据研究方案中的纳入排除标准对文献进行筛选，最终纳入 233 篇符合条件的文献。逐一提取相关结局指标后，对其进行规范 / 合并。根据《COMET 手册》的推荐，该研究将结局指标分为病死率、生理学或病理生理学指标（包括心电图、全身性栓塞、脑血管事件、心血管事件、新发缺血性损伤、炎症相关指标、凝血功能相关指标、血压相关指标、血脂相关指标、血栓弹力图相关指标、心衰标志物、心脏彩超相关指标、其他指标等）、治疗依从性、功能或功能状态、不良事件 / 安全性（包括安全性、不良反应、出血事件、其他）、资源利用、治疗满意度、生活质量等 8 大类共 218 个指标。

（2）半结构化访谈获取患者关注的指标

该项研究开展了半结构化访谈。访谈提纲如下：①请问您是什么时候被诊断为房颤的？②请问房颤给您带来哪种不便？③请问患病后您接受过什么治疗？④请问您想要达到什么治疗效果？⑤请问当前的治疗给您带来哪种不便？⑥请问在治疗中您最关注什么？

最终纳入 31 名患者及 1 名照顾者参与访谈。对结局指标进行规范化处理后发现，并未获得新的结局指标。

（3）德尔菲法调查

该项研究共进行了两轮德尔菲法调查，参与的利益相关群体包括：中医专家（临床医生、研究者）、西医专家（临床医生、研究者）及护士。所有利益相关群体均达成共识纳入的结局指标共 8 个，包括：房颤控制率、超出范围的国际标准化比值（international normalized ratio，INR）（INR<2.0 或 >3.0）、关键部位或器官出现有症状的出血、心血管病死亡率、脑血管事件、主要不良心血管事件、左房附壁血栓、生活质量等。

（4）共识会议

共识会议专家共 19 名，全部具有副高级以上职称，其中中医 / 中西医结合心血管病专家 13 名，西医专家 4 名，护理学专家 1 名，方法学专家 1 名。与会专家讨论了达成共识和未达成共识的结局指标，并根据临床经验，提出非瓣膜性房颤核心指标集应考虑不同疾病的特点，结合前期文献研究及德尔菲法调查的结果，初步推荐了房颤的中医临床研究核心指标集（表 7-14）。专家认为，研究者可以根据研究目的选择合适的测量时间，因此在核心指标集中不推荐测量时间。

表 7-14　房颤中医临床研究核心指标集

结局指标域	结局指标	测量工具 / 定义
死亡	心血管病死亡	由于卒中、缺血性心脏病、心律失常或心衰导致的住院期间死亡
神经系统指标	脑血管事件	包括出血性脑卒中、缺血性脑卒中、短暂性脑缺血发作
血管指标	系统性栓塞	非中枢神经系统栓塞
生活质量	生活质量	SF-36
资源利用	急诊就诊率	治疗或随访期间因任何原因在急诊就诊率
治疗依从性	失访	不推荐

4. 中医核心证候指标集研究

（1）非瓣膜性房颤中医证候名称数据集

系统评价纳入了 28 个中医证候名称，病例回顾性研究纳入了 45 个中医证候名称。提取证候要素及证候要素靶位后，形成非瓣膜性房颤中医证候名称数据集。

（2）横断面调查

由于相关文献对心悸证候的分类不同，证候名称不同，甚至同一个证候在不同文献中的诊断标准也不同，因此，本研究不考虑不同标准对心悸诊断的差异。从不同标准中提取出每个证候的四诊信息，制作成中医证候四诊信息采集参照表，作为横断面调查的基础。

横断面调查共纳入 123 名患者，形成六大类核心证候。

第一类：心悸，胸闷，唇舌紫暗，舌有瘀斑或瘀点，苔薄白，脉结、数、涩。

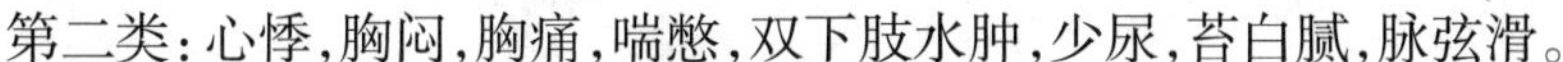

第二类：心悸，胸闷，胸痛，喘憋，双下肢水肿，少尿，苔白腻，脉弦滑。

第三类：心悸，胸闷，气短，神疲，乏力，懒言，声低，善太息，汗多，动辄汗出甚，口干，口苦，烦躁易怒，失眠，头晕眼花，眼睛干涩，舌胖大，舌边有齿痕，舌淡，苔黄厚，脉沉细缓。

第四类：心悸，胸闷，畏寒，恶风，面色淡白，多梦，视物不清，腰痛，尿频，苔少，脉细、结。

第五类：心悸，胸闷，自汗，盗汗，恶心，纳少，食后腹胀，便溏，面色晦暗，舌体瘦，舌淡，苔薄白，脉弱。

第六类：心悸，胸闷，头痛，健忘，耳鸣，腰膝酸软，口干，渴喜冷饮，舌有裂纹，舌红，苔少，脉沉细。

（3）德尔菲法调查

中医专家和中医院的护理人员参与了中医核心证候指标集的调查。调查共进行两轮，结果如表 7-15 所示。

表 7-15　非瓣膜性房颤中医核心证候指标集第二轮德尔菲法调查达成共识的结果

证候名称	选择比例	达成共识的症状 / 体征
第一类证候		
心脉瘀阻	83.60%	心悸
		胸闷
		舌紫暗
		舌有瘀斑或瘀点
		脉结
		脉涩
第二类证候		
水饮凌心	83.60%	心悸
		胸闷
		喘憋
		双下肢水肿
		少尿
		脉滑
第三类证候		
气阴两虚	76.40%	心悸
		胸闷
		乏力
第四类证候		
心肾阳虚	92.70%	心悸
		胸闷
		气短
		面色淡白
		畏寒
		尿频
		脉细
第五类证候		
心脾两虚	90.90%	心悸
		胸闷
		自汗
		食后腹胀
		便溏
		舌淡
		脉弱
第六类证候		
心肾阴虚	94.50%	心悸
		胸闷
		健忘
		耳鸣
		腰膝酸软
		舌红
		苔少
		脉细

（4）共识会议

共识会议参与人员同普适性核心指标集研究，但主要是中医专家发表意见。最终推荐了 4 类证候，结果见表 7-16。

表 7-16 非瓣膜性房颤中医核心证候指标集

证候名称	达成共识（纳入）的指标	证候名称	达成共识（纳入）的指标
气滞血瘀	心悸	心肾阳虚	心悸
	胸闷或痛		胸闷
	舌紫暗，或有瘀斑或瘀点		神疲
	脉结代		乏力
	脉涩		畏寒
气阴两虚	心悸		面色㿠白
	胸闷		尿频
	乏力		喘憋
	气短		颜面或双下肢水肿
	自汗		少尿
	盗汗		脉滑或沉细
	健忘	心脾两虚	心悸
	腰膝酸软		胸闷
	舌红		自汗
	苔少或无苔		食后腹胀
	脉细		便溏
			舌淡
			脉弱

原发性痛经的中医临床研究核心指标集的研究正在进行中，方案如下。

1. 成立指导委员会

指导委员会包括 4 位专家（2 名临床医生，1 名临床研究专家，1 名统计学专家）。指导委员会的作用是：①确定初步的条目池，并为原始清单提供反馈意见；②监察和复核每一轮德尔菲法调查的结果；③促进共识会议的举行。

2. 研究过程

研究过程分为四个关键阶段：①系统评价：获得初步的原始清单；②半结构化访谈：获取患者的观点来补充原始清单；③德尔菲法调查：收集不同利益群体的意见，包括患者、临床医生、护士、研究人员；④专家共识会议：根据德尔菲法调查和共识会议结果形成核心指标集，图 7-4 简要概述该项研究设计。

（1）系统评价

1）纳入与排除标准

纳入标准：①研究对象：纳入的对象为明确诊断为原发性痛经的患者，年龄在 18~50 岁之间；②干预措施：各种治疗方法；③结局指标：与原发性痛经治疗相关结局指标；④研究类型：有关原发性痛经治疗的随机对照研究。

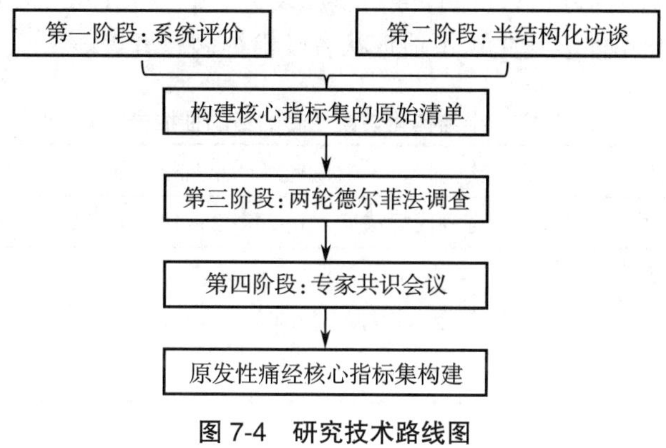

图 7-4　研究技术路线图

排除标准：无法获取全文和数据不完整者；发表语言不是英文。

2）检索策略

通过检索 PubMed、Cochrane Library、Web of Science、万方数据知识服务平台、CNKI、CBMdisc 收录的 2009 年 1 月 1 日—2019 年 10 月 1 日已发表的原发性痛经临床研究的文献；手工检索相关系统评价的参考文献中提及的文献。以"dysmenorrhea""menorrhalgia""painful menstruation""menstrual pain"为主题词检索。检索策略采用主题词与自由词结合的方式检索，并辅以人工检索。

3）文献筛选与资料提取

由两名研究者独立检索文献，首先阅读文献题目及摘要，按照纳入排除标准进行文献筛查；剩下的文献通过阅读全文后进行第二次筛选。当两位研究者意见不一致时，由两者讨论决定或第三者给予意见。

两名研究者独立提取数据，文献提取的主要内容包括第一作者姓名、发表时间、发表国家、参与人数、治疗方法、结局指标、结局指标测量工具 / 每个结局指标的定义。全部提取完成后由两名研究者交叉核对，结果不一致者进行讨论或咨询第三名研究者以达成共识。

4）数据分析

采用核心指标域的方法将核心指标集进行分组。

（2）半结构化访谈

1）访谈过程

根据目的性抽样矩阵方法招募患者，具体见表 7-17。痛经的严重程度和持续时间参照 COX 痛经症状评分量表，包括 18 个条目，所有条目均采用积分法分类。

两名研究人员接受了定性研究方法的培训，以便与患者进行交流；而参与访谈的患者将签署知情同意书，且整个采访过程将被录音并转录为文本，访谈内容将导入定性分析软件进行数据分析。两名研究人员将对结果进行分析，并提交给指导委员会，在专家的指导下确定是否将此新的指标纳入。

2）访谈对象

纳入标准：①女性，年龄在 18~50 岁之间；符合原发性痛经指南诊断标准的患者。②接受相关治疗的原发性痛经患者（治疗手段不限）。③患者可以与采访者进行正常语言交流。④同意签署知情同意书，自愿参与研究的患者。

排除标准：①合并有心血管、肝、肾等严重原发性疾病及恶性肿瘤或其他严重消耗性疾病患者。②意识不清、不能表达主观不适症状者及精神病患者等。

表 7-17　半结构化访谈患者的目的性抽样矩阵

年龄	样本量	治疗手段			痛经严重程度（分数）			痛经持续时间（分数）		
		手术	药物	补充替代疗法	0~24	25~48	49~72	0~24	25~48	49~72
18~30	10	3	3	4	3	4	3	3	4	3
31~40	10	3	3	4	3	4	3	3	4	3
41~50	10	3	3	4	3	4	3	3	4	3

3）访谈问卷大纲

访谈内容包括患者的基本信息（姓名、性别、年龄、病程、联系方式）及访谈相关提问，每次面试持续约 20~30 分钟，访谈问卷中的问题如表 7-18 所示。

表 7-18　半结构化访谈中的问题

序号	问题
1	您痛经发作时，有无其他伴随症状？
2	您曾经接受过痛经治疗吗？如果有的话，是什么治疗方法？治疗后有哪些症状得到了缓解？
3	您最希望通过治疗获得怎样的改善？
4	治疗后您在生理和心理上有什么变化吗？

（3）德尔菲法调查

1）参与者样本量与纳入标准

德尔菲法调查将充分考虑不同利益相关者的意见，将纳入各个利益群体代表，招募至少 30 名患者、50 名健康专业人员（临床医生、护士、研究人员）。

参与者的纳入标准：患者的纳入和排除标准与半结构化访谈的标准相同；具有 1 年以上妇科疾病或慢性疼痛相关疾病工作经验，本科以上学历的临床医生、护士；研究人员（作为第一作者或通讯作者）至少发表 1 篇关于妇科疾病或慢性疼痛相关疾病临床试验的文章。

2）两轮德尔菲法调查

德尔菲法调查将主要使用在线调查工具，但也将为参与者提供纸质版本。卫生技术人员采用专业术语撰写的调查问卷，患者将收到用非专业语言编写的调查问卷，以便所有利益相关者都能更容易地了解研究的内容。至少进行两轮调查数据收集，第三轮是否进行将取决于前两轮达成共识的程度。

根据系统评价和半结构化访谈的结果，将相关结局指标归类后，形成德尔菲法调查问卷。第一轮调查问卷的内容包括：问卷说明，参与者一般信息采集，结局指标及打分，开放性问题（专家认为重要但问卷中没有的结局指标）。采用 GRADE 工作组推荐的 9 分 Likert 评分法。

第一轮统计分析的结果包括：①一般内容：发放问卷的数量，完成问卷的数量，问卷完成的比例，每个利益相关方完成的数量，新增加的结局指标；计算参与专家的积极系数，来适当调整咨询专家组成员。②结局指标评分内容：每个结局指标的平均分及达到的共识程度，每个利益相关方对每个项目的评分结果。

根据第一轮德尔菲法调查，其中超过 10% 的参与者认为重要的结局指标，或至少一个利益相关群体中超过 10% 的参与者认为重要的结局指标会被纳入第二轮。针对参与者提出的结局指标，由指导委员会审核，判断是否为新的结局指标并加入第二轮德尔菲法调查。

第二轮德尔菲法调查的形式同第一轮，问卷仅发送给所有完成第一轮调查的专家。第二轮德尔菲法调查问卷将每位参与者第一轮打分的结果呈现出来，并将每位专家所在的利益相关群体的打分列出，请参与者参考其他人的意见后对每个结局指标重新打分。如果在任何利益群体中，至少有 70% 的受访者将结果评分为“至关重要”，而不到 15% 的受访者将其评为“一般重要”，那么我们将得出结论，在该利益群体中认为此结果是关键的。相应地，如果在任何一个利益群体中，至少有 70% 的受访者认为某个结果“一般重要”，而不到 15% 的受访者将其评为“至关重要”，那么我们将得出结论，在该利益群体中认为此结果的重要性有限。

（4）专家共识会议

研究的最后一步为专家共识会议，讨论德尔菲法调查的结果，并确定最终的纳入指标。会议由卫生专业人员（临床医生、护士、研究人员）、患者代表和指导委员会在内的 15 名专家出席。会议主要内容：汇报第二轮德尔菲法调查结果，包括各利益相关群体对各项结果的评分和分布情况、专家提出的建议及达成共识的利益相关方数量。所有的利益相关方都能达成共识的结局指标，首先被纳入核心指标集；专家对剩余的结局指标及课题的相应问题提出建议，并进行充分讨论，匿名投票表决是否将其纳入核心指标集。如果在此轮专家共识会议中仍有问题未达成一致，有必要召开第二轮会议。

（邱瑞瑾　韩松洁　何天麦）

第四节　中医药临床医患共建平行病历研究

一、中医药临床医患共建平行病历的必要性与适用性

（一）背景

1. 疾病的认识及医学发展

随着社会经济的迅速发展，慢性病的患病率逐年上升，2002 年 WHO 首次全面系统地分析了全球疾病负担和主要危险因素，报告指出慢性病已成为威胁人群健康的主要杀手。慢性病由于其发病率高、死亡率高、控制率低和疾病经济负担重等特点，不仅是重要的公共卫生问题，也是当前世界面临的重大健康威胁。就美国而言，2014 年《美国医学会杂志》（*The Journal of the American Medical Association*）报告，超过 2/3 的医疗费都是用在多种慢性病及并发症的防治上。尽管已有研究表明慢性病是可防控的，但迄今为止，慢性病防控管理措施仍面临挑战。

为此，专家学者逐渐意识到以往传统医学模式的“单因素分析”已无法满足要求，生物医学面临的是一个“多因素综合作用”的复杂性问题，疾病的治愈不仅是没有疾病或身体强壮，还涉及生理、心理以及多方面的综合因素的影响，达到一种完整的生理、心理以及社会适应的良好状态。

不断出现的医学技术新突破，使临床诊断指标更加客观，效率大大提高，推动了医学发展。但在新技术的推动下，越来越多的医生在诊断和治疗疾病时，开始变得以分析检测指标的数据值变化以及对比人体局部结构和功能的差异为主，将关注的重点放在了疾病的生物学特征方面。这种脱离患者的程序化治“病”，使得患者的患病体验被忽视，对患者的人格尊重和人文关怀同样被忽略，从而导致患者虽然身体上有时痊愈了，而内心的疑惑、恐惧却并未完全消除，我们所应该治愈的是患者而不是疾病。

因此，真正的疾病治愈，是综合考虑到患病个体的自然属性又兼顾其社会属性，应通过建立科学的方法来管理和防止各种疾病的发生发展。但就目前而言，这些关键问题从理论到实践仍在不断探索中。

2. 叙事医学的兴起

2001 年，美国哥伦比亚大学的医生 Rita Charon 首先提出了“叙事医学”（narrative medicine）的概念，培养临床医生理解、解释、反馈的叙事能力，提高其对患者的理解、共情、亲和能力，促进其对自身医疗行为的反思。2006 年《叙事医学：尊重疾病的故事》专著的出版，标志着叙事医学概念的成熟，形成了一个系统的、具有可操作性的完整体系。叙事医学将疾病叙事、以人为中心、医患共同决策等研究领域的成果相结合，为实践医学的可操作性提供了一种方式，丰富了医学人文的理论内涵，是医学人文的重要领域。

医疗活动本来就带有情感与人文属性。医患之间的共情体验，本身就有治疗的作用和价值。叙事医学的兴起，让医学从注重疾病病灶到关注患病个体，让临床诊疗模式由过去医生为主导向医患双方互动模式转换。对医护人员来说，开展叙事医学临床实践有助于提高临床叙事能力，在共情的方式下获得对疾病的新认识和新理解；对于患者来说，通过叙事医学临床实践使患者感到被理解、被关注，提高患者的生活质量；对于临床实践来说，有助于更好地实施临床诊疗活动和对患者的健康教育，改善医患关系。

3. 中医药与叙事医学结合的探索

2011 年，研究者将叙事医学引入国内后，随即引起了中医学界的关注，叙事医学关注患者的情感体验和心理状态，与中医“整体观念”不谋而合。中医整体观念是对人体自身的完整性及人与自然、社会环境的统一性的认识，表现在诊疗过程中不仅关注疾病本身，同时强调对形神的关注，通过收集“四诊”信息对人体状态变化进行综合评价，实际上是对生命状态的真实客观反映，体现了“以人为本”的思想。叙事医学主张医学与人文相结合的理念，与中医理论体系相一致，叙事医学的价值和优势贯穿了中医临床实践的全过程，叙事医学理念下的中医发展将为中医与世界平等交流提供契机，促进中医药国际化的进程。

临床疗效的评价，是医学科学发展的关键问题，也是新药研发和人民卫生健康事业的重大关注点。然而，在中医药特色疗效评价方面，尚缺乏得到国内和国际共同认可的方法。一方面，国际临床疗效评价的方法，限制了中医药的特色，难以客观呈现真实的疗效；另一方面，中医辨证论治的灵活性及可用性在临床试验的数据量表中无法得到广泛的认

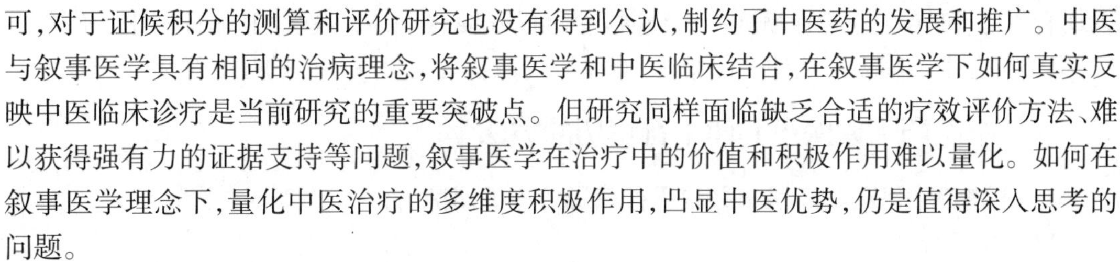

可,对于证候积分的测算和评价研究也没有得到公认,制约了中医药的发展和推广。中医与叙事医学具有相同的治病理念,将叙事医学和中医临床结合,在叙事医学下如何真实反映中医临床诊疗是当前研究的重要突破点。但研究同样面临缺乏合适的疗效评价方法、难以获得强有力的证据支持等问题,叙事医学在治疗中的价值和积极作用难以量化。如何在叙事医学理念下,量化中医治疗的多维度积极作用,凸显中医优势,仍是值得深入思考的问题。

(二)中医药临床研究与医患共建平行病历

1. 医患共建概念的提出

2016年,基于叙事医学的理念,中国学者率先提出"医患共建"的概念,开始探索医患共建临床疗效评价方法。医患共建结合医生和患者两个角度,平衡主观、客观的不同维度,以多靶点、多层次来反映真实疗效评价。其核心理论研究发表在《中国中西医结合杂志》英文版 *Chinese Journal of Integrative Medicine* 2016年第1期,对医患共建的背景及意义进行了全方位的阐述。

在诊疗过程中,医生和患者作为医疗活动的两大主体,强调了医生的问诊过程,但想要更加全面地了解和理解疾病带给患者的问题,医生往往需要以更加通俗的语言与患者进行沟通。在医患共建模式下,医生与患者互动过程中适当采取反问的形式,协助患者对自身疾病发生发展全过程进行回忆和再认识,从而调动患者的主观能动性,当患者感到被尊重和被关注,能激发患者调动内在力量,从而促进疾病的恢复。同时,医患共建基于循证医学的证据支持和专家的论证,由医患共建产生的共同决策将是理想的医患合作模式,在强调精准治疗和个体化治疗时,诊疗方案的制定应尽可能兼顾患者的个人意愿,考虑患者的个人偏好、社会背景,以及对治疗的期望和目的等,最终得出相互都能够接受的、适合患者的个体化治疗方案。

2. 中医药临床医患共建平行病历研究

临床医案资料在医学的严谨性要求下,逐渐规范为标准格式的病历,定义为医务人员对患者疾病的发生、发展、转归,以及进行检查、诊断、治疗等医疗活动全过程的记录。但这种规范的病历只是对病情的记录文书,而病情应该是"病"加"情",除医疗技术水平外,还应有人文情感的温度。叙事医学的兴起,同时产生了平行病历,与以往常规病历不同,平行病历是由医生以第一人称和非技术性语言书写的关于患者的记述和医生本人的反思,倾听患者故事,实现与患者的共情。

随着医疗卫生水平的提高和医疗健康教育的普及,患者参与医疗活动的积极性也不断增加。在平行病历基础上,引入医患共建的理念,提出医患共建平行病历。相比于平行病历,医患共建平行病历的主体从医生转换为医患双方,由医患双方共同参与完成一份病历。患者的直接参与,能更好地反映患者的真实感受,增加医疗活动的互动性,更能产生共情。此外,平行病历主要以反思性写作为主,而医患共建平行病历则在循证医学的指导下,通过对现有数据的检索,再通过咨询专业领域专家和不断实践论证,所建立的医患共建平行病历既符合临床严谨的专业要求又切合临床实际情况。医患共建平行病历包含的叙事医学下的数据资料也进一步规范,或将成为有价值的临床研究证据来源,从而辅助临床决策。

现代规范化病历严格的问诊流程和标准在一定程度上限制了中医临床实践的开展,难以切合中医“四诊”的诊疗模式。医患共建平行病历结合了叙事医学和循证医学的研究方法，更加符合中医临床实践的实际情况，有助于更加客观地呈现中医的疗效优势。

二、中医药临床医患共建平行病历的方法学

（一）构建中医药临床医患共建平行病历的主要研究方法

1. 文献检索

采用系统评价/Meta分析的研究方法，基于PICOS原则，明确研究的对象、干预措施。通过确定检索词，检索现有中英文数据库，设计数据提取表，以获取相关临床数据资料。通过收集、整理和规范相关条目，以获得医患共建平行病历模板的条目池，并记录相关条目出现的频次。

2. 德尔菲法

德尔菲法本质上是一种反馈匿名函询法，其大致流程是在对所要预测的问题征得专家的意见之后，进行整理、归纳、统计，再匿名反馈给各专家，再次征求意见，再集中，再反馈，直至得到一致的意见。其过程可简单表示为：匿名征求专家意见—归纳、统计—匿名反馈—归纳、统计……重复若干轮后停止。

德尔菲法是利用函询形式进行的集体匿名思想交流过程。匿名性、多次反馈、小组的统计回答是三个明显区别于其他专家预测方法的特点。因为每个人的观点都会被收集，避免了群体决策中声音最大或地位最高的人控制群体意志。同时，管理者可以保证在征集意见时能够全面收集意见和观点，以便作出决策。

3. 专家共识法

专家共识法是指由具有较丰富知识和经验的人员组成的专家小组对预测对象进行座谈讨论，互相启发，集思广益，最终形成预测结果的方法。专家小组规模通常以10~15人为宜，会议时长以20~60分钟效果最佳，目前主要包括头脑风暴法、交锋式会议法、混合式会议法三种形式。

专家会议以面对面的形式开展，有助于专家们及时进行意见交换，通过互相启发，可以弥补个人意见的不足，快速达成共识；通过信息的相互交流与反馈，进而将产生的创造性思维活动集中于预测对象，在较短时间内得到富有成效的创造性成果，为决策提供预测依据。

4. 层次分析法

层次分析法（analytic hierarchy process，AHP），指将一个复杂的多目标决策问题作为一个系统，将目标分解为多个目标或准则，进而分解为多指标的若干层次，通过定性指标模糊量化方法算出层次单排序（权数）和总排序，以作为多指标、多方案优化决策的系统方法。

层次分析法将问题按总目标、各层子目标直至具体方案的顺序分解为不同的层次结构，然后用求解判断矩阵特征向量的方法，求得每一层次的各元素对上一层次某元素的优先权重，最后再以加权和法递阶归并各备选方案对总目标的最终权重，此最终权重最大者即为最优方案。主要步骤包括建立层次结构模型、构建判断矩阵、计算层次单排序和层次总排序及一致性检验，最终获得某一层次所有因素对于总目标的相对重要性的权值。层次分析法比较适合具有分层交错评价指标的目标系统，且目标值又难以定量描述的决策问题，见图7-5。

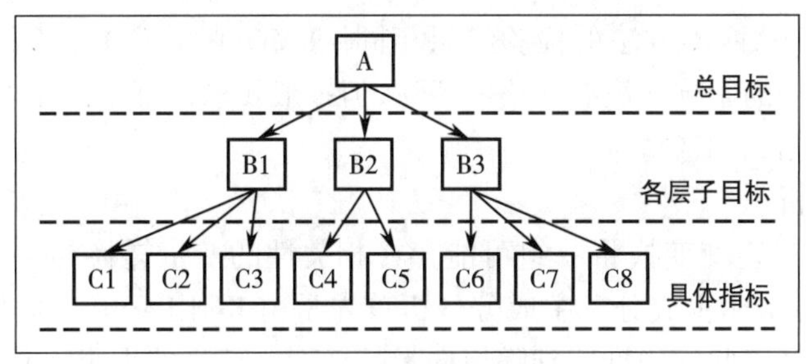

图 7-5　层次分析结构图

（二）构建中医药临床医患共建平行病历的主要检测方法

1. 结构方程模型

结构方程模型是基于变量的协方差矩阵来分析变量之间关系的一种统计方法，是多元数据分析的重要工具，可分为测量模型和结构模型。在研究中某些变量难以直接准确测量，如智力、家庭社会经济地位等，这种变量称为潜变量。结构方程模型则能同时处理潜变量及其指标，其中测量模型是指指标和潜变量之间的关系，而结构模型是指潜变量之间的关系。

结构方程模型可以同时考虑并处理多个因变量，估计因子结构和因子关系，处理一个指标从属多个因子或者考虑高阶因子等比较复杂的从属关系；能估计整个模型的拟合程度，从而判断哪一个模型更接近数据所呈现的关系，清晰分析单项指标对总体的作用和单项指标间的相互关系。

结构方程模型除可用作验证模型和比较不同的模型外，也可以用作评估模型及修正模型，通过结构方程模型建模分析数据是一个动态的不断修正的过程。在建模的过程中，研究人员要通过每次建模计算得到的结果去分析这个模型的合理性，然后要依据经验及前一模型的拟合结果去不断调整模型的结构，最终得到一个最合理的、与事实相符的模型。

2. 信度测量方法

采用克朗巴哈系数（Cronbach's α）进行测量，Cronbach's α 是将量表中所有可能的项目划分方法得到的折半信度系数的平均值，是目前最常用的信度测量方法，其计算公式如公式 7-2 所示。

$$\alpha=\frac{k}{k-1}\left(1-\frac{\sum_{i=1}^{k}\sigma_{Y_i}^2}{\sigma_x^2}\right)$$

公式 7-2　克朗巴哈系数计算公式

其中 k 为某一量表的题项数（某些资料上误传为样本数目），σ_x^2 为总样本的方差（各被试对某一量表各题项评分的总分的方差），$\sigma_{Y_i}^2$ 为观测样本的方差（各被试在某一题项的评分的方差）。

Cronbach's α 的值在 0~1 之间，如果 α 系数不超过 0.6，一般认为内部一致信度不足；如果 α 系数达到 0.7~0.8，表示量表具有相当的信度；如果 α 系数达 0.8~0.9，说明量表信度非常好。

3. 结构效度检验

（1）主成分分析与因子分析的评价前检验

KMO（Kaiser-Meyer-Olkin）检验与 Bartlett 检验（Bartlett's test of sphericity）是主成分分析与因子分析检验的第一步，KMO 检验重点检验指标之间的相关度，以决定是否能够进行主成分或因子分析，这两种方法的检验结果相同。KMO 值介于 0~1 之间，但目前，KMO 值的大小对于检验结果的影响并没有严格的说法，但一般要求最好不低于 0.5，且 KMO 值越大意味着指标之间的相关度越高。

（2）主成分分析

主成分分析通过正交变换将一组可能存在相关性的变量转换为一组线性不相关的变量，转换后的这组变量叫主成分。主成分分析首先是由 Karl Pearson 对非随机变量引入的，随后哈罗德・霍特林将此方法推广到随机向量的情形。信息的大小通常用离差平方和或方差来衡量。

设有 n 个评价对象，每个评价对象有 p 个指标：$X_1, X_2, \cdots, X_p$ 为标准化后的评价指标，评价矩阵（公式 7-3）：

$$X=\begin{bmatrix} X_{11} & \cdots & X_{1P} \\ \cdots & \cdots & \cdots \\ X_{n1} & \cdots & X_{np} \end{bmatrix}=(X_1, \cdots, X_P)$$

公式 7-3

用数据矩阵 X 的 p 个指标向量作线形组合（公式 7-4）：

$$\begin{cases} F_1=a_{11}X_1+a_{21}X_2+\cdots a_{P1}X_P \\ \cdots \\ F_P=a_{1P}X_1+a_{2P}X_2+\cdots a_{PP}X_P \end{cases}$$

公式 7-4

公式 7-4 要求：$a_{1i}^2+a_{2i}^2+\cdots+a_{pi}^2=1$

综合变量 $F_1, F_2, \cdots, Fp$ 也称为原始变量的第一，第二……第 p 主成分，F_1 的方差在总方差中占比最大，其余主成分 $F_2, F_3, \cdots, F_p$ 的方差逐渐减小。在评价中往往挑选特征根大于 1 的少数几个主成分进行评价。

（3）因子分析

因子分析是指研究从变量群中提取共性因子的统计技术，可在许多变量中找出隐藏的具有代表性的因子，将相同本质的变量归入一个因子，可减少变量的数目，还可检验变量间关系的假设。

m 个可能存在相关关系的评价指标 $X_1, X_2, \cdots, X_p$ 含有 m 个独立的公共因子 $F_1, F_2, \cdots, F_m$（$p \geqslant m$），这些公共因子之间互不相关。每个评价指标 X_i 含有独特因子 U_i（i=1，$\cdots$，p），U_i 之间互不相关，且 U_i 与 F_j（j=1，$\cdots$，m）也互不相关。每个 X_i 可由 p 个公共因子和自身对应的独特因子 U_i 线性表出（公式 7-5）。

$$\begin{cases} X_1=a_{11}F_1+a_{12}F_2+\cdots a_{1m}F_m+U_1 \\ \cdots \\ X_p=a_{p1}F_1+a_{p2}F_2+\cdots a_{pm}F_m+U_p \end{cases}$$

公式 7-5

公式 7-5 中的 $F_1, F_2, \cdots, F_m$ 为公共因子，代表反映某一方面信息的不可观测的潜在变量；a_{pm} 为因子载荷系数，是第 p 个指标在第 m 个因子上载荷，表示重要性；U_p 为特殊因子，是各个指标自身包含的独特信息。采用因子分析评价的关键是找出公共因子，并且解释每个公共因子的实际含义，以便对实际问题进行分析。

（三）构建中医药临床医患共建平行病历的步骤

1. 中医药临床医患共建平行病历的主要步骤（图 7-6）

第一步：根据文献检索获取基本数据资料，通过德尔菲法、层次分析法和召开专家共识会议，初步建立医患共建平行病历格式的模板，模板须涵盖患者的观点，能够提高患者在治疗过程中的参与度。

第二步：小样本测验，根据研究目标，确定研究样本量，在小范围内对患者进行临床试验，记录存在的问题。

第三步：收集相关问题，对医疗记录模板进行改进和完善。

第四步：在医生和患者共同参与下，进一步扩大样本量，同时填写改进后的医患共建平行病历模板、传统的结构化病历和患者报告结局（patient reported outcome，PRO）量表，比较三种模式下的疗效评价，评价医患共同参与的病历是否能更好地反映临床疗效。

第五步：检验医患共建平行病历中各医学条目的信度和效度，以改进和完善医患共建平行病历，构建一种新的医疗评价方法和体系。

第六步：根据疾病特点进行 1~3 年的疗效评价临床随访，根据新制定的评价规则和指标，完成新数据的录入，并进一步随访，建立新的数据库。

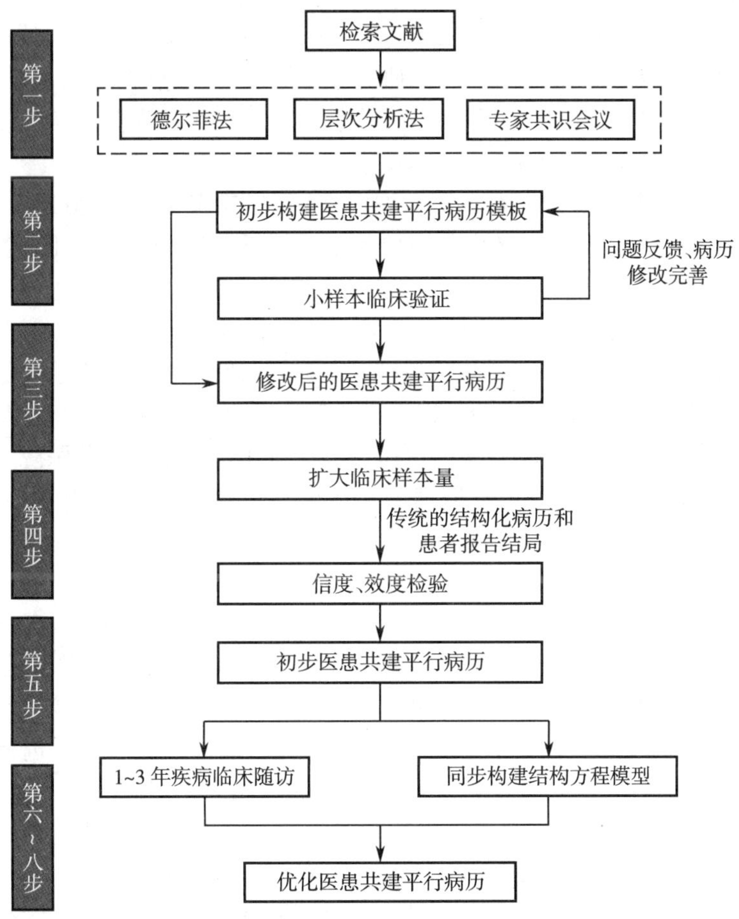

图 7-6　中医药临床医患共建平行病历的主要步骤

第七步：和临床随访同步进行，运用结构方程模型，建立包括多个维度的综合评价体系指标，建立疾病医患共建平行病历疗效评价的结构方程模型。

第八步：完善数据，全方位、多维度地构建医患共建平行病历中医真实疗效评价体系，实现客观化、可视化和易操作性。

2. 中医药临床医患共建平行病历的特点

（1）医患共建平行病历的融合与各个指标的权重、医患共同决策实现中医真实疗效的可视化及客观化。

（2）采用 Cronbach's α 和主成分分析 / 因子分析对医患共建平行病历的信度和结构效度进行检验。

（3）逐步形成稳定的医患共建平行病历疗效评价模型，让疗效评价方法有依据并得到中西医的认可，逐步实现疗效评价的标准化。

三、中医药临床医患共建平行病历的实践与临床应用

在疾病特别是慢性疾病中，患者除了遭受疾病所带来的痛苦之外，还常伴有精神上的折磨，往往需要更多的关爱。例如在肿瘤的治疗中，不是仅仅以杀死肿瘤细胞为目标，更需要关注患者的心理需求。对患者的情感关怀，能使患者体验到生命的价值和温暖，提高患者的生活质量。再比如，慢性疼痛的患者面临心理、经济、生活质量等多方面的压力，医患之间的沟通交流及帮患者疏解情绪极为重要，叙事医学医患共建模式就是一个有效选择。此外，在心血管疾病方面，近年有关“双心医学”的研究越来越多，其重点思想也是在关注患者心脏疾病的同时关注患者的心理健康。下文以胃癌前病变和偏头痛为例，介绍医患共建平行病历在中医药临床研究中的实践和应用。

（一）中医药临床医患共建平行病历在脾胃病（胃癌前病变）中的应用

世界卫生组织的统计及中国疾病预防控制中心的研究表明，目前胃肠疾病的患病率已经高达总人口的 20%。消化疾病难以一次性治愈，临床诊疗的过程需要患者的积极配合，也需要医生和患者互相了解。但在实际的门诊就诊过程中，医生诊疗患者的时间很有限，医患交流的时间也有限，导致患者往往感到被忽视，影响治疗效果。此外，在诊疗过程中，医生关注患者症状的同时，更重视客观指标的状况；而患者更关心自身症状是否改善。

基于此，首都医科大学附属北京中医医院联合中国中医科学院西苑医院、北京中医药大学东直门医院，开展了“中西医合作治疗脾胃病医患共建式循证病历研究”的项目。该研究是在临床研究领域中第一次探索叙事医学指导下医患共建式病历和相关疗效评价方法的建立，创立了疗效评价的新模式和新方法，成为中西医合作治疗脾胃病相关疗效评价的重要方法。该项目已在中国临床试验注册中心进行注册（注册号 ChiCTR-OOC-15006023），通过检索医学数据库，梳理循证评价相关内容，参照叙事医学的理念，咨询中西医脾胃科（消化内科）及循证医学专家，构建了医患共建式循证病历的设计临床试验方案。研究前期完成了 100 例患者的入组、出组和数据提取工作，对患者部分量表的信度和效度进行了评估，结果表明医患共建平行病历中量表的内部一致性信度较高，量表条目凝练了临床高频问诊语言和患者关注的问题。结构效度与量表预设的测量领域一致，符合预期设想，效度较好。基于此，开发了医患共建式循证临床疗效评价系统（www.ebmrecord.com）。

以“胃癌前病变”为示范病例，开展了医患共建平行病历评价中西医治疗胃癌前病变真实疗效的临床研究，以优化胃癌前病变医患共建平行病历，实现中医疗效评价的客观化和标

准化，探讨叙事医学下中医医患共建诊疗模式治疗胃癌前病变的有效性、安全性和经济性。研究采用多中心、真实世界随机对照临床试验，共纳入800名胃癌前病变患者，随机分为试验组（西医常规治疗合并医患共建疗法、中医常规治疗合并医患共建疗法）和对照组（西医常规治疗、中医常规治疗）。

研究通过德尔菲法调查和召开专家共识会议，咨询了消化内科临床专家的意见，确定了包括医生和患者两个方面的评价内容和指标，采用定性与定量相结合的方式构建基于客观测量数据的医患共建疗效评价体系，实现疗效评价客观和主观指标的融合。并且，分别对常规组与医患共建组进行成本-效用分析，比较常规治疗模式与医患共建模式的经济学效益差异，判断医患共建模式是否能提高治疗效果，降低治疗成本，给社会带来经济效益。

本研究以叙事医学下中西医医患共建治疗消化系统相关疾病为例，初步介绍了医患共建的临床试验方案设计及医患共建活动形式，为医患共建叙事医学的临床研究探索道路。

（二）中医药临床医患共建平行病历在慢性疼痛疾病（偏头痛）中的应用

偏头痛是一种由神经血管功能障碍引起的，以反复发作性头痛为主要表现的疾病。全球范围内偏头痛的患病率约为14.7%，并可继发卒中、抑郁、癫痫、认知障碍等疾病，严重影响患者的学习、工作和生活。目前，偏头痛仍以口服镇痛药物治疗为主，然而，药物治疗易引起不良反应，长期服用还会产生耐药性和成瘾性。针刺治疗偏头痛具有安全、有效、简便的特点，已被指南列为重要的补充替代疗法，广泛应用于偏头痛的防治。

偏头痛反复发作易引发患者焦虑、抑郁等心理障碍，还可能导致睡眠障碍、生活质量降低等，但目前临床上对疼痛症状的评估常来源于患者的表达和医生的体悟，缺乏公认的测量和评价方法，使得针刺治疗偏头痛临床疗效的精准评价面临着巨大的挑战。医患共建平行病历将叙事医学与人文关怀理念融合在常规循证诊疗当中，为患者提供充满温情的个体化诊疗方案，让患者主动参与到医疗决策中，增强了医患相互理解，使临床疗效评价更加准确可信，有助于临床诊疗水平的提高。

本研究以偏头痛患者为研究对象，以中医针刺为干预手段，通过系统评价、德尔菲法、层次分析法、召开专家共识会议以及小样本临床研究验证，探索构建医患共建平行病历。结合患者感受与医生体悟，兼顾主客观不同维度结局指标，从患者疼痛相关症状、睡眠质量、心理健康状态和生活质量等不同方面，综合评价其临床疗效，完善针刺治疗偏头痛临床疗效评价体系，为临床疗效规范化评价提供指导。

基于系统评价筛选偏头痛临床研究中相关结局指标，通过两轮德尔菲法调查问卷征集专家意见，运用层次分析法确定优先权重条目，起草医患共建平行病历模板。召开专家共识会议，进一步完善医患共建平行病历。开展小样本临床研究，运用医患共建平行病历进行管理、记录与评价，通过重测信度分析法检验医患问卷结果一致性以评价临床信度，统计分析医患问卷各项结局指标以评价临床疗效。文献检索后共纳入35个结局指标，分为疼痛症状、睡眠质量、心理健康状态、生活质量及时间和经济成本5类。德尔菲法和层次分析法最终选取的医患共建平行病历最优权重条目分别是视觉模拟评分法、每周头痛发作频率、匹兹堡睡眠质量指数、广泛性焦虑量表及偏头痛特异性生活质量问卷。信度分析结果表明，治疗前后医患双方对相同指标的评价相似度极高。临床疗效小样本验证结果显示，针刺治疗后患者各项结局指标均有改善。

医患共建平行病历的构建是对偏头痛临床疗效评价体系的有益补充。结合循证医学、叙事医学与人文关怀理念的医患共建平行病历，在医生客观诊疗的基础上，融入患者主观感受，促使医患共情、共同决策，并从医患双方角度对临床疗效进行多维度评价。专家共识会议结果表明，从医患双方角度，对偏头痛疼痛症状、睡眠质量、心理健康状态、生活质量多方面结局指标进行综合评价是科学合理的，符合偏头痛的特点。临床小样本研究验证结果显示，医患双方在评价针刺治疗偏头痛的相同结局指标时具有极高的一致性，说明经过充分的沟通互动，医患双方都能对患者病情的变化有较为全面、一致的把握，提示目前的病历模式是可行的，为临床提供了参考。

（李心怡　李　博）

第五节　中医药临床研究优先领域的形成与评价研究

一、中医药临床研究主要内容

什么是临床研究？国内有学者提出临床研究的四个基本特征：以疾病的诊断、治疗、预后和病因为主要研究内容；以患者为主要研究对象；以医疗服务机构为主要研究基地；由多学科人员共同参与组织实施的科学研究活动。在美国食品药品监督管理局网站给出的范围中，参与者还包括了健康志愿者，可通过互联网在非医疗场所参与研究，研究内容还涵盖了趋势研究、基因和疾病关联研究等。

如何界定中医药临床研究的主要内容？《"九五"以来中医药学科发展报告（1996—2007 年）》中已将中医药学科作了基本划分，即中医基础学科、中医临床学科、中药学科三个方向。《中医药发展战略规划纲要（2016—2030 年）》进一步强调对中医养生保健、中医临床诊疗规律的研究，开展中医临床疗效评价与转化应用研究，以及现代科学技术推动下的方法创新。结合临床研究定义、中医临床学科内容及最新发展战略规划，中医药临床研究内容主要包括以下三部分：

第一，疾病与健康研究。中医病因及病证规律研究，中医药疗法的开发与评价，包括对养生保健及疾病预防、治疗、预后康复作用的有效性、安全性、经济性、适用性评价等。

第二，中医药临床经验研究。包括对中医经验及民间诊疗技术临床研究、中医药临床辨治规律挖掘等。

第三，中医药临床研究方法学。包括中医诊疗规范建立与应用转化方法、中医药临床研究设计实施与评价方法等。

二、中医药临床研究优先领域设置方法的研究需求

临床研究特点及中医药临床研究目前面临的问题，促使"中医药临床研究优先领域"的提出。设置中医药临床研究优先领域，不仅在国家项目资助层面有应用价值，对企业资助方和研究者选择具体研究领域也具有重要的参考价值。

临床研究需要大量资源投入，需要合理配置有限资源。为获得可靠证据，指导临床实践，需要开展高质量的、具有一定规模的临床研究，而大规模临床研究需要耗费极大的科研与医疗资源，这使得合理的资源分配尤为重要。我国临床试验资金大部分来源于医药企业及厂商赞助，主要针对仿制药研发。近年来我国政府发布了《国家临床医学研究中心五年（2017—2021 年）发展规划》，加强了对国家临床医学研究中心建设与布局，但仍存在地区分

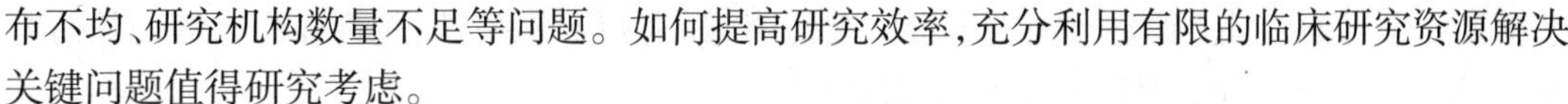

布不均、研究机构数量不足等问题。如何提高研究效率，充分利用有限的临床研究资源解决关键问题值得研究考虑。

此外，更重要的是应对中医药临床研究问题，需要聚焦优先研究领域。外界学者评论耗费数百万美元的中医药随机对照试验收效甚微，基于大量临床研究的系统评价因证据分散、质量偏低而难以得到可靠结论。如何平衡大量资源投入与证据产出不足间的矛盾？在中医药临床研究科研工作开展得如火如荼的今天，更应该重视与加强宏观引导，梳理和提炼优先研究领域和问题，提升研究水平与证据质量，减少盲目研究与资源浪费，引导中医药临床研究良性发展。从国家宏观层面，关注优先研究领域，使中医研究更好地满足民众健康服务需求，同时促进中医可持续发展和走向世界。从资助者角度，梳理优先研究问题，从"什么都能治"到提升中医中药的产品优势。从研究者角度，确定优先研究问题，有助于避免低水平的重复，提升研究价值，加强转化应用。

我国近几年逐渐加大中医药扶持力度，并重视开展中医药临床研究，已拿出专项经费重点投入，如国家重点研发计划"中医药现代化研究"重点专项对重大疾病、难治性疾病及中医药潜在优势病种的资助研究；中医药临床研究中心布局围绕重大慢病、优势病种、特色疗法，体现了优先研究策略。

然而，目前关于如何确定中医优先研究领域尚存在诸多问题，归纳为以下三方面：①对既有研究证据利用不足。优先研究领域的确定应基于对研究现状的宏观把握，了解哪些是已有证据，哪些是研究空白。避免低水平重复性的工作，并有利于研究逐层深入，解决不确定性问题。②优先研究领域确定过程中纳入观点有限。目前研究项目优先资助领域指南的制定多基于专家共识，对类似模糊和复杂问题的构建需要以人为中心的质性研究，但只依赖于小部分专家经验具有一定局限性，难以反映更广泛的利益相关方观点，不利于研究转化。③优先评价标准不明确。研究目的不同，对优先的考虑也会有所不同。如对于重大、疑难疾病，中医从哪些方面研究可能更有优势？在确定优先研究领域时是否还要考虑成本和效益？

聚焦中医药临床研究优先领域，有助于推进中医药临床研究良性发展。因此，如何建立科学、合理、实用的中医药临床研究优先领域设置方法值得进一步研究。

三、中医药临床研究优先领域设置方法的建立

（一）中医药临床研究优先领域设置要素

分析当前优先研究领域设置问题和中医药临床研究特点，中医药临床研究优先领域设置过程中应着重考虑以下几个问题。

1. 梳理领域现状，评估研究问题

对研究现状的梳理和把握是优先研究领域设置中比较欠缺且又非常重要的部分。领域专家对研究现状了解不一定全面，临床医生也难以有时间学习最新的研究进展，因此需要有专人对研究现状进行整理。方法上，可以采用系统评价、概况综述、证据图等对领域内的研究进行全面检索、分析和展示。作用上，一方面可以从中提炼出研究问题，例如哪些方面的研究欠缺。另一方面可以检验已提出的研究问题是否已被解决，或还需要如何改进。资料来源上，可以包括发表文献或灰色文献、临床研究注册数据、指南、相关组织或部门定期发布的全球或区域性数据，如 WHO 或卫生计量评估机构（Institute for Health Metrics and Evaluation，IHME）定期发布的全球疾病负担研究报告等。此外，在中医药临床研究优先领域设置中，除了梳理中医药临床研究内容，最好也参考现代医学在该领域的研究进展及相关

数据。在很大程度上，研究问题决定了研究价值，筛选和聚焦关键、迫切和尚未解决的研究问题是中医药临床研究现状梳理的重要任务。

2. 纳入多方意见，提高转化效率

临床与科研衔接不足，研究证据转化应用困难，是中医药临床研究面临的一大困境。除了当前临床研究质量问题使得很多结论难以直接应用，未找准并围绕需求开展研究也是一个重要方面。因此，需要将研究关注点前移，在研究立项之初可以让利益相关方参与，有助于提高临床研究转化效率。利益相关方，除本领域专家外，根据研究内容不同，主要包括以下几类人群：患者及其陪护者、医护人员、社会公众、政策制定者或管理者、研究资助者，以及其他领域的专家（方法学专家、指南制定专家、生物统计学专家、教育界人员、出版界人员）等。其中，临床医生和患者是临床研究证据最主要的使用者，因此要突出他们的观点与作用。应用较广泛的詹姆斯林德联盟优先设置组（James Lind Alliance Priority Setting Partnership，JLAPSP）模式就是让患者和临床医生直接参与到优先研究领域设置过程中，希望可以重视对患者、护理人员和临床医生有潜在获益的研究，并围绕临床实践诊疗方案的不确定性开展研究。

互联网、社交媒体的流行，使得研究可以涵盖更广泛的人群，提高他们对研究的关注度和参与度。指南制定者或出版界工作者的参与和理解，有助于研究结果的公布与宣传，并且起到一定程度的监督作用。

3. 制定优先标准，突出中医特色

由于每人对“优先”的理解和思考角度不同，因此最好可以根据研究内容和目的不同，制定相应的优先级评价标准，辅助决策者在可能存在冲突的价值间进行权衡。最常用到的广义的卫生研究优先级评价标准包括可回答性、可行性、公平性、疾病负担、效果和影响等，除此之外，还需要考虑中医药临床研究特点。临床研究与基础研究相比，对创新性和前沿性要求可能相对较低，而更突出应用转化能力和对需求的响应。另外，中医研究更重视发挥中医优势，比如中医有潜在疗效或现代医学难以解决的问题与领域。

（二）中医药临床研究优先领域设置的方法框架

1. 明确研究范围和研究计划

明确界定研究范围和研究计划是中医药临床研究优先领域设置过程中的关键一步。需要首先思考研究目的、研究实施条件、研究价值及受益人群等，并据此定义清晰的研究范围。根据中医药临床研究主要内容，开展不同层次的优先领域设置研究，如心肌梗死中医药临床研究优先选题、心肌梗死中医非药物疗法临床研究优先选题。同时结合实施条件和可用资源估计研究规模，选择合适的研究方法和步骤，包括研究清单产生方式、共识达成方式、优先级评价方法等，也可以遵循现有的结构化优先设置方法框架与研究模式，制订详细的研究计划。

2. 确定核心工作组及广泛参与者任务分工

根据对受益人群的思考，可以考虑将利益相关方代表纳入核心工作组，如研究者、相关领域专家、医务人员、政策制定者、管理者、研究资助者或其他利益相关方，也可将性别、地域等因素考虑进来。核心工作组可以分为几部分，分别执行不同的任务，包括织协调工作、方法指导、信息收集与整理、确定研究相关定义、提供备选研究主题、制定优先决策标准并确定最终的优先次序。

值得注意的是，利益相关方的公平参与非常重要，尤其是广泛的利益相关者的参与（多部门和多学科的）有利于中医药临床研究优先领域设置工作的开展。利益相关方的公平参与不仅有助于减少研究选项被忽视的可能性，增加参与者执行优先研究事项的机会，而且可以更好地响应社会和政策需求，提高这项工作的整体可信度以及对健康和卫生公平的潜在影响。因此在关注核心工作组成员构成之外，可考虑纳入更广泛参与者的观点，如通过提供优先选题、确定优先次序等方式。核心工作组及广泛参与者任务分工见图 7-7。

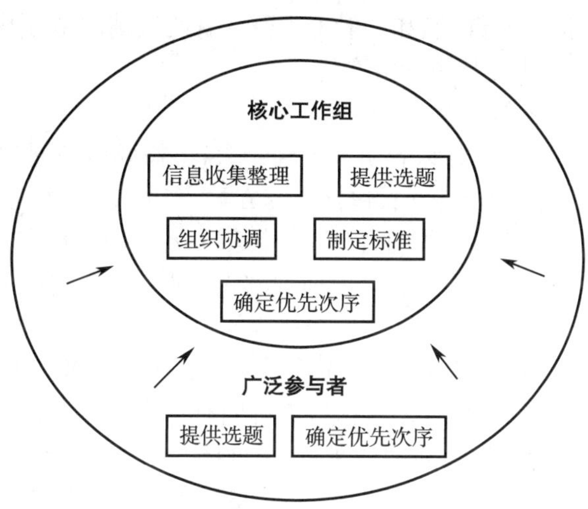

图 7-7　核心工作组及广泛参与者任务分工示意图

中医药临床研究最主要的受益者是患者，但由于我国的患者组织或团体较少，很难代表患者直接加入核心工作组。因此提倡通过交流、咨询、参与互动等多种方式让患者 / 公众参与到决策过程中来。交流指信息由决策者单向传达给公众，咨询则是信息由公众提供给决策者，而最高级别的是参与互动，即决策者和公众面对面进行对话与协商。

3. 了解研究领域全貌

新研究的开展是为了解决已有证据无法完全解答的问题，填补当前研究或知识的空白，因此在确定中医药临床研究优先领域时有必要对领域内所有证据进行系统梳理和分析，以做到知证决策。一方面可以从当前研究的不足中提炼新的研究问题；另一方面可以检验已提出的研究问题是否已被解决，或还需要如何改进。当前有多种证据综合的方法，如系统评价方法，而当前中医药临床研究及其系统评价证据质量有限，并且该方法只适用于解决一个具体的临床问题，难以概括相对宏观的研究主题。

证据图方法通过系统组织、搜索较宏观领域的研究证据，以确定当前的证据空白和 / 或未来的研究需求，并以可视化或数据库形式展现出来。该方法最初就是被用于补充替代医学证据研究，通过全面检索所关注领域的相关研究，系统总结各类研究的基本特征及结果，准确展示该领域取得的证据、进展及存在的不足，并通过可视化的方式为证据使用者提供该领域研究的全貌。证据图的制作一般分为三个步骤：首先通过咨询专家意见、初步文献检索或借鉴类似研究，明确研究主题；其次系统检索和选择相关研究，包括制定检索式及纳入排除标准、进行文献检索和筛选；最后报告研究结果，可以从研究趋势与分布、研究类型、干预措施、研究特征等多角度进行描述或可视化展示。

4. 整理研究主题与确定优先次序

研究主题可由广泛的利益相关方参与者提供，也可由核心工作组专家参考证据图、现代医学研究进展或其他相关材料，结合个人经验提出。将收集上来的备选研究主题整理去重，列出一份研究主题清单。最后由核心工作组或广泛参与者根据事先制定的一套优先评价标准（如临床重要性、科学研究价值、可行性、成本效益、医疗资源公平性等），通过投票或评分方式确定最终的优先次序。共识达成可采用德尔菲法、名义小组技术、研讨会、焦点小组、圆桌会议、调查问卷等多种形式。需要说明的是，中医药临床研究的优先评价标准可视具体研究领域、研究目的不同进行调整，但和一般卫生研究有所区别的是，中医药临床研究优先评价标准的制定最好能结合中医特色和潜在优势。

5. 研究公布、评价与更新

优先研究领域确定后并不意味着研究已经结束，还需要对该研究进行公布、评价与更新。研究公布即保证研究的公开透明，包括研究方案、实施过程、优先次序评价标准及最终结果。后续评价包括评价研究过程的合理性，追踪研究结果的接受度及所产生的效益等。研究更新则需要提前计划间隔多长时间、以何种方式对研究结果进行更新。

中医药临床研究优先领域的确定是一个持续的过程，其中最重要的一个环节是研究结果能被采纳或执行，如通过政策制定、资助立项或为研究者所参考。谁会以何种方式来采纳执行？需要在研究开始前就有所计划。执行者可同时作为研究发起者，使得出的优先研究主题更贴合执行者实际操作环境，希望该领域可以得到中医研究者、政策制定者和资助者的更多关注。

四、中医药临床研究优先领域设置方法的应用实例

以心肌梗死中医防治方案优化研究的优先选题设置为例，分为研究计划制订、心肌梗死患者 / 陪护者半结构化访谈、电子问卷征集研究选题、证据图了解研究领域全貌、改良名义小组法确定优先研究主题五个部分，研究流程示意图见图 7-8。研究计划主要包括明确研究目的、研究发起者及资助、研究期限、研究范围定义、核心工作组与广泛参与者任务分工、研究主题清单形成方法、优先评价标准及优先次序确定方法，以及研究公布、评价与更新计划。半结构化访谈了解心肌梗死患者或陪护者对中医防治心肌梗死方案的优化需求。电子问卷调查多个利益相关群体对心肌梗死防治的关注点，以及对心肌梗死中医防治方案优化改进的看法，为心肌梗死中医防治方案优化研究提供研究选题。梳理心肌梗死中医防治临床研究证据图，了解该领域证据分布，为优先选题的确定提供参考。最后根据征集整理的研究主题，结合患者访谈意见、证据图及优先评价标准，采用改良名义小组法流程，由核心工作组专家确定前十位中医防治方案优化研究的优先选题。

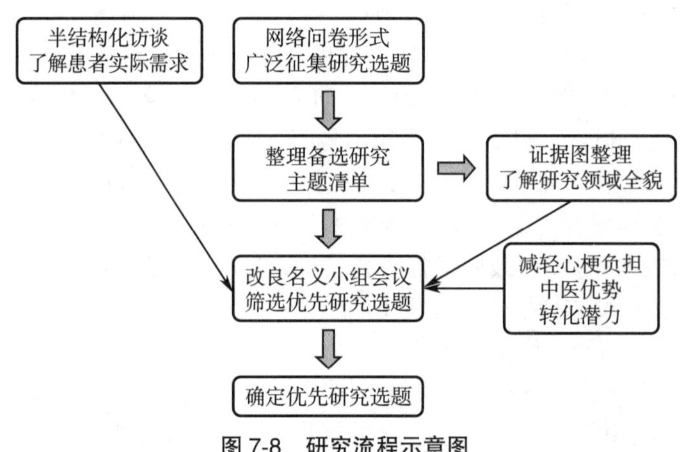

图 7-8　研究流程示意图

实证研究通过多步骤确定心肌梗死中医防治方案优化研究的优先选题。半结构化访谈纳入了 8 名心肌梗死患者及 2 名陪护者，收集了 5 条心肌梗死中医防治方案优化意见及 6 条心肌梗死研究需求。电子问卷调查收集有效问卷 337 份，最终纳入 316 份问卷，405 条观点，其中心肌梗死中医防治方案优化建议 150 条，心肌梗死研究关注点 255 条。分析发现心肌梗死中医防治方案优化建议最多的领域是治疗措施的开发；心肌梗死研究关注领域最多的是治疗措施的开发及病症预防和健康促进。医务人员和研究人员最关注的是治疗措施的开发；社会公众最关注的是病症预防和健康促进、治疗措施的开发。经提炼整理获得 30 个心肌梗死中医防治方案优化研究主题。证据图研究检索 6 个中英文数据库，纳入分析中医心肌梗死临床研究相关文献 1 664 篇，其中临床研究 1 615 篇、系统评价 31 篇、指南或临床路径研究 18 篇。改良名义小组法纳入心肌梗死临床研究专家 6 名、心内科临床医生 4 名、中医临床研究方法学专家 2 名、政策制定者 / 管理者 2 名，共 14 人。确定排在前 10 位的临床研究主题是：①中医对心肌梗死后心衰防治研究；②心肌梗死发作急救用中成药研究；③心肌梗死预防中医运动疗法研究（如太极拳、八段锦）；④心肌梗死中医辨证体系标准化研究；⑤中医对心肌梗死后低血压防治研究；⑥心肌梗死中医病因病机研究（如瘀毒病机）；⑦心肌梗死高危人群中医证候 / 体质辨识研究；⑧中医对心肌梗死后心功能影响研究；⑨中医对心肌梗死冠脉血运重建的辅助治疗研究；⑩中医心肌梗死防治活血药物使用的安全性研究（如量效研究）。

（张晓雨）

主要参考文献

[1] 田然，赵晨，郑颂华，等 . 中医药临床疗效研究报告体系构建过程［J］. 中国循证医学杂志，2018，18（7）：651-653.

[2] 胡嘉元，赵晨，田然，等 . 中医药临床研究报告规范体系研究［J］. 中国循证医学杂志，2018，18（11）：1151-1157.

[3] 张晓雨 . 中医临床研究优先领域设置方法构建——心肌梗死中医防治研究选题实例［D］. 北京：北京中医药大学，2019.

[4] FU S F, CHENG C W, ZHANG L, et al. Consensus-based recommendations for case report in Chinese medicine（CARC）[J]. Chinese journal of integrative medicine, 2016, 22（1）: 73-79.

[5] CHENG C W, WU T X, SHANG H C, et al. CONSORT extension for Chinese herbal medicine formulas 2017: Recommendations, explanation, and elaboration [J]. Annals of internal medicine, 2017, 167（2）: 112-121.

[6] LI J, HU J Y, ZHAI J B, et al. CONSORT extension for reporting N-of-1 trials for traditional Chinese medicine（CENT for TCM）: Recommendations, explanation and elaboration [J]. Complementary therapies in medicine, 2019, 46: 180-188.

[7] ZHAO C, LIU Z, LIN J, et al. Standardizing individualized efficacy evaluation to optimize evidence-using pattern in traditional Chinese medicine—preliminarily establishing traditional Chinese medicine evidence-based case reporting system [J]. World journal of traditional Chinese medicine, 2016, 2（4）: 49-54.

第八章　循证中医药领域的其他研究

第一节　循证中医药领域的卫生经济学研究

一、卫生经济学的基本内容

（一）卫生经济学的概念

经济学理论认为，人类社会可利用的资源是有限的，但是，人们占有资源的欲望是无限的。在一定时期内，人们对提高健康水平、延长寿命等卫生服务的要求和欲望是无限的，但是，能够用于卫生服务的资源是有限的。如何最佳、有效、公平地使用稀缺的卫生资源以满足日益增长的卫生服务需求或需要？这些卫生经济学问题促使了卫生经济学学科的产生和发展。

卫生经济学（health economics）是经济学的一门分支学科，是运用经济学的理论和方法，研究卫生服务领域中的经济活动和经济关系，揭示其中的经济规律，为实现卫生保健资源的合理、有效配置和使用提供依据的一门学科。

（二）卫生经济学的研究内容

卫生经济学的研究内容丰富多样，主要包括以下几个方面。

1. 卫生服务需求和供给研究

卫生服务是一类以服务为呈现形式的特殊物品。卫生服务的生产需要消耗大量的劳动。消费者为了获得卫生服务，需要支付费用。当消费者有获得卫生服务的愿望和要求并且有能力支付卫生服务费用时，才能构成消费者对卫生服务的需求。所以，卫生服务需求是以消费者实际获得卫生服务的数量来衡量的。卫生服务供给是指在一定时期内、各种可能的价格水平下，供给方愿意并且能够提供的卫生服务数量。卫生服务需求和供给研究是以经济学中的消费者理论、生产者理论等为基础，研究价格、社会发展水平等对卫生服务需求、供给的影响。

2. 卫生服务市场研究

卫生服务市场是指按照商品交换的原则，卫生服务产品在卫生服务的供给者和消费者之间相交换的关系总和。卫生服务的供给者包括各类医疗、卫生、保健等机构以及各类卫生技术人员，卫生服务的消费者是指各类患者和健康者。卫生服务产品的特殊性决定了卫生服务市场的特殊性。卫生服务市场研究主要包括卫生服务领域市场机制的作用和市场失灵、政府在卫生服务市场中的职责和作用、卫生服务市场政府干预的依据和目标等。

3. 卫生筹资与支付研究

卫生筹资是卫生资金筹集的简称，指在一定时期和一定社会环境下，卫生领域的资金筹集、合理分配和有效使用。卫生筹资的渠道主要包括政府卫生支出、社会医疗保险、商业医疗保险、社区健康保险、个人现金支出等。这些卫生筹资方式是否合适、能否提供足够资金、资金的分配是否公平合理、卫生筹资效率如何等需要通过卫生筹资评价进行判断。

卫生支付是指资金在卫生服务市场交易过程中从一方转移到另一方的过程。具体而言，卫生支付的过程是指政府、社会组织、机构或个人等根据一定的支付水平，补偿各类医疗卫生服务机构在提供卫生服务过程中所消耗的各种人力、财力和物力的过程。卫生支付的方式包括按项目付费、按人头付费、按服务单元付费、按床日付费、按病种付费等。卫生费用的不断增长是各国面临的共同难题。如何通过卫生支付方式的改革控制卫生服务的不合理增长是需要深入研究的问题。

4. 卫生总费用

卫生总费用是指以货币形式作为综合计量手段，全面反映一个国家或地区在一定时期内（通常是一年）全社会用于医疗卫生服务所消耗的资金总额。卫生总费用分析一般包括三类：卫生总费用水平分析、卫生总费用结构分析和卫生总费用变化趋势分析。卫生总费用受社会经济因素、人口因素、物价上涨、疾病谱的变化等影响。开展卫生总费用研究有助于了解卫生资源配置状况、控制卫生总费用、提高卫生资源优化配置效率等。

5. 卫生经济学评价

卫生经济学评价是指应用经济学的分析与评价方法，对卫生规划的制定、实施过程或产生的结果，从卫生资源的投入和产出两个方面进行科学的分析，为政府或卫生部门从决策到实施规划方案以及规划方案目标的实现程度，提出评价和决策依据的过程。卫生经济学评价的步骤包括明确评价目的、确定各个备选方案、各个方案投入和产出的测量、贴现和贴现率的计算、敏感性分析、分析与评价。

卫生经济学评价常用的方法包括成本 - 效果分析、成本 - 效益分析、成本 - 效用分析等。

（1）成本 - 效果分析

成本 - 效果分析（cost-effectiveness analysis，CEA）是指通过计算一定量的卫生资源（成本）导致的健康产出（效果），从不同卫生服务方案中筛选出最优方案的一种分析方法。成本是实施卫生服务方案的花费，通常以货币单位表示；效果是直接用于反映人们健康状况的指标，例如治疗人数、治愈人数、死亡人数等。成本 - 效果分析有三种常用的方法：当各个卫生服务方案成本相同时，比较各个方案的效果大小，选择效果最大的方案；当各个卫生服务方案效果相同时，比较各个方案的成本高低，选择成本最低的方案；当各个卫生服务方案成本和效果不同时，通过比较增量成本和增量效果的比率，筛选最优的方案。成本 - 效果分析是卫生经济学评价中最常用的方法，但是，一般只用于具有相同目标（产出测量标准）的各种卫生服务方案之间的比较。

（2）成本 - 效益分析

成本 - 效益分析（cost-benefit analysis，CBA）是指通过比较各个方案的全部效益和全部成本，从不同方案中筛选出最优方案的一种分析方法。与成本 - 效果分析不同，在成本 - 效益分析中，效益以货币形式计量。这种做法实现了产出测量标准不同的卫生服务方案之间的比较。但是，某些产出（如社会效益）可能难以通过货币衡量，增加了成本 - 效益分析的难度。

（3）成本 - 效用分析

成本 - 效用分析（cost-utility analysis，CUA）是通过比较项目投入成本量和经质量调整的健康效益产出量，来衡量卫生项目或治疗方案实施效率的一种经济学评价方法。成本 - 效用分析的优点是使用单一的指标实现了不同方案之间的比较。

成本 - 效用分析常用的指标包括生命年、质量调整生命年、失能调整生命年。生命年是指挽救的生命数与平均每个生命存活年数的乘积。质量调整生命年（quality-adjusted life years，QALYs）是通过计算不同生命质量的存活年数相当于多少生命质量为完全健康的存活年数（效用值），再乘以生命数，计算所得的生命年数。失能调整生命年（disability-adjusted life years，DALYs），也称为伤残调整生命年，是对因疾病所致死亡和伤残而损失的健康生命年的综合测量，包括因早逝而导致的寿命损失年和疾病所致伤残引起的健康寿命损失年两部分。采用标准期望减寿年来计算死亡导致的寿命损失；采用疾病失能权重及病程计算失能导致的寿命损失。效用值或失能权重通常采用专家判断法、文献查询法、抽样调查法确定。

6. 其他研究内容

卫生经济学的研究内容还包括卫生服务价格、医疗保障制度、卫生资源配置、医疗机构成本与核算等。

（三）卫生经济学研究的相关指南和规范

1. 卫生经济学研究质量评价工具

卫生经济学研究质量评价工具（quality of health economic studies instrument，QHES）是由加利福尼亚大学洛杉矶分校的 Ofman 等研制。该工具于 2003 年发表在 *Journal of Managed Care Pharmacy*。QHES 包括 16 个条目，得分范围为 0~100 分（表 8-1）。QHES 可以应用于评价成本 - 效果分析、成本 - 效用分析和成本最小化分析的卫生经济学研究质量。

表 8-1　卫生经济学研究质量评价工具（QHES）

序号	问题	分值	是 / 否
1	研究目的是否明确、具体和可测量？	7	
2	是否声明了研究分析的角度（社会、第三方支付者等）和选择的理由？	4	
3	变量的估计是否来自现有的、最佳的资源（例如：最理想的是随机对照试验，最差的是专家意见）？	8	
4	如果估计来自亚组分析，是否在研究开始时预先设定了分组？	1	
5	是否通过这两种方法控制不确定性：①通过统计分析处理随机事件；②通过敏感性分析处理一系列假设？	9	
6	在资源选择和成本之间，是否进行增量分析？	6	
7	是否提供了获取数据（包括健康状况和其他效益指标）的方法？	5	
8	分析的时候是否考虑所有相关和重要结局的时限？1 年以上的效益和成本是否按照贴现率进行了贴现（3%~5%）？	7	
9	成本的测量是否合适？是否清晰地描述了估算单位成本和数量的方法？	8	
10	是否清晰地描述了用于经济学评价的主要测量指标？是否使用了主要的短期指标？是否提供了使用这些指标的依据？	6	

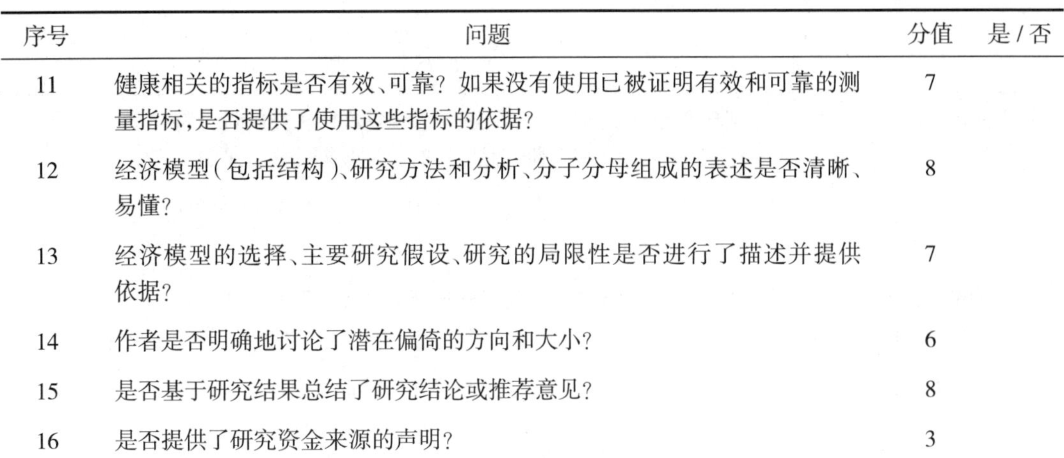

续表

序号	问题	分值	是/否
11	健康相关的指标是否有效、可靠？如果没有使用已被证明有效和可靠的测量指标，是否提供了使用这些指标的依据？	7	
12	经济模型（包括结构）、研究方法和分析、分子分母组成的表述是否清晰、易懂？	8	
13	经济模型的选择、主要研究假设、研究的局限性是否进行了描述并提供依据？	7	
14	作者是否明确地讨论了潜在偏倚的方向和大小？	6	
15	是否基于研究结果总结了研究结论或推荐意见？	8	
16	是否提供了研究资金来源的声明？	3	

2. 卫生经济学评价报告标准声明

卫生经济学评价报告标准（consolidated health economic evaluation reporting standards，CHEERS）声明是由国际药物经济学与结果研究学会开发的用于规范卫生经济学研究报告的一个清单。CHEERS 清单包括 6 个部分，共计 24 个条目，如表 8-2。

表 8-2　卫生经济学评价报告标准（CHEERS）声明

部分/条目	条目编号	推荐内容	报告页码/行号
题目和摘要			
题目	1	识别该研究是一项经济学评价，或使用更具体的术语，例如："成本-效果分析"，描述比较的干预措施	
摘要	2	提供一个结构化的摘要，包括：目的、角度、场景、方法（包括研究设计和输入参数）、结果（包括基本情况和不确定性分析）和结论	
介绍			
背景和目的	3	提供一个广泛的背景；描述研究的问题，以及与卫生政策或决策的相关性	
方法			
目标人群和亚组	4	描述基线人群和亚组人群的特征，选择这些人群的理由	
研究背景和地点	5	提供需要制定决策的背景环境	
研究角度	6	描述研究的角度，以及与评估成本的相关性	
对照	7	描述比较的干预措施或策略，说明选择这些对照的理由	
研究时限	8	声明评估成本和结果的时间范围，并说明适用性的原因	
贴现率	9	报告用于成本和产出的贴现率，并说明适用性的原因	
健康结局的选择	10	描述用于评估获益的健康结局指标，以及与分析类型的相关性	

续表

部分 / 条目	条目编号	推荐内容	报告页码 / 行号
效果测量	11a	基于单个研究的估计：充分描述单个效果研究的设计特点，说明为什么单个研究是临床有效性数据的充分来源	
	11b	基于多个研究的估计：充分描述识别纳入研究和整合临床有效性数据的方法	
基于测量和评价偏好的结果指标	12	如有可能，描述导致结局指标选择偏好的人群和方法	
资源和成本估计	13a	基于单个研究的经济学评价：描述与备选干预措施有关的资源使用评估方法；描述以单位成本评估每种资源的主要或次要研究方法；描述近似估计机会成本所采取的调整方法	
	13b	基于模型的经济学评价：描述用于估计与模型健康状态有关的资源使用的方法和数据来源；描述以单位成本评估每种资源的主要或次要研究方法；描述近似估计机会成本所采取的调整方法	
货币、价格日期和转换	14	报告估计的资源数量和单位成本的日期；如有必要，描述调整估计的单位成本到报告年份的方法；描述将成本转换为通用货币单位的方法及其汇率	
模型的选择	15	描述使用的决策分析模型的具体类型和理由；强烈推荐提供一个模型结构图	
假设	16	描述支持决策分析模型的所有结构或其他假设	
分析方法	17	描述所有用于评价的分析方法，包括处理偏态、缺失或截尾数据的方法，外推法，合并数据的方法，验证或调整数据（例如半周期的校正）的方法，处理人群异质性和不确定性的方法	
结果			
研究参数	18	报告所有参数的值、极差、参考值、概率分布（如果适用）；如有可能，报告呈现不确定性所使用的分布的选择依据和来源；强烈推荐提供一个表格用于呈现输入的参数值	
增量成本和结局指标	19	对于每个干预措施，报告估计的主要成本和感兴趣的结局指标的平均值，同时，报告组间的均数差；如有可能，报告增量成本 - 效果比	
描述不确定性	20a	基于单个研究的经济学评价：描述抽样的不确定性对增量成本和增量效果参数估计的影响，以及对方法学假设（如贴现率、研究角度）的影响	
	20b	基于模型的经济学评价：描述与所有输入参数、模型结构和假设有关的不确定性对结果的影响	

续表

部分 / 条目	条目编号	推荐内容	报告页码 / 行号
描述异质性	21	如有可能，报告能够通过具有不同基线特征的亚组人群之间的异质性或者其他观察到的、但是无法用更多信息解释的异质性进行解释的成本、结局或成本 - 效果差异	
讨论			
研究发现、局限性、外推程度及目前的证据	22	总结关键的研究发现，描述这些发现如何支持研究结论；讨论研究发现的局限性、外推程度以及与目前证据的一致性	
其他			
资金来源	23	描述资助来源和资助者在选题、设计、实施和报告中的作用；描述其他非货币的支持来源	
利益冲突	24	描述期刊政策规定的、研究参与者之间的、所有潜在的利益冲突；当期刊政策无规定时，建议作者遵守国际医学期刊编辑委员会的推荐意见	

3. 卫生经济学评价相关的其他指南和规范

卫生经济学评价相关的其他指南和规范包括牛津大学循证医学中心文献严格评价项目（critical appraisal skills programme，CASP）制定的经济学评价清单（CASP economic evaluation checklist），以及《中国药物经济学评价指南》《药物经济学评价报告质量评估指南》等。

二、卫生经济学在循证中医药领域中的应用

心脑血管疾病、癌症、糖尿病等慢性疾病所导致的疾病负担在我国疾病总负担中占有较大比例。西医和中医药对防治这些疾病均有一定的疗效。但是，有些中药方剂使用了价格较高的名贵中药。中医药干预中的一些非药物疗法（如针灸、推拿等）在治疗某些疾病或症状方面具有较好的疗效。但是，由于患者需要去医院或诊所才能接受这些治疗，增加了患者的诊疗成本，患者的实际治疗花费可能不低，甚至高于西药。如何从西医和中医药中选择性价比较高的治疗措施是亟须解决的临床实际问题。因此，开展中医药领域的卫生经济学评价具有必要性，也可为国家医保目录遴选和更新、药品集中采购等提供重要依据。中华中医药学会将“如何评价中药在防治重大慢病中的药物经济学优势”列为 2020 年度中医药重大科学问题及工程技术难题之一。由此可见卫生经济学评价在中医药现代化发展中的重要性。

卫生经济学评价可以应用于循证中医药领域的多种临床研究设计，例如中医药临床试验、中医药队列研究、中医药系统评价等。

（一）中医药临床试验中的卫生经济学评价

中医药临床试验不仅可以用于中医药干预措施的有效性和安全性评价，也可以用于中医药干预措施的卫生经济学评价。在开展这类研究时，研究者需要慎重考虑相关的研究内容。

研究者可能会设定一个或多个研究目的，例如评价中医药的有效性、安全性、经济性等。

卫生经济学评价既可以作为某个中医药临床试验的主要研究目的，也可以作为次要研究目的。

研究者可能会设定两个或多个干预组。不同干预措施的比较可以有多种形式，例如中药与西药的比较、中药联合西药与单用西药的比较、多个同类中药的比较、不同针刺手法的比较等。

研究者需要合理设置相关的卫生经济学指标和参数。直接成本包括直接医疗成本和直接非医疗成本。不精确估计成本可能会影响卫生经济学评价的结果。对于针刺干预，直接医疗成本包括购买针具、诊疗费等费用，直接非医疗成本可能包括患者来医院或诊所就诊的交通、餐饮等费用。

（二）中医药队列研究中的卫生经济学评价

队列研究也可以作为卫生经济学评价的载体。与临床试验相似，研究者采用队列研究进行中医药卫生经济学评价时，也需要考虑研究目的的多重性，多个干预措施、卫生经济学指标和参数的设定等问题。

在随机对照临床试验中，随机化分组可以尽量减少不同组之间患者特征的差异，减少选择性偏倚对结果的影响。在队列研究中，患者不是随机化分组，研究者可能需要采用匹配、倾向评分法等减少或避免选择性偏倚对结果的影响。

在回顾性队列研究中，一些信息是通过翻阅病历或者患者回忆获取，可能存在回忆偏倚。在前瞻性队列研究中，研究者可以在设计阶段考虑到可能的医疗成本和获益，前瞻性地获取这些信息，从而更精确地估计成本、获益等。但是，前瞻性队列研究往往耗时较长。所以，研究者需要根据研究目的和实际情况，选择回顾性或前瞻性队列研究用于中医药的卫生经济学评价。患者在疾病进展的不同阶段所接受的治疗措施可能不同。研究者可能需要借助一些特殊的统计模型（如 Markov 模型）校正治疗措施不同对卫生经济学评价的影响。

（三）基于电子病历数据库的卫生经济学评价

研究者可以基于医院的电子病历数据库开展中医药的卫生经济学评价。虽然电子病历数据库中的数据具有结构化、易获取等特点，但是也存在一些缺陷，例如难以获取出院后信息、无法测量特殊的疗效指标等。与队列研究相似，患者不是随机化分组，研究者可能需要采用匹配、倾向评分法等减少或避免选择性偏倚对结果的影响。

（四）中医药系统评价中的卫生经济学评价

在信息量充足的情况下，中医药系统评价不仅可以用于中医药的有效性和安全性评价，也可以用于中医药的卫生经济学评价。与原始研究类似，卫生经济学评价既可以作为主要研究目的，也可以作为次要研究目的。

系统评价属于二次研究，数据来源于多个合格的原始研究。原始研究报告中卫生经济学相关内容的缺失或不足，可能会影响系统评价中与卫生经济学评价相关的成本估计、指标计算等，例如，药品费用可能需要根据药品的中标价格进行估算，误工费可能需要根据国家统计局发布的在岗职工日平均工资估算等。

当不同原始研究之间干预措施的疗程、用法、用量等相同时，可以采用增量成本 - 效果比作为经济学评价指标。当不同原始研究之间干预措施的疗程、用法、用量等不相同时，需要进行亚组分析。

（翟静波）

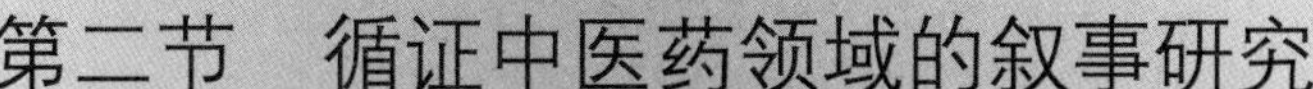

第二节　循证中医药领域的叙事研究

一、叙事医学的概念与范畴

叙事所记叙的是一类具有讲述者、聆听者、时间逻辑、情节和观点的故事。叙事能力是一种认识、感知、解释、回应疾病的故事及他人困境的能力。叙事医学是在临床、研究、教育中运用人类的叙事来医治疾病的医学方法，是由具有叙事能力的人实践的医学。

（一）叙事医学的起源与发展

19 世纪，西方国家资产阶级革命与产业革命的发展促进了生物医学的大爆发式发展。20 世纪，现代医学借助飞速发展的科学技术而成长壮大，医学与生物学、数学、物理学、高分子化学、工程学等学科间的交叉融合日益紧密，极大地改变了医疗的方式与医患交际的模式，西方学者开始探讨“技术至上”的医疗实践中“人性化”的缺失。

1910 年，奠定北美现代医学教育基础的弗莱克斯纳报告中指出，医学生需要训练统觉的感知能力来处理医疗细腻丰富而不易察觉的一面，其中必备的能力是体验文化因素背后深远意义的洞察力和同理心。1955 年，匈牙利精神病学家巴林特在《柳叶刀》（*The Lancet*）发表的《医生、患者与疾病》一文中首次提出“以患者为中心”的医疗模式这一概念，强调在全面了解患者的生活背景、个人经历与社会环境后解释并理解罹患疾病的过程，从而进行“整体诊断”。1977 年，美国医学教授恩格尔在《科学》（*Science*）杂志撰文首次提出生物 - 心理 - 社会医学模式，进一步引发了公众对医学人文与医学关系的思考与讨论。

20 世纪 90 年代，美国哥伦比亚大学内科学教授、内科医生、文学博士 Rita Charon 和加利福尼亚圣弗朗西斯科大学家庭与社区医学教授雷切尔 · 雷曼相继撰文论述医疗实践中聆听疾病的故事的重要作用。Rita Charon 从 20 世纪 80 年代初参加“文学与临床想象力”工作坊的经历中受到启发，于 2000 年首次使用“叙事医学”一词来定义具有叙事能力的医者实践的医学。2001 年她在《内科学年鉴》（*Annals of Internal Medicine*）中提出叙事医学的概念，指出医学叙事作品的体裁主要包括医学小说、科普文章、医者自传、行医札记和医学生的文本训练。随后在《美国医学会杂志》（*The Journal of the American Medical Association*）撰文提出利于共情、反思、职业、信任的叙事医学模式，提倡通过精读与反思性写作的方式改善医生与自我、医生与患者、医生与同事以及医生与社会之间的关系。

Rita Charon 认为，医学人文是一个概念，而叙事医学是可以做的事情，是帮助医务人员将从医学人文教育中汲取的内在素养和职业精神外化成临床实践中的具体行为的工具。从习得医学人文知识到践行“以患者为中心”的医疗，为跨越这一鸿沟，叙事医学适时地提出了一个全新的临床框架，提供了弥合医疗卫生中诸多分歧的技巧、方法和文本，帮助医务工作者在与自我、患者、同事以及社会的反思性互动中治愈与自愈。随后，叙事医学的理念、方法与实践被推广到全球各大高校的医学院，出现了诸多叙事医学工作坊、必修或选修课程，以及继续教育认证项目。

哥伦比亚大学是最早设立叙事医学院系和教职的大学，于 2009 年创立了叙事医学的理学硕士项目。2010 年，英国伦敦国王学院开始招收叙事医学专业的理学硕士。加拿大西部大学、美国纽约蒙蒂菲奥里医疗中心、坦普尔大学医学院、伊利诺伊州立大学以及南丹麦大学等著名学府及医疗机构也相继开设了叙事医学项目。

2016 年，叙事医学的第一本教科书《叙事医学的原则与实践》出版问世，著者 Rita Charon 介绍了她教授叙事医学、叙事伦理学以及叙事实践的方法。

（二）叙事医学的三要素

关注、再现和归属是叙事医学的三要素。医疗实践始于医患交际中医者以谦逊的态度关注患者，认可其独特境遇，应用直觉和同理心整合与处理来自患者的无序信息，并在临床语境中赋予其意义。用书写（平行病历）来再现医者的临床经历提供了一种更为持久的反思形式，是医者从第一人称中抽离出来，从客观的角度理解接纳事件的方式；而在问诊过程中医者常常可以通过再现由关注获得的患者信息，以一定的形式和逻辑进行创造性的构建，从而做出明确的诊疗决策。严格执行关注与再现的叙事实践在医患之间、医务工作者同事之间引入了一种归属关系。在这种关系下，患者在与医生的交流中拥有安全感，医者在患者的信任下为其服务，而无须担心稍有不慎失去了沟通渠道。从事叙事实践的医务工作者之间在定期系统的共事中形成良好的集体归属感。这种归属关系帮助医务工作者在纷繁复杂的临床工作中获得支持。

（三）叙事的原理与形式

文本通过重复、记忆、修正，可以向其他文本产生扩散性影响。换言之，任何文本都是吸收或转化其他文本形成的。叙事医学的教育正是利用叙事的“文本间性”，在医学教育或继续教育中，通过大量而精细地阅读或创作小说、诗歌、剧本、医者自传、行医札记或其他文本，以及深度地欣赏或创作音乐、视觉艺术、表演艺术等，剖析与理解意图，那么艺术作品中的故事就会刻印在思想中，并在医者的行为中得到表达与再现。

（四）叙事能力的培养

学习医学知识或临床流行病学的知识是为了发现自然界普遍正确的现象，掌握深入研究这些现象的方法，超越具体案例直接归纳普遍性。而学习叙事知识、培养叙事能力的目的则截然不同，是为了使医务人员认可发生在患者身上的事件是具有独特意义的而不是普遍正确的，期望通过展示一个个独立存在的具体案例来阐释普遍存在的一般状况。精读、创造性或反思性的写作训练（例如书写平行病历）是培养叙事能力常用的方式。

精读是大学中培养文学生深度阅读能力的课程。叙事文本有五个方面的要素，即框架、形式、时间、情节以及叙事者的意愿。文本的框架即来源的语境和背景、想要解答的问题和与其他文本的关系。形式即文本的体裁、结构、暗喻、典故、用词与讲述者。时间是指故事的时态、情节发展的顺序、速度和持续间隔。情节是文本中发生的故事。意愿指的是想要在创作或阅读文本过程中被触动的期望。叙事医学中精读训练的目的在于培养医者快速识别文本框架、形式、时间、情节和意愿的能力，促使其思考医学的叙事特征，进而在医疗实践中自然而然地运用这种能力，比如在阅读患者的疾病叙事时，或在倾听患者讲述自己的故事时。

平行病历是在某次感触较深的临床工作结束后使用日常话语书写不能在临床病历中记录的内容的一个文本载体，是 Rita Charon 于 1993 年创造并开始使用的一种教学工具。在反思性写作课程上，通过定期撰写平行病历，适时在分享会上进行朗读与研讨，教导医学生在与同学、同事和导师的反思性互动中体恤患者的真实遭遇，审视自己在临床实践中的心路历程。哥伦比亚大学开展的撰写平行病历的教学效果的随机对照试验发现，实习期接受过平行病历写作训练的医学生有更强的共情能力和换位思考能力，他们在问诊、实施操作流程以及处理医患关系等方面的临床实践能力更强。

（五）叙事医学与循证医学

循证医学是审慎、准确而明智地应用当前所能获得的最佳研究证据，制定出针对个体患者治疗措施的科学。虽然循证医学承认医者临床经验和患者价值观的重要性，却没有提供令人满意的方式处理这类信息，在循证医学的证据等级金字塔中经验或叙事处于最低的等级。叙事医学在提取和应用这类信息方面有得天独厚的经验和方法。

基于“任何数据皆有叙事特征，临床文本皆可作为证据”的理念，哥伦比亚大学成立了叙事循证医学工作组，致力于在临床实践中实现两者的整合。2008 年工作组于《柳叶刀》（*The Lancet*）发表《医学的艺术：叙事循证医学》一文，认为循证与叙事医学应合作解析医学实践中的已知与未知、普遍与独特、身体与自我。在循证临床决策的三要素中，临床证据可以解答已知或未知，从临床情境出发关注群体的普遍与个体的独特，患者价值观决定了其对身体和自我的认知。借助叙事医学的方法，循证医学可以更好地实现“以患者为中心”的医疗保健。

在叙事医学与循证医学整合研究方面，已有学者提出实践模型。哥伦比亚大学的研究人员提出同时实践叙事和循证医学的模型，包括描述问题、采取措施、提供选择和明确目标四个步骤。《整合叙事医学与循证医学——治愈的日常社会实践》一书提出了 6 个操作步骤，即获取、询问、接触、评估、应用与辅助，用于叙事医学与循证医学的整合实践。

二、中医药领域的叙事研究

（一）中医学的叙事特点

医学有五种叙事特征，即时间性、独特性、因果 / 偶然性、主体间性和伦理性。叙事能力是用于认识生命与疾病的时间性，辨认与尊重个体的独特性，认同生命与疾病的偶然性，以及用来理解讲述和倾听故事的主体间性与伦理要求的关键技能。

中医是经验医学，历代中医的教育都将文学、历史、哲学和传统伦理道德作为基础课程，大量而精细地诵读各类典籍（包括知名医家的病案）并在师带徒的过程中耳濡目染，是中医学徒习得医术的必经之路。因而历代中医大家的文化修养极高，能言善写，有大量方药典籍、医学札记传世，故有“不为良相，即为良医”之说。用叙事医学的术语讲，中医教育非常重视精读（甚至背诵）和反思性写作来塑造医者的临床诊疗思维，但这种行为往往是自省式的，缺少与患者或同行之间的互动。

中医学同样具有以上五种叙事特征。辨证论治、病证结合的中医实践原则体现了对疾病某一阶段的时相性特征与疾病全过程的同等关注。中医实践善于在疾病的共性规律中发掘出专属于某一患者的独特证候，并探究其背后的独特成因。因时、因地、因人的辨证施治，以及同病异治，是重视个体患者独特性的最佳诠释。中医的整体观念要求在对疾病的因果性与偶然性的探究中整体审视自然环境、社会、心理等方面的因素。中医医案及按语是与平行病历类似的叙事医学文本，医案与按语的书写与阅读使同为医者的作者与读者处于主体间性的彼此聆听状态。叙事的伦理性与中医“医乃仁术”“行善”的传统医德一致，都将叙事或行医当作一种道德义务。

（二）发展现状

北京大学医学人文研究院郭莉萍教授将中国本土化的叙事医学研究划分为广义和狭义两类。广义叙事医学研究是应用文学、语言学等其他学科方法对疾病体验、医患交际过程等进行的记录和分析。狭义叙事医学是有叙事能力的医务人员在临床、研究、教育中运用人类的叙事来医治的医学方法。2019 年郭莉萍与王一方教授合作，在《中国医学伦理学》杂志撰文分别综述了两类叙事医学在我国的发展现状。下文对中医药领域狭义叙事医学研究的发展现状进行介绍。

叙事医学的概念于2006年首次在中文期刊《健康大视野》刊登的一篇译作中出现。2011年中国学者原创的介绍叙事医学的文章在中文期刊发表，标志着叙事医学研究在我国发展的开端。2015年由北京中医药大学主办的中医药学术期刊《现代中医临床》杂志开创了“叙事医学专栏”。2018年叙事医学领域的第一本学术期刊《叙事医学》创刊。2019年《医学与哲学》杂志、《中国医学伦理学》杂志以及《中国医学人文》杂志相继开设了“叙事医学专栏”。2020年4月人民卫生出版社出版发行了国家卫生健康委员会住院医师规范化培训规划教材《叙事医学》，这是我国第一本严格意义上的叙事医学专著。2020年《中医杂志》于8/9月刊连载“叙事医学与中医”专栏，11篇文章从理论、方法与实践三个层面展示了中医叙事研究的图景。

中国叙事医学研究的一个独特之处在于与中国文化和中医的结合。文献计量学研究显示我国叙事医学研究的核心院校或机构包括中国中医科学院中医临床基础医学研究所、山东中医药大学、北京大学医学人文研究院，中医类院校和机构占据重要位置。

2020年12月以“中医”“叙事”“平行病历”为自由检索词在CNKI和中国生物医学文献服务系统数据库上进行检索，同时手工检索《中医杂志》发表的叙事医学文章，得到中文文献共计208篇，全文阅读排除不相关文献和广义叙事医学文献，最终检出中医药领域以叙事医学为主要内容的文献共计54篇，对其主题和发展趋势分析如下。

中医药领域叙事医学研究的主题包括：中医学理论和实践中与叙事医学的共通或差异之处，叙事医学在中医院校医学教育中的应用，叙事医学助力循证中医药临床研究方法学，叙事医学在中医临床诊疗中的应用以及在中医平行病历构建中的应用等。

1. 理论研究

中医药领域对叙事医学的理论研究文献共有21篇，可进一步划分为以下三类。介绍叙事医学研究起源与发展现状的综述2篇；探讨叙事医学对中医医学人文、辨证行为、中医临床人文关怀、临床病历书写、中医临床医学研究、循证中医药发展以及构建新型医患关系的作用与影响的文章11篇；中医学者围绕叙事医学的核心概念和哲学基础对照中医理论进行类比或对比研究的文章8篇。如将叙事医学的故事思维与中医理论的象思维，主客间性与中医学认知思维的“医者意也”，平行病历与中医医案医话进行类比；或者从中医疾病观、中国传统医学视角对叙事医学、叙事理论进行解析。

从文献的主题分布可以看出，中医药领域的叙事医学理论研究正在从初步的介绍性研究过渡到探讨如何将叙事医学的理念用于中医学的方方面面，进而上升到对叙事医学理论基础与核心理论要素的深入研究。

2. 教学研究

叙事医学教学理论与方法研究是国外叙事医学研究的核心主题。本次检索出叙事医学在中医医学教育方面的文章共计4篇。其中2篇为对中医学生叙事医学认知现状的横断面调查，一篇探讨了叙事医学对中医教学的启示，一篇提出在中医类住院医师规范化培训中开展叙事能力考核的方法。

中医药领域的叙事医学教学研究尚处在初级阶段，尚未针对具体的叙事能力如细读、反思性写作开发具体培养方法与开展课程体系方面的研究。叙事能力不是在日复一日的临床实践中自然习得的，而是需要经历专门的学习与培训，如何在中医教育体系中进行叙事能力的培养和评价有待中医药教育工作者进一步探索研究。

3. 方法学研究

中医药领域的学者善于学习、吸纳其他学科的理念与方法并将其用于中医学的发展。叙事医学被引入后，中医学者开始探索应用叙事医学的理念与实践改进现有的中医研究方法，从 2013 年起涌现出一批创新方法学的研究。本次检索出此类文献共计 12 篇，研究内容如借力叙事医学探索建立医患共建临床治疗模式的方法、构建中西医结合临床共同决策模式的方法、组建中医临床研究核心指标集的方法、设计医患共建临床试验方案的方法、建立中医药临床效应的多维评价方法、建立中医慢病分级诊疗医患转诊意愿评价方法、改善中医药临床疗效的循证评价方法以及研究中医医案的方法等。

在现有的中医研究方法基础上借鉴参考叙事医学的理念或实践方法以改进不足，是中医学者原创性地应用叙事医学的一种方式，也是叙事医学在中国本土化发展的重要阵地。目前创新方法学研究多处在思考探讨与初步探索阶段，随着叙事医学的推广应用，此类研究有望在深度与广度上持续发展，也有一部分学者已经应用创新方法学开展了实践研究，如将基于叙事、循证医学的医患共同决策模式应用于中西医结合防治冠心病的用药决策中并评价该干预对决策过程和决策质量的影响。

4. 临床实践研究

中医药领域的叙事医学实践研究分为两类，一类是探讨叙事医学和中医人文关怀在某类疾病诊疗中的应用前景，如抑郁症、不孕症、银屑病、慢性疾病、男科疾病等，本次检索出此类文献共计 6 篇；另一类是中医叙事医学实践的应用研究，本次共检索出 11 篇文献，包括在失眠、再生障碍性贫血、慢性疼痛管理等临床研究中构建或应用平行病历的研究 3 篇，中医叙事护理在不同疾病患者中的应用效果分析文献 4 篇，中医叙事医学实践的应用效果研究文献 1 篇，医患沟通案例 1 篇，平行病历 1 则，以及中医平行病历书写规范研究 1 篇。

中医的叙事医学实践研究始于应用前景探讨和可行性分析，发展于用叙事医学的工具如平行病历来改善临床研究或诊疗实践，在中医诊疗、护理实践中验证叙事医学的知识、能力培训的效果，进而将建立标准的操作规范与流程，后续开展实施科学研究促进中医特色叙事医学的实践并持续进行后效评价与反馈。目前这方面的研究尚处在探索阶段，下面介绍一项叙事医学研究实例。

三、循证中医药领域的叙事研究实例

2018 年起，中国中医科学院研究团队在河北省保定市容城县人民医院开展了“听故事 - 写故事 - 读故事”的叙事医学实践，对医务人员的培训包括学习叙事知识与培养叙事能力。叙事知识培训的内容包括中西医医学人文思想、叙事医学理论基础和后现代哲学与心理学思想，以及叙事阅读、叙事对话、平行病历撰写的践行须知。叙事能力培训的项目包括叙事对话（听故事），即在实践中解析叙事对话的哲学观与思路、态度和技术（外化，解构，改写，见证）；撰写平行病历（写故事）；以及叙事阅读（读故事），即精读文学作品、已发表的平行病历，分享阅读同事或自己完成的平行病历。效果评价时采用访谈法采集中医叙事医学培训与实践前后患者、家属、医生、护士各组的定性数据，应用观察法记录叙事医学的实践过程。研究发现，叙事医学培训提高了医务人员的叙事能力，而叙事能力的提升改善了诊疗过程以及医患、同伴、医者与自我之间的关系。

（牟 玮）

第三节 循证中医药领域的古籍经方研究

本节主要介绍中医古籍和经方两大传统内容的循证医学价值和证据分级探索，列举目前常见的几种古籍文献证据分级方案，同时以伤寒论方为实例深入剖析运用循证医学方法研究中医临床经方获得的成果和遇到的问题。

一、中医古籍文献的循证医学价值和证据分级探索

（一）中医古籍文献的循证医学价值

1. 中医古籍文献有助于高质量人才培养和循证实践

中医与现代医学属于两种不同的学术体系，中医认为中医经典以及古典文献是重要的中医临床证据。中医学具有自成体系的理论系统和诊疗程序，其精华是整体观念、辨证论治以及个体化治疗的实践模式。中医临床疗效优化和提升依靠辨证论治的个性化治疗，而且凸显以人为本的循证诊疗理念。因此，提高临床疗效、培养高质量的人才需要“读经典、做临床、拜名师”。

2. 中医古籍文献中经验性证据需要再认识和重新评价

循证医学强调获得并运用科学证据，同时也不排斥临床经验，不否认临床直觉。中医古籍文献涵盖丰富的个性化和传承论证临床证据，均是以专家经验为主体，具有师承传授、学术思想一脉相承的特点。这些证据建立在巨大的观察样本、长期反复验证的基础上，有经验性证据的科学性。传统中医的师带徒形式保证了中医学术思想及临床经验继承的连贯性，一个学派的学术思想和临床经验的形成往往经过长期反复验证，对疾病的治疗效果相对较好。

（二）中医古籍文献的证据分级与评价

循证医学强调“证据体”的概念，即由多种研究方法、多种来源的证据构成，而非仅仅由某一种研究所获得的证据构成。参照目前 GRADE 分级系统，中医临床专家经验和中医经典古代文献不在其证据分级体系之内，那么中医确有疗效的诊疗技术就会难以得到推荐，使中医临床实践指南的权威性和实用性受到影响。因此，如何对中医古籍文献进行科学的评价和分级，是建立具有中医特色的证据分级体系的关键。

1. 中医古籍文献的证据属性

（1）按时间分类

中医古籍文献按时间可以分为 2 类。第一类是汉代及以前的文献，属经典类，如《黄帝内经》《神农本草经》《难经》《伤寒杂病论》等；第二类是魏晋至清代时期文献，属子、集类，它们在继承经典的基础上有所发扬与创新，同时有大量记载临床经验的文献。

（2）按文献内容分类

中医古籍文献按内容可以分为理论性文献、实践性文献、研究性文献。理论性文献包括经典、医论，主要阐释理论观点，很少涉及具体临床应用，其传承脉络清晰；实践性文献有医案、医话、经验体会，属观察性文献；研究性文献是按照当时临床观察理念设计与实施的研究报告。

2. 几种常见的中医古籍文献证据分级方案

有研究者采用专家咨询的方法构建中医临床证据分级与评分体系，研究发现“目前仍

在使用的四大经典医籍”“目前仍在使用的国家标准及行业制定的标准”“多个随机对照试验的系统评价”“经过系统整理的名老中医经验（以国家中医药管理局确认的名老中医为准）”4 个条目是中医临床的最高证据，而“无对照的病例观察”“医案医话”2 个条目是中医临床的最低证据。证据划分方案见表 6-16。

有学者将古籍文献中的证据视为古籍载录证据。以针灸古籍为研究对象，古籍载录证据涵盖 1911 年以前所有针灸治疗类文献，从内容形式上看主要包括以疾病为纲的针灸处方文献和针灸医案。证据质量评价主要考虑医籍质量、医家资质、记载形式（医案、论述）、证据应用强度、内容完备程度等因素。证据划分方案见表 8-3。其中珍籍指大型丛书《针灸古典聚珍》中收录的 67 种针灸医籍；古代针灸经典著作指《素问》《灵枢》《难经》《针灸甲乙经》；初步确定的古代针灸名医有 33 位，包括：黄帝、扁鹊、华佗、涪翁、郭玉、曹翕、吕广、皇甫谧、王叔和、徐秋夫、徐文伯、葛洪、甄权、杨上善、孙思邈、王焘、王惟一、王执中、何若愚、阎明广、窦汉卿、王国瑞、滑寿、徐凤、凌云、高武、汪机、马莳、杨继洲、李时珍、吴昆、张景岳、李学川。

表 8-3　古籍载录证据质量评价标准

序号	评价项目	评价指标	评分标准
1	来源可靠性	医籍为珍籍	1 分
		医籍为经典著作	2 分
2	应用强度	记载为历代沿用	2 分
3	专家资质	医家为针灸名医	1 分
4	内容性质	记载为医案	2 分
		记载为论述	1 分
5	记载内容完备	对病因、病机、治疗方案、疗效记录完备	1 分

有学者在对当前中医诊疗指南证据评价方法进行梳理分析的基础上，结合中医学理论及临床特色，提出将中医诊疗证据分为理论证据和研究证据两类，分别进行证据分级。古籍文献属于理论证据。理论证据分类、分级与评价标准见表 6-18。

有学者把证据类型进行划分，分为诊断类证据与防治类证据两大类，又将防治类证据分为知识类证据（主要来源于经典著作、代表性古籍）和案例类证据（主要来源于医案、医话类古籍）。通过运用循证实践的原则与思想及具体量化方法对防治类证据所来源的古籍和证据本身的内容进行评价。评价分级量表的具体形式及其评价内容见表 8-4。

表 8-4　中医古籍防治类证据评价分级量表

分类	条目	分值	权重
一、证据所来源古籍的评价指标	1. 被引量	根据检索的条数所在范围赋予分值 >5 000：5 分；>160 且≤5 000：3 分；>30 且≤160：1 分	3.5
	2. 版本量	根据查到的版本数所在范围赋予分值 >20：5 分；>10 且≤20：3 分；>2 且≤10：1 分	3

续表

分类		条目	分值	权重
		3. 古籍知名度	①官修文献及经典类著作：5 分 ②某学派或学科的代表著作：4 分 ③中医学教材中介绍的著作（上述除外）：3 分 ④某学派或学科的其他著作（上述除外）：2 分 ⑤一般中医学著作：1 分	3.5
二、证据内容的评价指标	（一）知识类证据	1. 对疾病防治相关内容叙述是否全面	全面：5 分；基本全面：3 分；不全面：1 分	2.5
		2. 其他知识类古籍对该证据的研究情况	根据检索的条数所在范围赋予分值 >1 300：5 分；>500 且≤1 300：3 分；>10 且≤500：1 分	2.5
		3. 案例类古籍对该证据的应用情况	根据检索的条数所在范围赋予分值 >250：5 分；>50 且≤250：3 分；>2 且≤50：1 分	2.5
		4. 现代文献对该证据的研究情况	根据检索的条数所在范围赋予分值 >30 000：5 分；>6 000 且≤30 000：3 分；>750 且≤6 000：1 分	2.5
	（二）案例类证据	1. 诊疗信息是否全面	全面：5 分；基本全面：3 分；不全面：1 分	2
		2. 疗效如何	有效：5 分；病情几乎无变化：3 分；无效、病情加重或未报告：0 分	2
		3. 是否对疾病的诊次进行报告	是：5 分；否：0 分	2
		4. 是否有按语或说明诊疗依据及思路	详细地叙述：5 分；粗略地叙述：3 分；对治疗或研究无借鉴或指导价值或未有按语的说明：0 分	2
		5. 现代文献对其研究情况	根据检索的条数所在范围赋予分值 >30 000：5 分；>6 000 且≤30 000：3 分；>750 且≤6 000：1 分	2

二、中医临床经方的循证医学研究与实践

（一）《伤寒杂病论》成书具有朴素的循证思维特征——将通过循证获取的证据确立为辨证论治的规矩准绳

《伤寒杂病论》是东汉张仲景在继承古代医籍精华的基础上，经过大量的临床实践，搜集、筛选临床证据，验证前人方证防治效果，对疗效欠佳的方剂加减化裁、另立新法，对疗效确实可靠的原方照用，选择能说明主要病机的脉证作为经方治疗的最佳证据，融辨证论治与方证理论于一体，完成了东汉以前中医临床最佳证据的生成、实践与评价。可见，《伤寒杂病论》成书过程具有循证医学思维框架，与循证医学研究的核心思想不谋而合。

1. 循证医学的基本特征与《伤寒杂病论》成书

循证医学的基本特征，是将三大要素即最佳临床证据、熟练的临床经验和患者的具体情况紧密结合在一起，旨在获得最佳治疗方案。《伤寒杂病论》一书处处体现了这一特征。仲

景把患者的主观感受与客观表现去伪存真,筛选能够有效指导临床实践的最佳方证证据。该证据在以中医四诊为核心的基础之上构筑,并通过“证”“方”有机地体现出来,即方证证据。对于每首方剂的推广使用,仲景均先论其证,后附其方。因此,《伤寒杂病论》是一部以临床最佳证据为核心的古代循证医学专著。

2.《伤寒杂病论》提供最佳临床证据举隅

(1)《伤寒论》创立六经辨证体系,为六经病的诊断提供最佳证据

《伤寒论》提供了临床诊断的最佳证据,并在临床实践中推广使用。现选三阳病纲要为例进行阐述。《伤寒论》第1条:“太阳之为病,脉浮,头项强痛而恶寒。”仲景明确指出“脉浮、头项强痛而恶寒”为诊断太阳病的最佳临床证据。第182条:“问曰:阳明病外证云何?答曰:身热,汗自出,不恶寒,反恶热也。”即为诊断阳明病的最佳证据。第263条:“少阳之为病,口苦,咽干,目眩也。”为诊断少阳病的最佳临床证据。

(2)《金匮要略》创立脏腑经络辨证,为杂病的诊疗提供最佳证据

《金匮要略》首创以病为纲、病证结合辨证论治的诊疗体系。其以脏腑辨证为核心,为内、外、妇科疾病的诊疗提供了理论依据,同时为五脏病的诊治提供了最佳临床证据。在《金匮要略·胸痹心痛短气病脉证治》中指出:“胸痹不得卧,心痛彻背者,栝蒌薤白半夏汤主之。”“胸痹不得卧,心痛彻背”为诊断胸痹的临床最佳证据。其他原文进一步指出胸痹还可见到“喘息咳唾,胸背痛,短气,寸口脉沉而迟,关上小紧数”等症状。根据上述症状诊断为胸痹,只是阶段不同选方各异。若以前者症状为主,用栝蒌薤白半夏汤通阳宣痹祛痰;若以后者症状为主,选栝蒌薤白白酒汤宣痹通阳、豁痰利气。自《伤寒杂病论》成书,六经辨证、脏腑辨证成为中医临床诊疗的规矩准绳。

3.《伤寒杂病论》最佳证据的推广使用

《伤寒论》第177条:“伤寒脉结代,心动悸,炙甘草汤主之。”该条文阐明炙甘草汤方证证据的运用,以脉结代、心动悸等症状为审证要点。《金匮要略·胸痹心痛短气病脉证治》指出:“心中痞,诸逆,心悬痛,桂枝生姜枳实汤主之。”本条阐明桂枝生姜枳实汤方证证据的运用,以心中痞、诸逆、心悬痛等症状为审证要点。同时仲景对证据强度进行推荐,例如,对某一首的方剂使用,多采用“主之”“宜”“可与”等字样表达。“主之”为强力推荐的级别,如《伤寒论》第12条:“太阳中风,阳浮而阴弱。阳浮者,热自发;阴弱者,汗自出。啬啬恶寒,淅淅恶风,翕翕发热,鼻鸣干呕者,桂枝汤主之。”“宜”为中等力度推荐的级别,如第95条:“太阳病,发热汗出者,此为荣弱卫强,故使汗出,欲救邪风者,宜桂枝汤。”“可与”为较弱力度推荐的级别,如第15条:“太阳病,下之后,其气上冲者,可与桂枝汤,方用前法。若不上冲者,不得与之。”

(二)《伤寒杂病论》方的古代医案不能直接用于现代循证医学研究——历代医案不能直接用于循证医学研究的原因

1. 历史年代久远,病证名难统一

因历史年代久远,语言变迁,故病证名难统一。以多形红斑为例,其特征为红肿性红斑,上有重叠斑丘疹、水疱,形似彩虹。本病与中医很多疾病的症状相似,但并不能简单归为一类。如隋代《诸病源候论》记载的雁疮“其状生于体上,如湿癣疬疡”,明代《外科正宗》记载人面疮症状为“疮象全似人面,眼鼻俱全”。故现阶段还不能直接用循证医学方法进行研究。

2. 病证谱规范化无标准可循

历代流传下来的医案,报道的病证或症状,无法进行规范化处理。如元代朱震亨在《丹

溪治法心要》曰："痰挟气虚与火。治痰为主，及补气降火药。此证属痰者多，无痰则不能作眩。又有湿痰者，有火多者。左手脉数，多热；脉涩，有死血。右脉实，痰积；脉大，必是火病。"而清代叶桂在《临证指南医案》中曰："梁，木火体质，复加郁勃，肝阴愈耗，厥阳升腾，头晕目眩心悸。养肝熄风，一定至理。近日知饥少纳，漾漾欲呕，胃逆不降故也。先当泄木安胃为主。"这两位医家记载的医案虽都描述了"头眩"的症状，但朱震亨的头眩为痰夹气虚与火作眩，叶桂治的头眩为肝阳犯胃。这些病能否规范到"头眩"一证，恐怕很难达成共识。

3. 医案样本来源偏倚性极大

由于每个医家的生活环境、社会地位甚至生活态度不尽相同，其所接触患者群体相差很大，导致患者本身的身体素质和患病的种类差别也较大，结果病例来源会产生极大的偏倚，使研究难以合并。试举两医家为例说明验案的异质性。

如元代医家罗天益身为太医，随军出征多年。所治的患者多数都是达官显贵。医案记载有太子太保刘仲晦、中书左丞董公彦明、中书左丞相史公等。而清代医家喻昌生活在明朝灭亡后，曾出家为僧，后又蓄发遍游江南，交友甚广，医案中所记载的患者，多为士绅商贾。

4. 药物用量记载不清，难以推广使用

有的古代验案只是记载治病的过程和药物的种类，而缺少用量的记载，故对于其推广使用难度较大。如《格致余论》记载："东阳傅文，年逾六十，性急作劳，患两腿痛甚，动则甚痛。予视之曰：此兼虚证，当补血温血，病当自安。遂与四物汤加桃仁、陈皮、牛膝、生甘草，煎入生姜，研潜行散，热饮，三四十帖而安。又朱宅阃内，年近三十，食味甚厚，性躁急，患痛风挛缩数月，医祷不应。予视之曰：此挟痰与气证，当和血疏气导痰，病自安。遂以潜行散入生甘草、牛膝、炒枳壳、通草、陈皮、桃仁、姜汁，煎服，半年而安。"

上两则验案都是以潜行散加减治疗，但是加入其他药物很多，案一加入活血养血药，案二加入活血行气药，虽然他们的治疗方法接近，但亦无法归为同一治疗方法。

（三）《伤寒杂病论》方临床文献可进行循证医学回顾性研究——经方临床研究为循证医学提供了支撑

以《伤寒杂病论》方为防治和研究对象的文献数量浩大，这些文献真实反映了经方在现代临床环境中的应用现状，为我们开展现代医疗环境下的循证医学回顾性研究奠定了基础。

1. 现代医疗环境下《伤寒杂病论》方防治病证谱有规范化依据

顾名思义，《伤寒杂病论》方防治病证谱指以《伤寒杂病论》方为主的干预措施所涵盖的防治病证范围。由于病证谱既包括西医的病症，也包括中医的"病"和"证"，临床文献中经常混搭使用，存在病证名称的不统一、欠规范等一系列问题。如何规范病证谱是我们的首要任务。对于西医病症名，可采用国际通行的第十一次修订版《疾病和有关健康问题的国际统计分类》（ICD-11）进行规范。对于中医病证名，可选用国家在 1996 年颁布实施的《中医病证分类与代码》进行规范。在归纳病证系统时仅采用 ICD-11 的分类系统，而不采用《中医病证分类与代码》。在病证术语归纳时，总原则是"能西不中，兼顾中医特色"。对于上述两个标准没有涵盖的病证名，须尊重原文使用的病证名。在中西医病症同用的时候，根据西医病症名归纳病症及其系统。当文献以中医病证为论述对象，同时涵盖西医几种病症名时，采用中医病证名。举例如下：一篇临床研究文献的题名为《半夏泻心汤加味治疗胃脘痛 30 例》，同时正文具体描述纳入病例均为消化性溃疡患者，病症名应规范为"消化性溃疡"；而另一篇文献《小柴胡加味治疗胁痛 80 例》，正文具体交代 80 例胁痛患者有胆囊炎 40

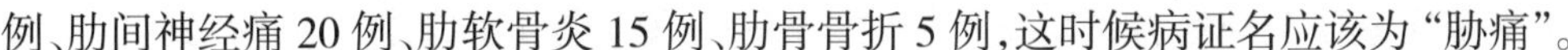

例、肋间神经痛 20 例、肋软骨炎 15 例、肋骨骨折 5 例，这时候病证名应该为“胁痛”。

2. 近 30 年进行不同层次《伤寒杂病论》方临床随机对照研究

随着医学的发展，《伤寒杂病论》方治疗各种疾病的临床试验研究工作在不断地开展，且临床研究文献来源范围很广，从多中心临床随机对照试验、临床随机对照试验、非随机对照试验和交叉试验，到叙述性研究，如医案、医话等。这些研究为循证医学研究提供了强有力的支持。

3. 信息化的进程加快了《伤寒杂病论》方循证医学回顾性研究的步伐

全面地搜集整理、分类管理和规范处理《伤寒杂病论》方文献成了亟待解决的问题。随着科技发展与进步，该问题的解决成为可能。从文献的查询到每一过程的实现都必须使用计算机软件，如计算机检索数据库：中国生物医学文献数据库、中国知网、中文科技期刊数据库、万方数据知识服务平台，以及各英文文献数据库、高校图书馆过刊资料库等。再如文献筛选：采用文献管理器实现文献剔重、分类、题录管理等。不可或缺的是中国循证医学中心的建立，提供了方法学的咨询和促进了高质量临床研究的实施。

总之，纳入排除标准、检索功能、病症（证）规范、统计分析、质量监控等，各行各业确立的标准化，以及符合医学发展规律且能达成共识的现代化研究方法的创建，为《伤寒杂病论》方防治优势病证研究提供了契机。

（四）循证医学研究成果提供了经方临床研究的思路——对经方研究采用国际公认的研究方法价值极大

1. 以西医诊断的金标准进行诊断，以中医经方进行治疗，观察改善阳性指标的状况

在对临床研究文献进行质量评价时，我们发现有一类研究，采用西医诊断的金标准作为诊断依据，治疗组完全使用中医经方治疗，后用西医检查方法观察经方对阳性指标的改善程度，不失为一种好的设计方案。以子宫肌瘤临床研究为例：子宫肌瘤是现代女性生殖器官中最常见的一种良性肿瘤，最主要的症状为子宫周期性出血，多数患者无症状，仅在盆腔检查或超声检查时偶然被发现。西医常用药物有亮丙瑞林、米非司酮等。严重者可施行子宫肌瘤切除术或子宫全切术等手术治疗。但上述疗法有易复发或易造成内分泌失调等风险。

子宫肌瘤属中医的“癥瘕”“积聚”“崩漏”等范畴。桂枝茯苓丸是仲景用来治疗妇人宿有癥病而漏下不止的方剂，目前是治疗子宫肌瘤的首选经方，现在临床上已将其制成标准成药销售。其确切的疗效和良好的安全性具有高频数、高质量的证据支持。证据表明：桂枝茯苓胶囊配合米非司酮对照单纯米非司酮治疗子宫肌瘤在减小肌瘤体积与降低雌二醇方面有优势。如蒋志滨等实施的一项临床随机对照试验的系统评价，共纳入 10 个临床随机对照试验，样本量为 1 036 例。Meta 分析结果显示，桂枝茯苓胶囊联合米非司酮组治疗后肌瘤体积小于单纯米非司酮组，*WMD*：–1.08，95% *CI*（–1.26，–0.90），雌二醇 *WMD*：–6.26，95% *CI*（–11.21，–1.30），差异均有统计学意义。

2. 中医临床试验设计最好选择单一的病证和仲景原方原剂量

前面已经述及《伤寒杂病论》成书是建立在古代朴素的临床循证基础之上，因此进行前瞻性循证医学研究时，须严格掌握纳入排除标准，通常选择的研究对象患单一疾病，尽最大可能选择单一的病症（证）；治疗组使用仲景原方药、原剂量；遵循仲景提供的方证证据，即病机与方药对应度完全契合。如此，才能使文献具有较高的等级，才能评价干预措施在理想状态下所能达到的最大效果。相反，过度强调个体化治疗、病症（证）不单一、纳入排除标准不够严格、治疗措施不够规范等，会严重影响研究的质量，使之难以进行二次研究。

（五）循证医学研究与经方试验设计中的缺憾——循证医学前瞻性与回顾性研究中存在的问题

1. 循证医学前瞻性研究临床试验设计中的问题

在对大量前瞻性研究进行内部质量评价时，发现问题有：①样本量的计算、样本随机抽样及随机分组方法，是否采用了“隐匿”措施；纳入研究对象的诊断标准、纳入排除标准、组间临床基线等未作详细交代。②干预措施，试验执行中的盲法及盲法的类别，药物的剂型、剂量、用法、疗程等的规定未予以说明。③研究对象是否接受本试验以外的药物治疗未予交代。④样本是否有脱落均应进行说明。⑤分析证据的统计学方法及对结果的差异性判定是否合理。⑥受个体化治疗的影响，对《伤寒杂病论》是否进行药味和剂量的调整。⑦研究中使用药物是否地道药材、产地未标明。以上问题表明，目前研究设计欠规范，证据的质量偏低，从而影响了结果的推广使用。

2. 对《伤寒杂病论》方临床文献进行循证医学回顾性研究中的缺憾

在回顾性研究中，除试验的设计质量偏低的种种问题外，还存在一些难以解决的问题。例如：①评价临床医案文献的内在质量，缺乏国际统一的标准。②临床研究文献及医案报道的病证术语随意性强、不规范，给计量统计和分析带来不便。③循证医学回顾性研究应全面搜集文献，但灰色文献难以获取，包括非公开出版的文献、学位论文、地方学术会议论文、专家治疗经验专题讲座等。

（六）运用多种研究方法进行同期验证弥补缺憾——多层次证据融合理论和德尔菲法进行同期验证

数据的质量决定决策的准确程度，为了弥补运用循证医学研究方法提炼《伤寒杂病论》方治疗优势病证规律的缺憾，可引入多层次证据融合理论（D-S/AHP）和德尔菲法进行同期验证。D-S 证据理论（Dempster-Shafer evidence theory）在度量和处理不确定性问题上有着明显的优势，基本消除了研究方案选择过程中的不确定性。其层次分析法具有实用性、系统性、简洁性等特点，擅长处理不确定性信息。选择此方法进一步验证“运用循证医学研究方法提炼《伤寒杂病论》方治疗优势病证规律”结论的准确程度，由此可弥补单一研究方法带来的不足与缺憾。德尔菲法依据系统的程序，采用匿名发表意见的方式，即专家之间不得互相讨论，不发生横向联系，只能与调查人员发生联系，通过多轮次调查专家对问卷所提问题的看法，经过反复咨询、归纳、修改，最后汇总成专家基本一致的看法，作为预测的结果。这种方法具有广泛的代表性，使循证医学回顾性研究方法对《伤寒杂病论》方临床文献研究的结果更加可靠。

（熊　俊）

第四节　循证中医药领域的基础研究

一、医学基础研究概述

（一）医学基础研究的概念及发展趋势

基础研究是指认识自然现象，揭示自然规律，获取新知识、新原理、新方法的实验性或理论性研究活动，不考虑其有何特别的或具体的应用。我国《国家中长期科学和技术发展规划纲要（2006—2020 年）》提出，基础研究是培育高新技术的重要源泉，是培养创新人才的重要摇篮，是构建创新文化的重要基石。由于基础研究与实际应用的关系愈来愈密切，根据有无应用价值导向的考量，自然科学的基础研究又分为纯基础研究和应用基础研究，医学类科研项目大多属于后者。医学基础研究是以防治疾病、优生优育、维护健康为导向的应用基础研究，其任务在于应用当前可得最佳技术，通过从整体、器官、细胞和分子水平等不同层次的相关研究，探索生命活动和疾病过程的机制和规律，为保障和促进人类身心健康提供理论依据和科学支撑。

医学基础研究的发展与科学技术的发展密切相关。19 世纪中叶，法国的 Claude Bernard 首先倡导在动物身上复制人类疾病模型，用实验的方法来研究疾病的病因、机制及动态变化。1858 年，德国病理学家 Rudolf Virchow 发表了重要著作《细胞病理学》，将疾病研究深入到细胞层次。1953 年，英国科学家 Francis Crick 和美国科学家 James Watson 发现了 DNA 双螺旋结构模型，开启了医学基础研究的分子生物学时代。20 世纪末，人类基因组计划的提出和非编码 RNA 的发现，将医学研究引入基因领域。21 世纪，各种组学（如基因组学、蛋白质组学、转录组学、代谢组学等）、生物信息学、系统生物学、计算生物学等新兴学科的迅猛发展，开启了医学基础研究的大数据和精准医学时代。因此，医学基础研究的发展经历了从宏观到微观再到宏观的过程。

（二）医学基础研究促进了中医药的发展

中医药学是一门典型的经验医学，其临床疗效已经被实践所证实，但其理论体系及疗效指标缺少量化证据，作用机制尚不清晰，因此，中医药一直备受争议。为了进一步推进中医药的发展，2019 年通过的《中华人民共和国基本医疗卫生与健康促进法》提出了“大力发展中医药事业”的规定，并提倡“传承与创新相结合”，即在传承中医药传统精华、理论和方法的同时，借助现代科技手段进行基础研究，用真实的数据来证明中医药的疗效，推动中医药的现代化和国际化。随着科学技术不断地发展，中医药学是最有望以中国为主导取得原始创新突破、对世界科技和医学发展产生重大影响的学科。因此，围绕中医学核心理论的现代科学研究，解码中医生命本质，挖掘中医经典智慧，以国际通用的话语体系阐述和推广其理论、方法和疗效，是中医药走向国际化的必经之路。

二、循证中医药与基础研究

循证中医药倡导以证据为基础评价传统中医药学，为提高中医药学的安全性、有效性及质量控制提供了新的思路和方法；中医药基础研究以现代科学技术证明其疗效，为中医药的应用提供临床前实验证据。

（一）原始研究

在当今循证医学时代，传统中医药学需要从经验医学向实证医学发展，而原始基础研究是其关键的第一步。相较于临床研究，基础研究方法灵活，研究对象广泛，具有许多优势。第一，中医药基础研究可以从整体动物、离体组织器官、体外培养细胞以及分子、基因等不同层次进行生命活动过程、疾病发生规律、药物治疗机制等方面的研究；第二，中医药的基础研究可以应用当前最佳科学技术，如基因敲除、高通量测序、干细胞诱导等；第三，中医药基础研究周期较短，实验细胞、动物传代比人类快得多，为遗传、免疫、肿瘤等的研究提供极大便利；第四，中医药基础研究可以严格控制实验条件，在理想的条件下，研究变量对结果的影响；第五，中医药基础研究可以进行毒性研究、获取重要脏器样本等。

近年来，中医药基础研究取得了丰硕成果：提取了中药有效成分、诠释了中医理论内涵、研发了多种疗效显著的中成药。在晋代葛洪《肘后备急方》的启发下，屠呦呦教授及其团队从青蒿中提取出抗疟有效成分青蒿素，将传统的中医疗法转化为最强有力的抗疟药物，在全球特别是发展中国家挽救了数百万人的生命。受启发于中药复方水煎液的自沉淀现象，雷海民研究员发现中药煎煮过程中不同有效成分在弱键诱导下自组装形成各类超分子结构，该结果从新的视角揭示超分子是中药复方的重要物质基础之一，诠释了中药配伍理论的科学内涵。

（二）二次研究

目前，中医药的基础研究存在很多问题。在临床研究中，随机、分配隐藏和盲法是降低偏倚风险、确保研究质量的基石。在基础实验方面亦是如此，对各种偏倚风险的严格控制，将有助于降低基础实验结果向临床转化的风险。但国内相关研究显示，国家自然科学基金资助的中医药相关项目发表的动物实验研究论文，过半数的研究被引用次数为零；仅少数研究报告了具体的随机方法；几乎没有研究报告分配隐藏和盲法；研究报告存在较为严重的不充分和不完整现象。原始基础研究不重视随机、分配隐藏和盲法的实施，将增加实验结果的偏倚风险，甚至误导后续临床试验的立项和开展，降低了基础实验的科学和实用价值，造成有限卫生资源的巨大浪费。因此，有必要对基础研究论文进行二次研究（系统评价/Meta分析），通过对原始研究的筛选和评价，整合质量较高的研究成果，为今后临床研究的开展提供可靠证据。

临床试验系统评价/Meta分析研究的目的多是评估干预的总效应量和副作用的程度，以帮助临床决策或优化治疗方案。基础实验系统评价/Meta分析研究往往更具有探索性，其结果常用于启发研究者建立新的假说，指导后续临床试验的设计。由于基础实验在评估干预措施的毒性或研究疾病病理和机制方面，比临床试验涉及范围更广。因此，基础实验系统评价/Meta分析研究在探索可能的异质性来源方面比临床试验系统评价/Meta分析研究具有更大的潜力。基础实验系统评价/Meta分析研究大部分步骤与临床试验系统评价/Meta分析研究相似，但有些方面存在不同。例如：动物实验中可能同时包括安慰剂组和假干预措施组，动物实验样本量通常较少而异质性较大，纳入研究的偏倚风险较高等。

（三）转化医学研究

中医药的基础研究主要是为其临床疗效提供实验证据，然而，目前的基础研究与临床研究之间存在着一条巨大的鸿沟，大多数的中医药基础研究成果仅仅停留在基础研究水平。转化医学的目的就在于在基础研究和临床应用之间架起一座桥梁，将基础研究成果转化为临床应用。转化医学是指以患者为中心，从临床工作中发现和提出问题，由基础研究人员进行深入研究，然后再将基础科研成果快速转向临床应用，基础与临床科研工作者密切合作，以提高医疗总体水平。转化医学的核心是要将医学基础研究成果迅速有效地转化为可在临床应用的理论、技术、方法和药物，在实验室和医疗实践之间架起一条快速通道，实现基础研究与临床研究的双向转化。

转化医学提出的背景在于，近年来各国纷纷投入大量的科研基金用于基础研究，但与其巨额的投入相比，人类健康产出并未明显上升或未根本改变人类对疾病的诊断、预防或治疗现状，因而更加关注从基础到临床的转化研究。循证医学是典型的转化医学，着重于将临床研究向临床应用转化。中医药的疗效评价是转化研究的前提，中医药学的转化研究应该采取从临床到基础的路径，实现从经验医学、实践医学向实证医学发展，以适应当今医疗体系

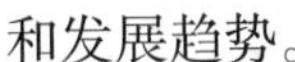

和发展趋势。

三、循证中医药领域的基础研究案例

循证中医药强调以最佳证据作为临床决策,主要针对临床应用。在循证理念的指导下,基于临床问题的中医药基础研究将直接影响后续投入、产出和转化。下文以横跨半个世纪的血必净注射液的研发、应用为案例进行阐述。

(一)研究背景

脓毒症是感染引起的宿主反应失调而导致的危及生命的器官功能障碍,是重症监护病房的常见病,病死率居高不下,是世界范围内的主要医疗问题。抗感染治疗和液体复苏等支持治疗是脓毒症治疗的基石,但缺乏针对性的治疗药物。脓毒症属于中医热病的范畴,而热病广泛存在热盛动血、瘀血的症状。

清代名医王清任认为,瘀血是由于正气虚,推动无力造成的,故血瘀证皆属虚中夹实,故而倡导"补气活血"和"逐瘀活血"两大法则,这就是他的著名的"活血化瘀"理论的"瘀血说"。血府逐瘀汤:方中桃仁、红花、当归、川芎、赤芍活血祛瘀;当归、生地黄养血化瘀;柴胡、枳壳疏肝理气;牛膝破瘀通经,引瘀血下行;桔梗开肺气,引药上行;甘草缓急,调和诸药;共奏活血调气之功。解毒活血汤:连翘、葛根、柴胡、甘草清热解毒,祛邪达表;当归、生地黄、赤芍、桃仁、红花凉血化瘀;枳壳理气,以助活血之功;如此则热毒去、气血畅,主治瘟毒吐泻转筋初得者,以"活其血而解其毒"。

在现代,根据异病同治的原则,王今达教授将脓毒症的中医证型和治法概括为"三证三法":即清热解毒法治疗毒热证,活血化瘀法治疗血瘀证,以及扶正固本法治疗急性虚证。三证三法理论揭示了急性危重病的基本病机,是中医指导临床治疗急性危重病的基本大法,其中"血瘀证"是脓毒症中最为重要的证型。

(二)从临床问题到药物研发

在20世纪70年代,王今达教授根据多年的临床经验及国内外的相关文献发现,脓毒症大多是由革兰氏阴性菌感染所引起,这些革兰氏阴性菌存活时不生成内毒素,而一旦被抗生素杀死,即可生成大量内毒素。内毒素在体内积累,机体在细胞及亚细胞水平出现中毒性损害,从而导致病理生理变化,形成感染性多系统器官功能衰竭。其防治措施应在针对性的抗生素杀菌抑菌的同时,还要兼用抗毒解毒作用的药物。因此,王今达教授提出治疗严重细菌感染性疾病的"菌 - 毒"并治理论,并根据活血解毒治则,借鉴王清任《医林改错》中的血府逐瘀汤和解毒活血汤,筛选有关药味,制成神农33号静脉注射用针剂。

20世纪80年代末期,随着研究的深入,国外分子生物学的研究发现,内毒素对机体的毒性作用主要是诱导体内炎症介质的产生,王今达教授由此提出了"菌 - 毒 - 炎"并治理论,在"神农33号"注射液的基础上,经过进一步药效学筛选,去除一味桃仁,组成同时具有拮抗内毒素和拮抗炎症因子作用的"血必净注射液"。经过动物实验研究发现,与单纯抗生素治疗组比较,血必净注射液加抗生素组能显著提高重症感染的存活率。因此,"菌 - 毒 - 炎"并治理论对提高疗效、降低病死率具有良好的参考价值。

(三)从基础研究到临床转化

历经30余年的研发过程,血必净注射液成为拥有国家发明专利和国家秘密级技术的中药二类新药,是目前唯一以治疗因感染诱发的全身炎症反应综合征(即脓毒症)和多器官功能障碍综合征为适应证的药物。同时,大量的基础研究从作用机制和物质基础研究方面,为血必净注射液的临床疗效提供了实验证据。

血必净注射液经各种液相色谱-质谱技术鉴定出多种有效成分，多靶点共同发挥治疗脓毒症的临床疗效：具有抗氧化应激反应、抑制炎症反应、改善凝血平衡、调节免疫功能等作用，从多种生物功能、多个病理环节改善机体内环境，阻断氧化应激、免疫失衡与凝血紊乱之间的“交汇作用”，遏制相互促进的恶性循环。在新的多组学背景下，利用药物基因（蛋白质）组学、系统生物学、网络药理学等方法从系统和整体上阐释血必净注射液治疗血瘀证的药理机制，将单靶点（通路）转化到多个生物进程的整合，有望揭示其整合式的作用机制，系统融合循证研究与基础研究内涵，阐释中医整体论理念的科学原理，进一步促进临床转化。

（王　萍　李承羽）

参考文献

[1] 中华中医药学会. 2020年度中医药重大科学问题及工程技术难题[J]. 中医杂志，2020，61(19)：1671-1678.

[2] 陈可冀. 创新性发展中医药现代化、产业化事业[J]. 中国中西医结合杂志，2020，40(6)：645.

[3] 刘建平. 转化医学与循证医学及其与中医药疗效评价[J]. 中国中西医结合杂志，2011，31(4)：444-445.